Q&Aでわかる

# がん疼痛緩和ケア

監 修 **的場 元弘** 青森県立中央病院 緩和医療科部長
**加賀谷 肇** 前・明治薬科大学 臨床薬剤学教室教授

企画・編集 **がんの痛みと症状緩和に関する
多施設共同臨床研究会**（SCORE-G）

第2版

じほう

# はじめに

　患者さんの痛みを訊き，その苦悩を受け止めることは，がんの痛み治療の第一歩である。痛みは患者さんの体験そのものであり，"これくらいでよいだろう"という医療者の評価は，患者さんのいう"よくなりました"とは全く違う。

　痛みによってできないことや困っていることを改善し，日常生活を取り戻すことが痛み治療のゴールであり，常にそのゴールを意識しながら治療を進めるのは当然であろう。「痛みの評価」と「痛みの治療」は両輪であって，適切な痛みの評価なくしては，いくら"クスリ"をいじっても患者さんとともにゴールを目指すことはできない。

　がんの痛み治療は，「WHO 方式がん疼痛治療法」というとてもシンプルで効果的な方法が世界共通のスタンダードとして存在している。日本語版は 1987 年に出版され，小さな改訂を重ねつつも基本的な考え方を変えることなく既に 30 年以上が経過している。がん医療に携わるほぼすべての医療者がその存在を知っているが，現場を見る限り，この治療法は必ずしも正しく普及してこなかった。一部の概念だけが強調されたり，単に麻薬を使うことと誤解している医師は少なくない。痛みの強さに見合っていないレベルの鎮痛薬，痛みが緩和されていないにもかかわらず用量調節がされないオピオイド，副作用への不十分な対応などによって，患者さんの苦痛が長びいてはならない。

　本書は，「がんの痛みと症状緩和に関する多施設共同臨床研究会」：SCORE-G（Symptom Control Research Group）が企画し，がん患者さんの症状緩和に携わる医師，薬剤師，看護師などの医療関係者が困ったときの情報源として活用していただくことを目的にしている。また，医学生や薬学生，看護学生などにも楽しくがんの痛みの治療について学べるよう，わかりやすい解説を心がけた。執筆メンバーには SCORE-G メンバーに加え，臨床的な視点に優れた多くの専門家にも参加していただいた。

　本書は，いわゆる診療ガイドラインとは全く異なる。また，ことさらにエビデンスを掲げた指南書とも違う。もちろん先人たちの残したエビデンスを踏まえながら臨床経験や工夫，SCORE-G メンバー間などでのディスカッションや臨床的な薬剤師の視点，薬理学的な提案などを現場向けにまとめたものである。本書が，がん患者さんの痛みを理解することや，治療の際の疑問，困ったことに少しでも役立つことを願う。

　本書は初版出版後に好評を博し，今回 2 回目の改訂版を出版することができた。前回と同様に共同監修者の加賀谷肇先生の手腕と，編集部の阿部直洋さんの丁寧な編集作業に支えられた。進歩の早い医療の世界にあって，このような機会を再び与えていただいたことに感謝したい。また，現場で悩み，難題解決を模索するための粘り強い議論を重ねた SCORE-G のメンバーをはじめ多くの仲間とともにこのような書籍を作り上げられたことを共に喜びとしたい。

令和元年 5 月 24 日

青森県立中央病院 副院長
的場 元弘

## 執筆者一覧

| | |
|---|---|
| 的場 元弘 | 青森県立中央病院 緩和医療科 |
| 冨安 志郎 | 佐世保市総合医療センター 緩和ケア科 |
| 余宮きのみ | 埼玉県立がんセンター 緩和ケア科 |
| 丹田　滋 | 東北労災病院 腫瘍内科 |
| 田巻 知宏 | 北海道消化器科病院 緩和ケア内科 |
| 吉本 鉄介 | 中京病院 緩和支持治療科 |
| 鈴木　勉 | 星薬科大学 薬物依存研究室 |
| 濱田 祐輔 | 星薬科大学 薬理学研究室 |
| 成田　年 | 星薬科大学 薬理学研究室 |
| 葛巻 直子 | 星薬科大学 薬理学研究室 |
| 芝崎 真裕 | 星薬科大学 薬理学研究室 |
| 森　友久 | 星薬科大学 薬理学研究室 |
| 加賀谷 肇 | 一般社団法人 医薬品適正使用・乱用防止推進会議 |
| 武田 文和 | 元・世界保健機関専門家諮問部会委員［がん疼痛救済担当］ |
| 龍　恵美 | 長崎大学病院 薬剤部 |
| 国分 秀也 | 東京薬科大学薬学部 薬学実務実習教育センター |
| 塩川　満 | 聖隷横浜病院 薬剤部 |
| 尾関あゆみ | 熊本医療センター 薬剤部 |
| 栗山 俊之 | 和歌山県立医科大学麻酔科学教室 |
| 髙橋 浩子 | 奥羽大学薬学部 医療薬学分野 |
| 川出 義浩 | 名古屋市立大学大学院医学研究科 地域医療教育学 |
| 竹井 清純 | 日本赤十字社医療センター 緩和ケア科 |
| 佐野 元彦 | 埼玉医科大学総合医療センター 薬剤部 |

| 矢野 有紀 | 日本赤十字社医療センター 緩和ケア科 |
| 佐々木由紀子 | 北海道がんセンター がん相談支援センター |
| 石原 正志 | 岐阜大学医学部附属病院 先端医療・臨床研究推進センター |
| 中村 益美 | 埼玉県立がんセンター 薬剤部 |
| 佐伯 俊成 | 市立三次中央病院 緩和ケアセンター |
| 遠藤 理香 | エムスリー株式会社 |
| 阿部 健太郎 | 国立がん研究センター中央病院 薬剤部 |
| 角 美奈子 | がん研有明病院 放射線治療部 |
| 伊東 俊雅 | 東京女子医科大学東医療センター 薬剤部/<br>がん包括診療部緩和ケア室 |
| 上野 尚雄 | 国立がん研究センター中央病院 歯科 |
| 上園 保仁 | 国立がん研究センター研究所 がん患者病態生理研究分野 |
| 橋爪 隆弘 | はしづめクリニック |
| 鈴木 雅美 | 大阪大学大学院医学系研究科 がんゲノム情報学 |
| 田上 恵太 | 東北大学大学院医学系研究科 緩和医療学分野 |
| 石川 千夏 | 市立秋田総合病院 緩和ケアチーム |
| 井尾 和雄 | 立川緩和ケアクリニック |
| 轡 基治 | うえまつ調剤薬局 |
| 松尾 久美 | 長崎大学病院 緩和ケアセンター |
| 赤木 徹 | 国立がん研究センター中央病院 薬剤部 |
| 髙瀬 久光 | 日本医科大学多摩永山病院 薬剤部 |
| 坪川 浩実 | 慶成薬局 |
| 久田 純生 | 中京病院 薬剤部 |

(掲載順)

# 目　次

## Ⅰ　がん患者と痛みの特徴とその評価

**Q1** がんの痛みとは？ その治療の目標は？ ……………………… 2

**Q2** がんの痛み（体性痛，内臓痛，神経障害性疼痛）の
メカニズムと特徴は？ ……………………………………… 5

**Q3** 持続痛とは？　突出痛とは？ ……………………………… 12

**Q4** 身体的な痛みとは？ トータルペインとは？ ……………… 18

**Q5** 痛みとがんの進行の関係は？ ……………………………… 23

**Q6** 痛みの評価の基本は？ ……………………………………… 26

**Q7** 痛みの原因診断の進め方は？ ……………………………… 32

## Ⅱ　オピオイドの薬理学

**Q8** オピオイドとは？ …………………………………………… 38

**Q9** オピオイド受容体とその下流シグナルの特徴は？ ……… 41

**Q10** オピオイドの薬理作用とは？ ……………………………… 46

**Q11** オピオイドの身体依存とは？ ……………………………… 51

**Q12** オピオイドの精神依存とは？ ……………………………… 54

**Q13** オピオイドの鎮痛耐性とは？ ……………………………… 58

**Q14** オピオイドの精神依存の症状と臨床的な特徴，対応は？ …………… 63

**Q15** オピオイドの耐性にみられる臨床的な特徴は？ ………… 67

## Ⅲ　がん疼痛治療の基礎

**Q16** WHO 方式がん疼痛治療法とは？ ………………………… 70

**Q17** がん疼痛治療の進め方は？ ………………………………… 77

**Q18** 痛みに応じて鎮痛薬を選択する際のポイントは？ ……… 83

# Ⅳ 薬剤の使い方・選び方

## 1. オピオイド

**Q19** オピオイド製剤の種類と特徴は？ ……………………………89

**Q20** 各オピオイド製剤の薬物動態の基本的な考え方は？ …………94

**Q21** オピオイドの剤形と投与経路による特徴は？ …………… 102

**Q22** モルヒネ使用時の留意点は？ ……………………………… 108

**Q23** オキシコドン使用時の留意点は？ ……………………… 111

**Q24** フェンタニル使用時の留意点は？ ……………………… 114

**Q25** タペンタドール使用時の留意点は？ …………………… 118

**Q26** ヒドロモルフォン使用時の留意点は？ ………………… 123

**Q27** メサドン使用時の留意点は？ …………………………… 127

**Q28** レスキュー薬とは？ ……………………………………… 133

**Q29** モルヒネ・オキシコドンの経口投与の始め方，
用量の調節方法は？ ……………………………………… 138

**Q30** オピオイドスイッチングとは？ ………………………… 143

**Q31** オピオイドスイッチングでの切り替え方は？ ………… 150

**Q32** PCA ポンプの種類と特徴は？ ………………………… 155

**Q33** 持続皮下注入法とは？ …………………………………… 161

**Q34** 経口オピオイドから持続皮下注入法への変更方法は？ ……… 167

## 2. 非オピオイド鎮痛薬

**Q35** 非オピオイド鎮痛薬の種類と特徴は？ ………………… 172

**Q36** 非オピオイド鎮痛薬の作用機序は？ …………………… 176

**Q37** 非オピオイド鎮痛薬を剤形によって使い分けるポイントは？… 180

**Q38** 非オピオイド鎮痛薬の血中半減期による使い分けは？ ……… 185

**Q39** 腫瘍熱に対する非オピオイド鎮痛薬の選択のポイントは？ … 190

## 3. 鎮痛補助薬

- Q40 鎮痛補助薬の選び方と留意点は？ ……………………………… 194
- Q41 ステロイドの鎮痛補助薬としての使い方は？ ………………… 202
- Q42 抗うつ薬の鎮痛補助薬としての使い方は？ …………………… 206
- Q43 抗痙攣薬の鎮痛補助薬としての使い方は？ …………………… 214
- Q44 ケタミンの使い方は？ …………………………………………… 221
- Q45 バースト・ケタミン療法（大量ケタミン療法）とは？ ……… 227

## V オピオイドの副作用・相互作用

- Q46 オピオイドの副作用の種類と特徴は？ ………………………… 232
- Q47 オピオイド開始後の副作用の観察のポイントは？ …………… 237
- Q48 オピオイドによる便秘の機序と対策は？ ……………………… 243
- Q49 オピオイドによる便秘へのナルデメジン使用時の留意点は？… 247
- Q50 オピオイドによる便秘のケアの進め方と注意点は？ ………… 251
- Q51 オピオイドによる悪心・嘔吐の機序と対策は？ ……………… 259
- Q52 オピオイドによる傾眠の見分け方と対策は？ ………………… 265
- Q53 オピオイド内服中の患者にせん妄が生じたら？ ……………… 270
- Q54 オピオイドで呼吸抑制が生じたら？ …………………………… 281
- Q55 注意すべきオピオイドの薬物相互作用とは？ ………………… 284
- Q56 薬物相互作用に関する情報をわかりやすく医師に伝えるには？… 292

## VI 疼痛治療の応用

- Q57 腎障害時のオピオイドの使い方は？ …………………………… 297
- Q58 肝障害時のオピオイドの使い方は？ …………………………… 300
- Q59 心不全時のオピオイドの使い方は？ …………………………… 303
- Q60 胸水・腹水貯留時のオピオイドの考え方は？ ………………… 305
- Q61 大量のオピオイドからのオピオイドスイッチングの方法は？… 308
- Q62 神経ブロックのタイミングは？ ………………………………… 312

| Q63 | 骨転移による痛みの治療法は？ | 318 |
| Q64 | がん疼痛に対する放射線照射の適応とタイミングは？ | 322 |
| Q65 | 突出痛の治療方法は？ | 329 |
| Q66 | 神経障害性疼痛の治療の進め方は？ | 336 |
| Q67 | 悪性腸腰筋症候群の痛みの治療の進め方は？ | 343 |
| Q68 | 脳転移や髄膜播種に伴う頭痛の治療の進め方は？ | 349 |
| Q69 | 頭頸部がんの痛みの治療の進め方は？ | 352 |
| Q70 | 鎮痛薬と抗がん剤治療，どちらが先か？ | 358 |
| Q71 | 口腔内の痛みの治療・対応は？ | 361 |
| Q72 | 漢方薬の緩和ケア領域での使い方は？ | 366 |
| Q73 | 乳がん患者の痛みの原因と治療方法は？ | 370 |
| Q74 | 腹膜播種による痛みのメカニズムと治療の考え方は？ | 373 |
| Q75 | 浮腫による痛みへの対応は？ | 377 |

## VII 在宅がん患者の痛みの緩和

| Q76 | 在宅患者の痛みの治療と対応の難しさ，留意点は？ | 383 |
| Q77 | 在宅がん患者の疼痛緩和ケアで薬剤師が果たすべき役割は？ | 388 |
| Q78 | スムーズな医療連携体制づくりのポイントは？ | 394 |
| Q79 | 医療用麻薬を自宅・介護施設で管理・廃棄する際の留意点は？ | 399 |

## VIII 教育，指導，医療連携

| Q80 | 患者・家族は「麻薬」の何が不安なのか？ | 402 |
| Q81 | 緩和ケアチームの医師と薬剤師が共働する意義とは？ | 406 |
| Q82 | エビデンスが少ない緩和ケアの薬物療法に，薬剤師の視点をどう活かすか？ | 410 |
| Q83 | 初めてオピオイドを開始する患者への説明の仕方は？ | 415 |
| Q84 | 医療用麻薬の入院中の自己管理の進め方は？ | 423 |

**Q85** 認知症患者のがんの痛みに対して
オピオイドを使う場合の注意点は？ ……………………………… 427

**Q86** オピオイド使用患者に対する保険薬局での服薬指導と
フォローアップのポイントは？ ………………………………… 433

**Q87** 医療用麻薬使用中の患者さんが海外渡航する際の
手続きは？ ……………………………………………………… 438

**Q88** 医療用麻薬使用中の患者さんによる自動車運転を
どのように考えるべきか？ ……………………………………… 442

**Q89** 緩和ケアでよくみられるポリファーマシーとその対策は？ … 445

**Q90** 非がん患者・がんサバイバー患者のオピオイドによる依存を
どう考えるべきか？ ……………………………………………… 449

**Q91** 中高生に対して、がんの痛み治療と医療用麻薬について
どのように伝えるべきか？ ……………………………………… 452

# 付録

① 各オピオイド製剤の換算比 ……………………………………… 458

② レスキュー薬の投与量早見表 …………………………………… 461

③ 各オピオイドの薬物動態パラメータ …………………………… 463

④ 制吐薬と制吐作用を期待して使われる薬剤一覧 …………… 464

⑤ 便秘治療薬一覧 …………………………………………………… 468

⑥ 睡眠薬一覧 ………………………………………………………… 472

⑦ 各オピオイドとの相互作用について注意すべき主な薬剤 ……… 474

⑧ 痛みのモニター表 ………………………………………………… 475

| | | |
|---|---|---|
| Ⅰ | がん患者と痛みの特徴とその評価 | 2 |
| Ⅱ | オピオイドの薬理学 | 38 |
| Ⅲ | がん疼痛治療の基礎 | 70 |
| Ⅳ | 薬剤の使い方・選び方 | 89 |
| Ⅴ | オピオイドの副作用・相互作用 | 232 |
| Ⅵ | 疼痛治療の応用 | 297 |
| Ⅶ | 在宅がん患者の痛みの緩和 | 383 |
| Ⅷ | 教育，指導，医療連携 | 402 |

# Q1

## がんの痛みとは？
## その治療の目標は？

## A

がん患者の経験する痛みは，①がん自体が直接の原因となる痛み，②がんに関連した原因による痛み，③がん治療に関連して起こる痛み，④がん以外の疾患による痛み——に分類されます。痛みは，患者の日常生活を障害する頻度が高い症状であるため，定期的に評価し原因に応じた対応を取ることが必要です。

がん患者は療養中にこれらのさまざまな原因による痛みを体験するため，がん以外の痛みも含めて丁寧に対応していくことが求められます。また，身体の痛みはがん患者の苦痛の一部であることを理解し，精神状態や精神症状による苦痛，社会生活の不安定性による心理的苦痛，スピリチュアルペインにも配慮したトータルペインをケアする視点が求められます。

## がんの痛みは 4 つに分類

がんの痛みは以下の 4 つに分類されます（**表**）。

・がん自体が直接の原因となる痛み（腫瘍の浸潤や増大，転移）

・がんに関連した原因による痛み（筋の攣縮，リンパ浮腫，便秘，褥瘡など）

・がん治療に関連して起こる痛み（術後痛，化学療法による末梢神経障害や口内炎など）

・がん以外の疾患による痛み（変形性脊椎症，骨関節炎など）

がん患者と痛みの特徴とその評価 **I**

**表　がん患者の体験する痛み**

| 分類 | 原因 | 基本治療 |
|---|---|---|
| がん自体が直接の原因となる痛み | 腫瘍の浸潤や増大，転移 | ・オピオイド鎮痛薬<br>・非オピオイド鎮痛薬<br>・鎮痛補助薬 |
| がんに関連した原因による痛み | 筋の攣縮，リンパ浮腫，便秘，褥瘡　など | ・原因に応じたケア<br>・その他の薬物治療<br>・非オピオイド鎮痛薬 |
| がん治療に関連して起こる痛み | 術後痛，化学療法による末梢神経障害，放射線性口内炎　など | ・非オピオイド鎮痛薬<br>・鎮痛補助薬<br>・オピオイド鎮痛薬 |
| がん以外の疾患による痛み | 変形性脊椎症，骨関節炎，糖尿病性末梢神経障害　など | ・専門領域ごとの治療<br>・非オピオイド鎮痛薬<br>・鎮痛補助薬 |

　全ての痛みは，がん患者の療養中に体験する痛みであり，原因に合わせて対応を行います。がん自体による痛み（狭義のがん疼痛）に対してはWHO方式がん疼痛治療法に従った薬物療法が主体となります。

## 痛みの特徴と治療のゴール

　がん疼痛は，がん治療が行われている患者の半数近くに，進行がん患者全体では8割程度にみられると考えられています。痛みがあるがん患者のうち8割は身体の2カ所以上に痛みがあり，同じく6割は痛みの原因が複数あります。また，がんの痛みの特徴は，病状の進行によって痛みの強さばかりでなく，メカニズムも変化する可能性があることです。痛みが長期間残存している場合や，新たな痛みが出現した場合などには繰り返し評価を行い，オピオイドなどの鎮痛薬や鎮痛補助薬の選択や投与量について検討する必要があります。

　がんの痛みの治療のゴールは，痛みによって障害されていた日常生活や精神活動が改善することにあります。「痛みでできないことや困っていることはありませんか？」という質問により，痛みの治療の目標達成を確認することができます。

**Q1** がんの痛みとは？　その治療の目標は？

3

## 身体の痛みは苦痛の一部

　がんの痛みの治療では身体的な痛みに焦点が当てられ，薬物治療や身体的なケアが中心となりますが，身体の痛みはがん患者の苦痛の一部であることを理解し，精神状態や精神症状による苦痛，社会生活の不安定性による心理的苦痛，スピリチュアルペインにも配慮する視点が求められます（18頁，「Q4．身体的痛みとは？　トータルペインとは？」参照）。

　痛みは感情や気分などの精神的な因子と切り放して考えることはできません。痛みは患者を不安にし，イライラや抑うつの原因ともなります。また，仕事や家庭内の問題，療養場所，経済的な問題など社会生活の基盤が不安定な状態となることで，心理的にも大きく影響します。痛みなどの症状の悪化は，「なぜ自分だけが病気で苦しまなければならないのか？」，「何もできない自分の生きる意味はあるのか？」などのスピリチュアルな苦悩を増大させます。これらの精神的，心理社会的，スピリチュアルな問題は身体的苦痛を増悪させます。逆に，これらの問題に丁寧に対応していくことで，明らかな痛みの軽減や日常生活レベルの改善，気分の改善などが得られることは明らかです。

　本書では，主に身体的な苦痛に対する薬物療法を中心に取り上げていますが，痛みを修飾するこれらの要因についても同時に手を差し伸べる姿勢が求められます。

---

### 文 献

1）世界保健機関 編，武田文和 訳：がんの痛みからの解放 WHO 方式がん疼痛治療法 第2版，金原出版，1996
2）的場元弘：がん疼痛治療のレシピ 2007年版，春秋社，2006

（的場 元弘）

# Q2

## がんの痛み（体性痛，内臓痛，神経障害性疼痛）のメカニズムと特徴は？

**A**

痛みは発生メカニズムによって，侵害受容性疼痛と神経障害性疼痛に分類されます。侵害受容性疼痛は，発生組織の違いによって痛みの特徴が異なることから，体性痛と内臓痛に分類されます。痛みの種類と発生メカニズムを理解したうえで鎮痛薬や鎮痛補助薬を選択することが，適切な痛みの治療につながります。

## ■ 痛みの種類・メカニズムを踏まえた薬剤選択を

痛みは「組織の損傷，あるいは損傷の可能性のある刺激に伴う不快な感覚あるいは情動体験」と定義されます。生命を脅かすような損傷を回避する，または損傷部位の安静を保ち，回復を促進する，という生命維持に重要な役割がある一方，遷延する痛みは意味がなく，QOL の著しい低下を招きます。痛みの種類と発生メカニズムを理解したうえで鎮痛薬や鎮痛補助薬を投与することが，適切な痛みの治療につながります。

## ■ 疼痛伝達系

### 1 末梢神経系

痛み刺激（侵害刺激）を伝える末梢神経（一次ニューロン）は体の隅々まで張り巡らされており，体の異常を痛みとして伝えています。一次

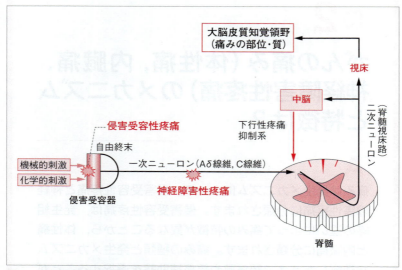

**図1　疼痛伝達系と痛みの発生部位**

ニューロンにはAδ線維とC線維があり，それぞれの末端（自由終末）には痛み刺激の受容器（侵害受容器）があります。

Aδ線維には，一定の強さ（閾値）以上の機械的刺激（叩く，切る，など）にのみ興奮する高閾値機械受容器があり，ズキッとするような鋭い痛みを伝えています。一方，C線維には機械的刺激のみならず，熱や炎症に関与する化学物質に対し，その程度に応じて興奮するポリモーダル受容器があり，持続的な鈍い痛みを伝えています（**図1**）。

## 2 中枢神経系

一次ニューロンは主に脊髄後角より脊髄に入り，脊髄視床路ニューロン（二次ニューロン）とシナプスを形成します。一次ニューロンのシナプス前終末からグルタミン酸が放出され，二次ニューロン上のグルタミン酸の受容体であるAMPA（α-amino-3-hydroxy-5-methyl-4-isoxazoleproprionic acid）受容体と結合することにより，刺激を視床に伝えます。視床から皮質視床路を通り，大脳皮質知覚領野に刺激が伝えられ，痛みの発生場所と強さが認識されます。

脊髄後角には，痛みの情報を増強する交感神経，グリアや，減弱させ

る GABA 神経系，下行性疼痛抑制系などが相互に作用して，中枢に伝える痛みの強さをコントロールしています。

## 侵害受容性疼痛のメカニズム

痛みには，侵害受容器の刺激によって発生する侵害受容性疼痛と，痛覚や触覚などを伝える感覚神経の直接的な損傷に伴って発生する神経障害性疼痛があり，侵害受容性疼痛はさらに，体性組織の異常に伴って発生する体性痛と，内臓の異常に伴って発生する内臓痛に分類されます。がんによる痛みはこれらの痛みが混在しています。

### 1 体性痛

骨，筋，関節などの体性組織の異常に伴って発生する痛みです。侵害刺激は叩く・切るなどの機械的刺激です。

$A\delta$ 線維と C 線維が約 1：2 の割合で分布しており，鈍い持続痛にズキッとする強い痛みが混じるのが体性痛の特徴です。体性組織からの一次ニューロンは，1 つの脊髄分節に痛み刺激を入力しますから，痛みの局在が明瞭です（図 2）。

薬物療法としては，炎症を抑え，痛みの脊髄への入力を極力抑えるような鎮痛薬の定時投与と，痛みの増強に対するレスキュー薬の使用がポイントになります。

### 2 内臓痛

肝臓や腎臓などの固形臓器，消化管などの管腔臓器の異常に伴って発生する痛みです。

侵害刺激は，固形臓器の被膜の急激な伸展や管腔内圧の上昇などであり，体性痛のような機械的刺激では痛みは発生しません。内臓には C 線維が多く分布し（$A\delta$：C＝1：8～10），生理的状態では機能しないもの（silent nociceptors）も多く存在しています。1 つの臓器からの侵害刺激はいくつかの脊髄分節に分かれて入力されるため，広い範囲に漠然とした痛みが生じるのが特徴です（図 3）。通常は鎮痛薬が非常によく効きます。

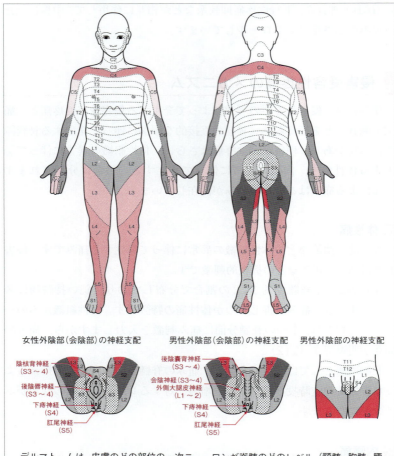

図2 デルマトーム

## 3 組織障害に伴う感作と炎症

がんやがん治療（手術など）により組織損傷が起こると，侵害刺激となるさまざまな化学物質（カリウム，ATP，ブラジキニン，プロスタグ

がん患者と痛みの特徴とその評価 I

Q2 がんの痛み（体性痛，内臓痛，神経障害性疼痛）のメカニズムと特徴は？

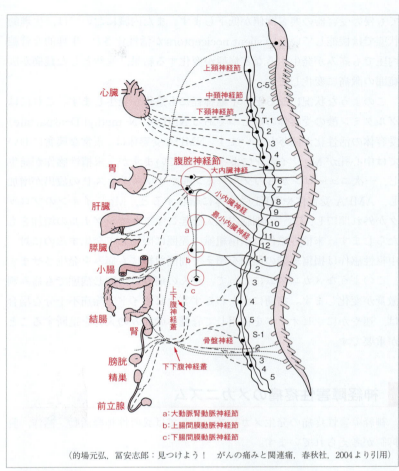

(的場元弘, 冨安志郎：見つけよう！ がんの痛みと関連痛, 春秋社, 2004より引用)

図3 ヴィセロトーム

ランジンなど）の放出や交感神経活動の活性化が起こります。その結果，一次ニューロンに感作（sensitization）という疼痛閾値の低下，痛覚過敏，自発的な神経の興奮が発生し，痛みが増強します。

　感作された末梢神経は，自由終末から損傷組織に向けてサブスタンスPやカルシトニン遺伝子関連タンパク（CGRP），ヒスタミンなどを放出し，末梢血管拡張，血管透過性亢進を惹起し，局所に痛みに加えて発赤，腫脹，熱感などといった，いわゆる「炎症」を発生させます。炎症によっ

9

ても侵害受容器の興奮閾値が低下します。また内臓においては，生理的状態では機能していない silent nociceptors が活性化され，生理的な管腔内圧でも痛みが発生するなど病態が変化する結果，漠然とした鈍痛が広範囲の激痛に変化します。

このような状況になると，中枢神経にも感作が発生します。これにはグルタミン酸の受容体のひとつである NMDA（N-methyl D-aspartate）受容体の活性化が関与しています。NMDA 受容体は，正常な興奮においては中心孔が $Mg^{2+}$ イオンによって閉じていますが，末梢性感作が発生し，一次ニューロンからのグルタミン酸やサブスタンス P の放出が増加し，AMPA 受容体や NK1 受容体に結合すると，$Mg^{2+}$ イオンのブロックが外れ開口し，$Ca^{2+}$ の細胞内流入を起こすことでシグナルの増加をもたらします。末梢性感作は損傷組織の範囲に限局して発生するのに対し，中枢性感作は損傷組織の範囲を超えて周囲組織にも痛みを発生させます。

このようなメカニズムによって，がんの痛みは，同じ病態でも痛み刺激量が変化します。病期にかかわらず非オピオイドで除痛不十分な場合は，速やかにオピオイドを併用して脊髄への痛みの入力を遮断することが重要です。

## 神経障害性疼痛のメカニズム

神経障害性疼痛の発生メカニズムとしては異所性神経活動，感作，脱抑制が考えられています。

### 1 異所性神経活動

A$\delta$，C 線維が損傷を受けると，神経線維や後根神経節上に電位依存性 $Na^+$ チャネルが発現します。これが自然発火を繰り返すことにより侵害刺激がなくても持続性・発作性の痛みを発生させるようになります。

### 2 感作

神経の炎症に伴うサイトカインの放出，神経刺激に関与する TRP（Transient Receptor Potential）チャネル，交感神経系活性化による末梢性感作，これに引き続くグルタミン酸やサブスタンス P 放出増加などに

よって中枢神経系の感作が発生します。ちなみにアロディニアの発生には通常，触るなどの非侵害刺激を伝える低閾値機械受容 A$\beta$ 線維が形質変化に伴って痛みを伝達するようになることなども関与すると考えられています。

### 3 脱抑制

　強い痛みの持続によって脳幹から脊髄後角に投射する内因性の下行性疼痛抑制系の機能低下や，脊髄後角の GABA 作動性抑制性介在ニューロンが消失することによって抑制系が機能低下することも痛みのメカニズムのひとつと考えられています。

　神経障害性疼痛は，がんの神経浸潤，脊髄圧迫などに加え，手術や化学療法，放射線療法などの治療に伴って発生します。障害された神経の支配領域にさまざまな感覚異常（感覚低下，過敏，異常）を伴う痛みが発生します。デルマトームを理解したうえで，痛みの範囲を同定すれば，概ね神経の通り道のどこに障害があるか診断できます。持続的な灼熱痛と発作的な電撃痛，痛覚過敏やアロディニアなどが痛みの特徴です。

　薬物療法において，鎮痛薬の効果が不十分な場合は病態，患者の合併症や併用薬物を十分検討したうえで，抗うつ薬や抗痙攣薬，抗不整脈薬，NMDA 受容体拮抗薬，副腎皮質ステロイドを投与します（336 頁，「Q66. 神経障害性疼痛の治療の進め方は？」参照）。

### 文 献

1）Fishman SM, et al. ed：Bonica's Management of Pain 4th ed, Lippincott Williams, 2010

2）Hanks G, et al. ed：Oxford Textbook of Palliative Medicine, 4th ed, Oxford University Press, 2009
　G Hanks, et al. ed：Oxford Textbook of Palliative Medicine Fourth Edition, Oxford University Press, 2011

3）的場元弘, 冨安志郎：見つけよう！　がんの痛みと関連痛, 春秋社, 2004

（冨安 志郎）

# Q3 持続痛とは？ 突出痛とは？

持続痛（安静時痛）は1日の半分以上持続する平均的な痛みであり，突出痛は一過性の痛みの増強です。がんによる痛みは，持続痛とその変動に関連する突出痛に加え，転移の部位によっては体動や消化管蠕動に随伴する突出痛のほか，原因のよくわからない突出痛が混在します。適切な治療アプローチを行うには，患者さんが今感じている痛みのパターンの評価が重要です。

## ガイドラインでの定義

「持続痛」(continuous pain)，「突出痛」(breakthrough pain) は痛みのパターンを表す用語です。日本緩和医療学会のがん疼痛治療ガイドライン[1]において，持続痛は「24時間のうち12時間以上経験される平均的な痛み」，突出痛は「持続痛の有無や程度にかかわらず発生する一過性の痛み」と定義されています。

患者さんが今感じている痛みのパターンについて，持続痛と突出痛が混在している状況なのか，持続痛は改善しているが突出痛が残存している状況なのか，突出痛にどのような特徴があるのか，といった評価を行うことが治療アプローチ，鎮痛薬の種類・投与量の選択に重要な役割を果たします。

## がんによる痛みのパターン

がんが正常組織に浸潤すると，障害された細胞から炎症物質が放出さ

がん患者と痛みの特徴とその評価

れることや，がん細胞自体から痛みを誘発するサイトカインなどが放出されることにより，痛みが発生します。がんが消滅し，組織が修復しない限り炎症は持続しますので，基本的に，がんによる痛みは持続痛です。

がんによる持続痛は，腫瘍部位の炎症の強さ，虚血，腫瘍細胞からの発痛物質量などの変化，交感神経の状態など生体がもたらす変化など，さまざまな要因によって安静時でも変動がみられ，突出痛として自覚されることがあります〔元からの痛みとの関連（連続性）がある突出痛；cancer breakthrough pain related to background pain〕。持続痛の変動に伴う突出痛がみられることは，がんによる痛みの特徴の一つといえます（図-a）。また，元からの痛み（background pain）との関連（連続性）がない突出痛（cancer breakthrough pain unrelated to background pain）が，外的刺激などに随伴して発生します（図-b）。

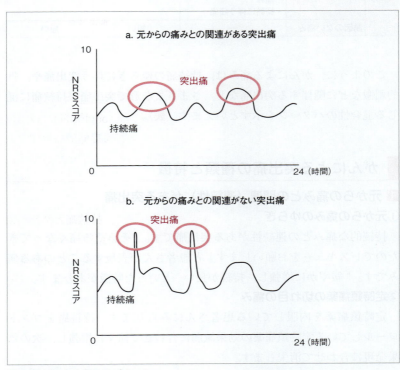

図　がんによる痛みのパターン

13

表　突出痛の臨床例と時間的特徴

| | | 臨床例 | 痛みの発生から<br>ピークに達する<br>までの時間 | 持続時間 |
|---|---|---|---|---|
| 元からの痛みとの関連がある突出痛 | 元からの痛みの<br>ゆらぎ | ― | ゆっくり | 比較的長い |
| | 定時鎮痛薬の<br>切れ目の痛み | ― | 定時鎮痛薬開始前 | 定時鎮痛薬の<br>効果発現まで |
| 元からの痛みとの関連がない突出痛 | 誘因のある，<br>予測できる痛み | ・骨転移における体動に<br>　随伴する痛み<br>・消化管・尿路通過障害<br>　における嚥下・排泄に<br>　随伴する痛み | 非常に短い | 非常に短い |
| | 誘因があるが，<br>予測できない痛み | ・肋骨転移患者の咳嗽に<br>　伴う痛み<br>・ミオクローヌスに伴う<br>　痛み<br>・蠕動に伴う疝痛 | 非常に短い | 非常に短い |
| | 誘因のない痛み | ― | 短い | 短い |

　このように，がんによる痛みは，持続痛のゆらぎに伴う突出痛や，外的刺激などに随伴する突出痛など，さまざまな形で突出痛が持続痛に混じる混合性のパターンを示すといえます（表）。

## がんによる突出痛の種類と特徴

### ■1 元からの痛みとの関連（連続性）がある突出痛

#### ①元からの痛みのゆらぎ

　持続的な痛みとの連続性がある突出痛です。「そろそろ痛くなってきたのでレスキューをお願いします」と患者さんが表現することのある痛みです。"緩やかに増強し，持続が長い"といった特徴があります。

#### ②定時鎮痛薬の切れ目の痛み

　定時鎮痛薬を内服している患者さんにみられます。持続痛をコントロールしている定時鎮痛薬の効果減弱に合わせて徐々に増強し，次の効果発現に合わせて消失します。

①，②のいずれも定時鎮痛薬の増量などで消失することがあり，コントロール不良の持続痛とも考えられる突出痛です。

## ② 元からの痛みとの関連（連続性）がない突出痛

何らかの誘因に随伴して発生する突出痛（随伴痛；incident pain）と，これといった誘因なく発生する突出痛（spontaneous pain）に分けられます[2]。

### ①誘因のある突出痛

**・発生予測が可能な場合**

体動や排泄など随意的な誘因に随伴して発生する突出痛は，予測が可能です。発生から数分以内にピークに達し，短時間で終息します。

**・発生予測が不可能な場合**

誘因が不随意的である突出痛は，いつ発生するか予測できません。予測可能な突出痛と同様，発生からピークまでの時間が短く，短時間で終息します。

### ②誘因のない突出痛

特に誘因はなく発生する突出痛です。随伴痛よりも時間経過が比較的緩やかで，元からの痛みのゆらぎとの鑑別が難しい場合もしばしばあります。

発生が予測できる突出痛では ADL が障害される傾向にあるのに対し，予測できない突出痛では，いつ起こるかわからない痛みのために不安・抑うつが強くなる傾向にあることがわかっています。

## 痛みのパターンを踏まえた，がんによる痛みの治療の考え方

中等度以上のがんによる痛みの治療は，定時オピオイド鎮痛薬のタイトレーションによって持続痛を十分にコントロールし，そのうえで残存する突出痛に対応する，というプロセスで行われます。「持続痛が適切にコントロールされている状態」とは，1 日の大半は痛みを感じることがなく，また眠気などの副作用が許容できる状態のことです。

持続痛治療後に残存する突出痛の治療を行うにあたっては，次のよう

なポイントを評価します[3, 4]。

## ①持続痛は適切にコントロールされているか？

突出痛が持続痛と連続しているような場合は，持続痛の再評価を行います。

## ②突出痛の誘因の有無

随伴痛の場合は，誘因の除去が可能かどうか（骨転移に対する放射線照射やコルセットなどの外固定，消化管閉塞に対する減圧術など）の検討を行います。

## ③突出痛の予測の可否

突出痛の予測が可能な場合は，レスキュー薬を予防的に投与するなどの対処が可能です。

## ④痛みの種類

痛みは侵害受容性か神経障害性か，またはその両者の混在かを評価します。オピオイド抵抗性の痛みの場合は，鎮痛補助薬の定期投与が有効な場合があります。

## ⑤持続痛治療に用いたレスキュー薬の効果

突出痛治療に必要なレスキュー薬の1回量は定時オピオイド投与量に比例しないことがわかっていますので，これまでのレスキュー薬の突出痛治療に対する効果と副作用を評価してみましょう。

## ⑥突出痛の時間経過

痛みの発生からピークに達するまでの時間と，痛みの持続時間を評価します。突出痛治療に用いるオピオイドの薬物動態が痛みの時間経過に適合しているかを評価し，必要に応じてレスキュー薬の種類や投与経路の変更を行います。

## ⑦突出痛が生活の質（QOL）に及ぼす影響

突出痛がADLひいてはQOLにどのような影響を及ぼしているかを評価したうえで治療を開始することが，治療効果の評価には重要です。

## ⑧患者さんの希望（治療のゴール）

随伴痛治療においては患者さんの意向を十分に評価しましょう。「多少痛みが残っても，眠くなることは希望しない」場合と「多少眠くなってもよいので，少しでも痛みを減らしたい」場合では，鎮痛薬の使い方が異なってきます。

## 文 献

1) 日本緩和医療学会緩和医療ガイドライン作成委員会 編：がん疼痛の薬物療法に関するガイドライン 2014 年版，金原出版，2014

2) Davies A, et al.: Breakthrough cancer pain：an observational study of 1000 European oncology patients. J Pain Symptom Manage, 46（5）: 619-628, 2013

3) Daeninck P, et al.: Canadian recommendations for the management of breakthrough cancer pain. Curr Oncol, 23（2）: 96-108, 2016

4) Working Group Nientemale DEI：What to do, and what not to do, when diagnosing and treating breakthrough cancer pain（BTcP）: expert opinion. Drugs, 76（3）: 315-330, 2016

（冨安 志郎）

## Q4

# 身体的な痛みとは？
# トータルペインとは？

## A

全人的苦痛（トータルペイン）という概念は，シシリー・ソンダースが提唱しました。シシリー・ソンダースは，苦しみは単に身体的な要素だけでなく，精神的・社会的な要素，スピリチュアルな要素が影響していると考えました。さらに，これらが互いに影響しあい，全体として苦しみとなるとし，これらすべてを含む総体として苦しみを捉えるべきであるとしています[1]。

### 身体的な痛みと全人的苦痛

　痛みがあることで，不安にもなり，抑うつ気分が生じることもあります。また，痛みがあることで働くことができずに経済的な問題が生じることもあれば，生きる意味を見失うこともあります。このように，1つの苦痛がさまざまな苦痛を引き起こし，苦痛同士が互いに影響を与え，全人的苦痛となります（**図1**）。

　このような場合には，身体的な痛みを和らげるとともに，総合的な全人的アプローチが求められてきます。患者の訴えが身体的な苦痛であったとしても，その背景に不安などの精神的な痛み，社会的な痛み，スピリチュアルペインなどが影響していないかを評価し，チームを組んで協力体制を築きながら援助していく必要があります。

がん患者と痛みの特徴とその評価

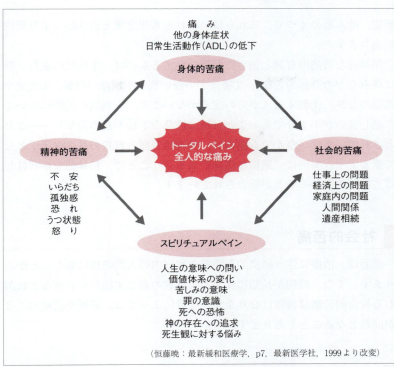

図1　全人的苦痛

## 身体的苦痛

　がん患者は，痛みをはじめ，さまざまな身体症状に苦しみます。これらの身体的苦痛は，適切に治療・対処されないと，尊厳なく死んでいくことへの恐れや，絶望感・無力感，早く死にたいという願望へつながります。身体的な痛みは，食事摂取や睡眠，思考，他者との関係性，倦怠感，抑うつ，不安と関係することが知られており[3]，症状緩和は全人的苦痛への対処として重要です。

## 精神的苦痛[3]

　進行がん患者で精神的な苦痛が生じる割合は，報告により12〜60％と多岐にわたります。最もよくみられる精神的苦痛は，適応障害，抑うつ，

不安，せん妄の4つで，これらはいずれも希死念慮を引き起こす可能性があります。

　精神的な苦痛の有無と強さに影響を与えるものは，①病状の進行（特に痛みなどの身体的苦痛），②癒えていない喪失や別離の経験，③失望や希望のなさ，④愛する人からの支えがないこと，⑤病気や治療についての話し合いが不十分であること（特に性急な予後不良の告知）——などとされています。なかでも痛みは，精神的苦痛と自殺のリスク因子として重要です。実際に，適切な疼痛治療を行うことで，精神的な症状はしばしば解決されることが報告されています。

## 社会的苦痛

　患者は，治療に伴う経済的な問題や家庭内の人間関係に悩むことがあります。また，闘病が長期に及ぶと，患者の過ごす場所や看病などに関わる社会的苦痛は複雑になります。患者によっては，葬儀や遺産のことが問題となることもあります。

## スピリチュアルペイン

　人は大切なものを失ったり，苦しみや悲しみに打ちひしがれたりするとき，自分自身と向き合い，生きることの意味を考え，何が本当に価値のあるものなのか？と考えます。あるいは，自分を超えた偉大な存在（神仏や自然，芸術）を探求したり，信頼したりするでしょう。

　このような自己存在の意味や価値に関わる，生きることの根源に関わるものがスピリチュアリティであり，人は身体的・精神的・社会的存在であるだけでなく，スピリチュアルな存在なのです。

　スピリチュアルな存在ゆえの苦悩がスピリチュアルペインです。スピリチュアルペインは「実存的苦痛」といわれることもあり，また，人によっては宗教的ニーズ，「宗教的苦痛」と強く結び付きます。

### 1 がん患者のスピリチュアルペイン

　人はがんに罹患することにより，死を意識し，死への不安や恐怖を感

じ，自己の存在の意味を失ったり，虚しさを覚えたりして苦悩します。また，病状の進行により，さまざまな症状やADLの障害を体験します。自らの価値を失い，コントロール感（身体的コントロール，将来に対するコントロール）を喪失し，「人の世話になって生きるのはつらい」と他者へ依存する負担感に苦しみます。

### 2 スピリチュアルペインの表現

表にスピリチュアルペインの具体的な表現を示します。

村田はスピリチュアルペインを「自己の存在と意味の消滅から生じる苦痛」，「生きる意味が見出せない苦痛」と定義し，時間存在，関係存在，自律存在の3つの次元から考察しています。その結果，スピリチュアルペインは，生の無意味，無価値，虚無，孤独と不安，疎外，コントロール感の喪失，周囲への依存や負担などとして表出されるとしています（図2）。

表 スピリチュアルペインの表現

| | |
|---|---|
| 不公平感 | なぜ私が？ |
| 無価値感 | 家族や他人の負担になりたくない |
| 絶望感 | そんなことをしても意味がない |
| 罪責感 | ばちがあたった |
| 孤独感 | 誰も私のことを本当にはわかってくれない |
| 脆弱感 | 私はだめな人間である |
| 遺棄感 | 神様も救ってくれない |
| 刑罰感 | 正しく人生を送ってきたのに |
| 困惑感 | もし神がいるのならば，なぜ苦しみが存在するのか |
| 無意味感 | 私の人生は無駄だった |

（ピーター・ケイ 著，武田文和，他 訳：緩和ケア百科，pp304-312，春秋社，1994より引用）

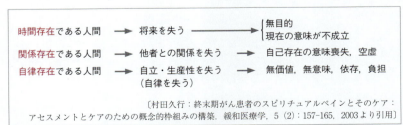

〔村田久行：終末期がん患者のスピリチュアルペインとそのケア：アセスメントとケアのための概念的枠組みの構築．緩和医療学，5（2）：157-165，2003より引用〕

図2 スピリチュアルペインの構造とアセスメント

## 3 スピリチュアルペインのケア

「こんなに痛いなら死にたい」,「長生きすると医療費がかかって家族に迷惑をかける」など,身体的苦痛や社会的苦痛がスピリチュアルペインにつながることがあります。まずはスピリチュアルペイン以外の苦痛への対応をきちんと行ったうえで,スピリチュアルペインに寄り添うことが重要です。

### 文 献

1) Saunders C：The philosophy of terminal care. In The management of terminal malignant disease（ed. Saunders C）, pp232-241, Arnold Publishers, 1984
2) 恒藤暁：最新緩和医療学, p7, 最新医学社, 1999
3) Cherny NI：The problem of suffering and the principles of assessment in palliative medicine. In Oxford textbook of palliative medicine 4th ed（ed. Hanks G, Cherny NI, et al.）, pp43-57, Oxford university press, 2010
4) ピーター・ケイ 著, 武田文和, 他 訳：緩和ケア百科, pp304-312, 春秋社, 1994
5) 村田久行：終末期がん患者のスピリチュアルペインとそのケア：アセスメントとケアのための概念的枠組みの構築. 緩和医療学, 5（2）：157-165, 2003

（余宮 きのみ）

がん患者と痛みの特徴とその評価

# Q5
## 痛みとがんの進行の関係は？

**A**
すべてのがん患者が痛みを感じるわけではありませんが，早期がんでも痛みを伴う方や，痛みを契機として進行がんと診断される方もいらっしゃいます。一般に，がんの進行とともに痛みの頻度と程度が増します。医療者は患者に対して，痛みの有無・程度だけでなく，生活へ支障を及ぼす程度まで適切に質問する必要があります。

### 「痛みがあるから末期・進行がん」は誤り

　がん患者のがん性疼痛の有病率（有痛率）については，さまざまな報告があります。52の研究を対象としたメタアナリシス（van den Beuken-van Everdingen, et al.: Ann Oncol, 18（9）: 1437-1449, 2007）によると，がん治療中の患者で59％（95％信頼区間 44〜73％），進行・終末期がんで64％（58〜69％），治癒後の患者で33％（21〜46％）とされています。また，単一ホスピスで死亡した患者の死亡前時期ごとの各種身体症状発現頻度を調べた日本からの報告では，対象患者206名中158名（76.7％）に痛みが認められ，死亡前3カ月ごろからその頻度が上昇していました（図1）。

　このように，がん性疼痛をもつ患者は診断直後や治療中でも一定の頻度で認められ，疼痛治療の対象になります。逆にいえば，「痛みがあるから末期・進行がん」との認識は誤りであるといえます。患者は，痛みを訴えることが「がんの進行を自ら認めることになる」，「治療担当医師に嫌われるのではないか」，「積極的がん治療を中止されてしまうのではないか」などと懸念して，医療者に痛みを隠す傾向があるとされます。

　患者・家族には疼痛治療の必要性を理解していただき，「痛みでできな

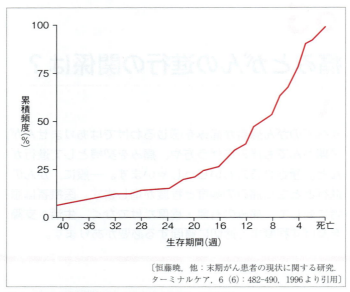

図1　がん性疼痛の出現からの生存期間（158例）

いことや困っていることはありませんか？」などと，身体症状が生活へ影響を与えていないかを医療者が適切に尋ねる必要があるとされます。

## 時間経過と疾患による身体機能の低下

　がん性疼痛とは直接関係ありませんが，興味深い模式図を図2に紹介します。各種疾患の時間経過（X軸）と身体活動可能性（Y軸）を概念的に示したものです。

　進行がん患者と身近に接したことがない方は，「がんに罹患し，それが進行していく」と聞くと，図中の「臓器不全」や「老衰・衰弱」のようなイメージをもつことが多いようです。つまり，一般市民や多くの患者・家族は，がんの進行について「ある程度の身体能力が保たれていれば余命は数カ月以上ある」と期待しています。しかし，この図の原典の総説〔Lunney JR, et al.: JAMA, 289（18）: 2387-2392, 2003〕で述べられているように，がんは「悪性疾患」のような経過をたどり，死亡前の

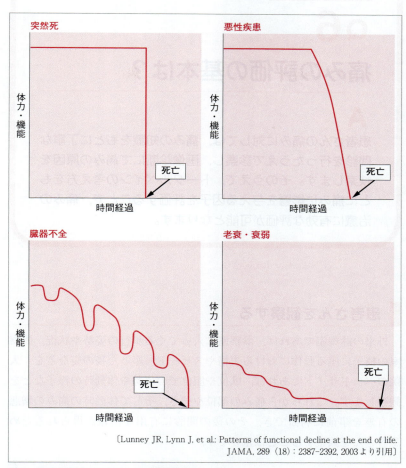

図2 死亡に至るまでの体力・機能の低下

数週間や場合によっては数日間で，いわば，つるべ落としのようにADLやQOLが悪化していくことが多いのです。

　がん患者や家族への説明・相談（アドバンス・ケア・プランニング）の場ではもちろん，一般市民への説明・啓発の機会があれば，「条件が整えば，死亡前ぎりぎりまでご自宅で普段通りに近い生活ができます。ただし，一度悪化し始めると数週あるいは数日で亡くなることも珍しくありません」と説明していくべきと考えます。

（丹田　滋）

## Q6 痛みの評価の基本は？

**A** 患者さんの痛みに対しては，痛みの知識をもとに丁寧な問診を行ったうえで診察し，画像診断にて痛みの原因を検索します。そのうえで，トータルペインの考え方をもとに痛みに影響を与える因子を評価することで，痛みの治療に有効な評価が可能となります。

### 患者さんを観察する

外来の診察室であれば，診察室に入ってくる歩行の姿勢や状況，診察室の椅子に座る動作における表情やスピード，座った後の姿などを，入院のベッドサイドであれば，臥位や座位での姿勢や体動時の様子などを観察します。これらから痛みの部位や強さ，そして体動時の痛みの増悪の有無を事前に判断でき，その後の問診に有用な情報が得られるため，患者さんを観察することは重要です。

### 痛みを尋ねる（問診）

患者さんに尋ねる内容は，①痛みの部位，②痛みの性質，③痛みの強さです。

#### 1 痛みの部位を尋ねる

痛みがある場所を確認します。複数の場所の痛みがあることもあるので，「ほかに痛い場所はありませんか？」と確認することが大切です。この質問に対して，患者さんが痛みではなく，しびれや知覚鈍麻を訴える

ことができ，神経障害性疼痛の診断に役立つこともあります。

### 2 痛みの強さを尋ねる

痛みは主観的評価が基本です。現状を共有でき，また今後の痛みの治療で効果判定の基準となることから，強さを評価することは大切です。強さの評価方法は複数あるので，患者さんの使える方法を選択します（図）。

#### ① Visual Analogue Scale（VAS）

痛みの強さを100mmのスケール上で患者さん自身に記入してもらい，0からの距離（mm）を痛みの強さとして評価する方法です。「こちらが

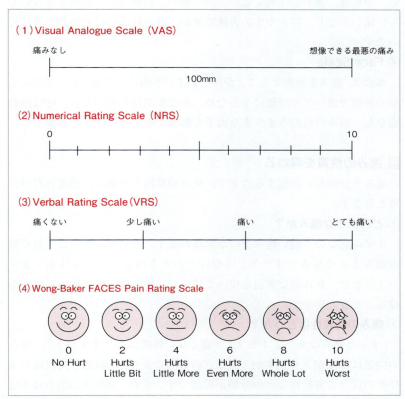

図 痛みの強さの評価方法

"痛みがない"，こちらが"最大の痛み"として，痛みの強さはどの程度か印をつけてください」と尋ねるようにします。

## ② Numerical Rating Scale（NRS）

痛みの強さを0から10までの11段階で評価する方法です。尋ねるときには「想像できる最大の痛みを10として考えてみてください」や，「これ以上は耐えられないくらいの強さを10として考えてみてください」とすると，答えやすいです。

一方，「今の痛みの一番痛かったときを10として」という尋ね方は，NRSによる評価としては間違っているので注意が必要です。

## ③ Verbal Rating Scale（VRS）

痛みの強さを適切な言葉で順位付けして評価する方法です。「ない，弱い，中程度，強い」，「痛くない，少し痛い，結構痛い，我慢できないくらい痛い」など，答えやすい方法ですが，改善度合いはややわかりにくいです。

## ④ Face Scale

本来は，痛みを表現することが難しい子ども向けに開発された方法です。顔の表情を使っての評価になるため，不安や気持ちのつらさ，呼吸困難感など，痛み以外のさまざまな因子も影響することに注意が必要です。

### 3 痛みの性質を尋ねる

痛みを分類して評価することで，痛みの原因を推測し，治療方針の参考とします。

## ① どのような痛みか？

まず鈍痛なのか鋭い痛みなのかを尋ねます。そして，さらに「針で刺されるような痛みですか？」，「やけどのときのような痛みはありますか？」など，具体的な表現を用いて質問し，神経障害性疼痛の可能性を探ることも大切です。

## ② 痛みの持続性はどうか？

「ずっと痛みはありますか？」，「痛くない時間はありますか？」，「痛みの強さには波がありますか？」などの質問により，持続痛と突出痛およびその混合の可能性などの分類が可能です。また，突出痛の場合は「痛みが最大になるまでの時間はどれくらいですか？」，「痛みはどれくら

いの時間で軽くなりますか？」と尋ねることで突出痛治療の参考にできます。

### ③ 痛みの増悪因子，改善因子は？

「どうしたら痛みが強くなりますか？　楽になりますか？」，「痛くなるきっかけなどはありますか？」と尋ねることで，痛みの悪化の原因を予測し，痛みの治療およびケアに役立てます。

## 身体の診察を行う

### 1 触診

リンパ節腫脹の有無，肝脾腫の有無，腫瘤の有無，圧痛の有無を確認します。

### 2 筋力低下の確認

筋力の左右差や下肢のみの筋力低下がないかを確認し，神経圧迫や神経障害を確認します。

### 3 皮膚知覚異常の確認

温痛覚の確認を酒精綿や安全ピンなどで確認します（安全ピンがない場合は18G針の先端を硬い金属などで潰して使用）。このとき痛覚の減弱や消失，痛覚過敏，アロディニア（痛みを起こさない刺激で痛みを感じる現象）などを認めたら神経障害性疼痛の存在を考えます。

### 4 骨の打診

脊椎の棘突起を打診し，疼痛が存在する場合は，脊椎転移を疑い精査に進む必要がありますので，簡便にできる有用な検査といえます。

## 画像診断

痛みががん自体と関連があるかどうかを画像診断により確認します。一般に，がん患者が感じる痛みには，がん自体が影響する痛み，がん治療に伴う痛み，がんと関連した痛み，がんと無関係の痛みがあります。

現在患者さんを苦しめている痛みとがんの関連性を明確にすることで，その治療方針・ケア方針が決まるため，画像診断は大切です。

## 痛みに影響を与える因子の検討

痛みは，さまざまな因子により影響を受けます。「日中は痛みが気にならないが，夜間になると痛みが強く感じる」，あるいは「家族がそばにいるときは痛みが楽に感じる」などを日常臨床で経験することは少なくありません。トータルペインの概念に基づき，身体の疼痛に与える因子の有無を検討します（表）。

表　痛みの感じ方に影響を与える因子

| 痛みの感じ方を増強する因子 | 痛みの感じ方を軽減する因子 |
| --- | --- |
| ・怒り | ・受容 |
| ・不安 | ・不安の減退，緊張感の緩和 |
| ・倦怠 | ・創造的な活動 |
| ・抑うつ | ・気分の高揚 |
| ・不快感 | ・他の症状の緩和 |
| ・深い悲しみ | ・感情の発散，支持的な支援 |
| ・不眠，疲労感 | ・睡眠 |
| ・痛みについての理解不足 | ・説明 |
| ・孤独感，社会地位の喪失 | ・人とのふれあい |

（Twycross R, Wilcock A, Stark Toller C 著，武田文和 監訳：トワイクロス先生のがん患者の症状マネジメント第2版，医学書院，2010 より改変）

## 痛みが生活に与える影響を尋ねる

痛みのためにできなくて困っていることはないか，どの痛みが軽くなったら生活がより良くなるか，痛みが食欲や睡眠に影響を与えていないかなど，より生活に近い視点で痛みを評価することで，患者さんが痛みの治療に積極的に参加しやすい状況を設定します。

がん患者と痛みの特徴とその評価

## 総合的判断

　これまでに述べたことを総合し，その患者さんがもつ，あるいは感じている痛みを理解し評価することが，痛みの治療の成功に近づく大切な一歩です。

（田巻 知宏）

## Q7 痛みの原因診断の進め方は？

回り道に思えますが，系統的な問診・診察による評価と治療の"見直し"が除痛への一番の近道です。臨床疑問に基づく原因診断のフローを推奨します。その臨床疑問とは，①「オンコロジーエマージェンシーなのでは？」，②「手ごわい痛みではないか？」，③「がん疼痛症候群のパターンでは？」，④「鎮痛薬の使い方が原因？」，⑤「トータルペイン，身体以外の痛みかもしれない？」の5つで，具体的な進め方や視点を以下の「その1」～「その7」で解説します。

### その1　原因診断の必要性と実行可能性

- 進行がん患者さんの疼痛に対して，原因推定なしでの鎮痛治療は「危険な賭け」になりがちです。臨床のピットフォールとして，鎮痛治療で予後を縮めたり，QOL 低下を来すケースが多く経験されるからです。
- 患者さんの病状や医療環境が CT や MRI などの精密検査を許さないケースは多いのですが，ロバート・トワイクロス先生が言われるように「丁寧な問診・診察が診断に必要なほぼすべて」です。予後が短いからこそ，精密検査ができないからこそ系統的な問診をしましょう。

### その2　問診系統化のススメ

- 患者さんに会ってから考える，ではなく，会う前に「何をどういう順番で尋ねるか」を決めておくことを推奨します。系統的な問診メソッドの一例として，筆者らの緩和チームがカナダ VIHA（バンクーバー

島ヘルスオーソリティ）ガイドラインを参考に作成し，実地診療で使用しているものを**表1**に示します。

・同メソッドは，英単語のイニシャルによる記憶法（ニーモニック）ではOPQRSTUV の 7 項目で示されます。その長所の一つは，最初の 2 つ

**表1　中京病院緩和ケアチームの系統的聞き取りメソッド**

| 聞き取る内容 | サンプルフレーズ | 獲得できる情報とねらい |
|---|---|---|
| 発症状況ときっかけ（<u>O</u>nset） | いつから痛むんですか？いきなり？ 徐々に？痛む契機はありました？ | 突然の発症であれば緊急病態の発見につながり，動作や飲食などのきっかけは病態推定につながる |
| 緩和と増悪因子，パターン（<u>P</u>alliative/<u>P</u>rovoke/<u>P</u>attern） | 楽になるのはどういうとき？悪化はどういうとき？1 日の増減パターンは？ | ・緩和/増悪因子から原因を推定できることがある（例：動作時，飲食，排泄時）<br>・パターンの情報でオピオイド治療の最適化を図る |
| 性質（<u>Q</u>uality） | どんな感じの痛み？鈍い？ ズキっと？ビリビリ？こむら返りみたい？ | 体性痛/内臓痛/神経障害性/攣縮性などの区別 |
| 場所（<u>R</u>egion） | どこが痛むの？いままでと同じ？違う場所？ご自分で触ってください | ・デルマトームと内臓関連痛による原因臓器推定<br>・疼痛症候群による原因推定<br>・新しい場所の痛みは新規の病態と推定できる |
| 強度（<u>S</u>everity） | 想像し得る最悪が 10，無痛が 0 とすれば何点ですか？<br><br>軽い，中等度，強いのうちどれでしょうか？ | ・強度の変動パターンでフレアかブレイクスルーペインかがわかり，徐放製剤の是非を判断できる |
| 治療内容（<u>T</u>reatment） | 現在までの痛み止めや治療の効果は？（少しは効く？　全然効かない？） | 鎮痛薬の方針を検討（増量，変更，追加） |
| 理解と障害度（<u>U</u>nderstand/<u>U</u>ndermine） | 何が原因だと思う？何かできなくなったことは？（例：痛くて眠れない，歩けない，楽しめない） | ・誤解（心理的な難治因子になりやすい）の早期発見<br>・次の "V" での ADL 改善の目標設定に有用 |
| 治療の意味・目標設定（<u>V</u>alue） | まずは最初の目標を立てましょう（例：睡眠の長さと質を改善，レスキューの使いこなしでADL 向上） | 患者や家族の治療満足度の向上に有用（例：医療者の評価と患者の思いのズレを発見できる） |

〔中京病院症状コントロールガイド（http://chukyo-hosp.sakura.ne.jp/kanwa/）より改変〕

（O と P）の重要性が高いことです。つまり患者さんの状況により時間がとれない場合，例えば会話が困難な強い症状や傾眠傾向がみられる場合などに最初の2つで打ち切っても，最低限の聞き取りができます。

・このような系統的な問診を行うことで，現場の臨床判断だけでなく，その後のカンファレンスや専門家コンサルテーションの有用性が非常に高くなります。

### その3　その痛みは，緊急病態（オンコロジーエマージェンシー）かも？

・表1の系統的な問診で最初の"O（発症状況，契機）"が重要であるのは，「何分何秒とわかるくらい急に出現した激痛」と「過去に経験なし」という聞き取りから，エマージェンシーを素早く絞り込めるからです。

・熟練した医療者であっても，エマージェンシーは「念頭にないと見逃し」になりがちです。表2は『診断戦略 診断力向上のためのアートとサイエンス』（志水太郎 著，医学書院，2014）を参考に作成しました。

・「末期ではエマージェンシーを見つけても仕方ないのでは？」という意見もあります。しかし，残された時間が短い場合でも原因を明らかにすることで，しばしば病態アプローチ（例えば，胃穿孔激痛に対する胃管留置と絶飲食/PPI静注）が可能になることが経験されるからです。

### その4　見分けよう，5パターンの手強い痛み

・「5つの手ごわい痛み」を表3に示します。これらは最初からパターン認識しましょう。それにより専門家への早期コンサルテーションを含め，原因診断に基づく最適な治療計画を立てることが可能となり，患者さん・ご家族に寄与できる可能性が大きくなります。

・この5パターンについては，最初から「手強い痛み」と認識してください。したがって，多職種（整形外科，リハビリテーションスタッフ，感染症内科，緩和ケア科やペインクリニックの専門家など）のカンファレンスによる治療計画を推奨します。「様子見（Wait-and-See Approach）」は禁句です。

がん患者と痛みの特徴とその評価

**表2　突発した激痛の鑑別疾患**

| エマージェンスの原因病態 | 突発激痛を起こす代表的な疾患名 |
|---|---|
| 裂ける・ちぎれる | 骨折，動脈解離，神経引き抜き |
| 捻じれる | 消化管や卵管の捻転 |
| 破裂する | ・腫瘍内の血管破たん（出血性の激痛）<br>・ヘルニア性の疼痛 |
| 詰まる | 血管・胆管膵管・腸管・脊髄管など管腔構造はすべて閉塞による激痛を起こす。尿道カテーテルなどチューブの閉塞も同様 |
| 穿孔・穿通 | 消化管の穿孔（腹腔内へ穿破）・穿通（後腹膜へ穿破） |
| 感染 | 急性発症の感染症，または膿瘍形成による感染 |
| 虚血 | ・周囲組織圧迫（NSAIDs やステロイドにより発赤や発熱がマスクされることに留意）<br>・血流低下による痛み（鎮痛薬が効かない） |
| 攣縮 | ・骨格筋の攣縮（胸壁では呼吸困難随伴）<br>・平滑筋の攣縮（腸管攣縮の疝痛，虚血性心疾患のような血管攣縮による虚血性疼痛） |

**表3　「手ごわい痛み」5つのパターン**

| 疼痛の原因病態 | 頻度が高いケースサンプル | 推奨される対応 |
|---|---|---|
| **#1　内圧の上昇に伴う痛み**<br>限られた体積の内圧の急激な上昇による痛み | ・頭蓋内圧亢進（脳腫瘍）<br>・腹壁伸展痛（腹水など）<br>・肝膜張症候群<br>・リンパ浮腫の急性増悪 | 可能であれば減圧（薬剤やドレナージ） |
| **#2　骨転移痛**<br>骨折・切迫骨折による不安定さ，周囲の神経損傷と筋攣縮，関連痛と生活障害 | ・荷重骨への骨転移<br>・脊椎骨の椎体症候群 | ・多職種の骨転移キャンサーボードなどで対応検討<br>・固定療法と免荷は必須<br>・対麻痺の発生防止 |
| **#3　感染に伴う疼痛**<br>炎症と浮腫による神経など周囲組織の刺激 | ・頭頸部がんの急激な腫脹と疼痛悪化<br>・腸腰筋や骨盤底の膿瘍<br>・リンパ浮腫や皮膚腫瘍の二次感染 | 原因菌を想定した抗菌治療，できればドレナージによる排膿 |
| **#4　虚血性の痛み** | ・凝固亢進による動脈閉塞 | できれば原因治療，塩酸ケタミンや局所麻酔薬（ブロックと局所投与）も検討 |
| **#5　腫瘍が複数神経を巻き込んだ痛み** | ・腕神経叢（パンコースト），骨盤神経叢など<br>・胸壁・壁側胸膜への広範浸潤 | ・鎮痛補助薬<br>・高用量オピオイド<br>・メサドンを早めに導入<br>・脊髄鎮痛などはペイン専門医へ早期にコンサルト |

**その5** 一発診断！　とても役に立つ概念＝「がん疼痛症候群」

・症候群，syndrome は "constellation of symptoms and signs"（症状と所見の組み合わせ）と定義されます。何が起きているかがわかり対応を考えることに結び付けられるツールといえます。

・『がんの痛みからの解放 第2版』（武田文和 訳，金原出版，1996）では「痛みの原因（Cause of Pain）」の項に表が収載されていますが，筆者らの経験を合わせて**表4**の通りまとめました。

**その6** 鎮痛の標準治療に合致しているか？

・痛みがとれないのは，鎮痛薬の使い方に問題があることも多いです。WHO方式がん疼痛治療法（WHOガイドライン）によるチェックを推奨します。

　□ 鎮痛薬のクラスが痛み強度に「釣り合っていない」
　□ 投与経路が最適ではない
　□ 効いているが，量が足りない
　□ 効果が切れる時間帯ができている
　□ 副作用対策が不十分 and/or 説明が不十分

**その7** 身体以外の痛みではないか？（トータルペインとしての解釈が必要）

・身体疼痛として診断努力を尽くしても，以下のパターンの可能性が残ることがあります。時には医師よりも，訓練を積んだ他職種（看護師，臨床心理士，ケースワーカー，宗教家など）の対応がより良い治療結果をもたらすことに留意ください。

　□ 精神的な痛みがあり，感情(不安・恐怖)で痛みが増幅されている可能性（例：せん妄による不安・混乱が，オピオイド治療に悪循環をもたらしている）
　□ 社会的な痛みが鎮痛治療の満足度を下げている可能性（例：痛みがとれても歩けず，みんなの厄介者になった，仕事に復帰できそうもない）
　□ 精神的な苦悩を痛みとして表現している可能性（例：期待していた人生の喪失感を痛みとして表現）

（吉本 鉄介）

がん患者と痛みの特徴とその評価

**表4　がん疼痛症候群の概念一覧**

| 痛みの主な部位 | がん疼痛症候群 | 診断における注意点 |
|---|---|---|
| 頭部 | 頭蓋底症候群：脳神経が頭蓋底を通る孔への転移・浸潤で起きる。麻痺と神経障害性疼痛がみられる | ・障害される部位により5つのパターンがある<br>・麻痺と痛みが同時発生でない事も多い |
| | 環軸椎症候群 | 頸椎1〜2番転移や神経根刺激で後頭部が痛み，嚥下や頸部伸展で悪化 |
| | がん性髄膜炎の痛み症候群 | 髄膜刺激（うなじ，肩），脳圧亢進，脊髄が3徴候：腰背部痛もまれでないこと（約30％）に注意 |
| 頭部・顔面 | 頸神経叢症候群 | 難治で原因不明の耳痛に注意 |
| | パンコースト症候群 | 右肺尖肺がんによる右顔面痛が起こり得る |
| 上腕・肩 | （悪性）腕神経叢症候群 | 上部浸潤パターン（頭頸部がん）は肩甲骨から下部浸潤パターン（肺尖部がん）は小指側上腕から痛みが始まる |
| | 上縦隔症候群 | 頸部食道がん，上縦隔リンパ腫は肩痛を起こす（上大静脈や気管圧迫発生前に診断を） |
| 胸郭 | （悪性）肋骨骨折症候群 | ・上腹部のこともある<br>・呼吸困難と恐怖を伴うことが多い<br>・肋間筋攣縮との鑑別を要す |
| 後頭部〜臀部の脊椎関連の痛み | ・椎体症候群：<br>　C1-2症候群（後頭部）<br>　C7-TH1症候群（背部）<br>　TH12-L1症候群（腰部）<br>　仙骨症候群（臀部）<br>・骨髄転移症候群 | ・転移・骨折部位とは痛む部位が数椎体ずれるため，高位診断が遅れがち<br>・力学的に弱い部位であり，良性疼痛とオーバーラップすることがまれでない<br>・骨髄転移はCTでは診断できない |
| 腹部 | 肝拡張症候群 | 肝被膜伸展の痛みで悪心・嘔吐を伴うことが多い |
| | 後腹膜中心線症候群（膵臓，後腹膜腫瘍） | 腹腔神経叢の浸潤で難治性の疼痛になりやすい |
| | 便秘性の腹痛症候群 | オピオイド増量と腹痛悪化の悪循環に注意 |
| 臀部・会陰 | ・悪性馬尾症候群<br>・悪性梨状筋症候群<br>・悪性腰神経叢症候群/腸腰筋症候群<br>・骨盤底腫瘍の悪性会陰痛 | ・仙椎症候群と馬尾症候群は麻痺の有無で鑑別<br>・腸腰筋症候群は，大腰筋と腸骨筋のどちらがメイン病巣かで病像が違う |

（武田文和 訳：がんの痛みからの解放 第2版，金原出版，1996 より改変）

# Q8 オピオイドとは？

**A**

オピオイド受容体に結合する物質（リガンド）をオピオイドと呼びます。したがって，オピオイドにはモルヒネ，フェンタニル，オキシコドン，メサドンなどの医療用麻薬のほか，β-エンドルフィン，エンケファリン，ダイノルフィンなどの内因性ペプチド，ペンタゾシンやブプレノルフィンのような麻薬拮抗性鎮痛薬，エプタゾシン，トラマドールなどの未規制鎮痛薬，さらに麻薬拮抗薬であるナロキソンやレバロルファンも含まれます。

## オピオイドの定義

　元来アヘンから得られたモルヒネ，コデインなどのアルカロイドおよびその誘導体をオピエート（opiate）と呼び，1970年代前半にはこれらが結合する受容体も発見され，オピエート受容体と命名されました。一方，生体内にオピエート受容体に結合するモルヒネ様物質（麻薬拮抗薬で消失する鎮痛作用を示す物質）の存在が明らかになり，1970年代にβ-エンドルフィン，エンケファリン，ダイノルフィンなどが次々と発見されました。さらに，1990年代後半にはエンドモルフィンⅠとエンドモルフィンⅡも発見されています。

　「オピエート」という用語はアヘン由来のものを指しますので，これらの内因性ペプチド（モルヒネ様物質）はオピエートに含まれません。ところが，これらの内因性ペプチドはオピエート受容体に結合してモルヒネ様の薬理作用を発現します。つまり，オピエートでないものがオピエート受容体に結合してモルヒネ様作用を示し，この用語に矛盾が生じ

るようになりました。

　そこで，内因性ペプチド，天然アルカロイド，合成物質などのモルヒネ様作用をもつもの，およびそれらの拮抗薬も含めてオピオイド（opioid）と呼び，これらが結合する受容体をオピオイド受容体（opioid receptor）と呼ぶことが国際麻薬研究会議（INRC）で決定されました。そして現在，このオピオイドおよびオピオイド受容体という用語が広く用いられるようになっています[1]。

## オピオイドと麻薬

　医療従事者が捉えている麻薬（narcotics）とは，オピオイドに含まれる麻薬性鎮痛薬（モルヒネ，フェンタニル，オキシコドン，メサドン，タペンタドール，ヒドロモルフォン，ペチジンなど）や麻薬性鎮咳薬（コデイン，ジヒドロコデイン）を指します。ところが，麻薬及び向精神薬取締法（麻向法）においては，医療用麻薬以外にコカイン，幻覚発現薬，さらに一部の危険ドラッグ（指定薬物）なども麻薬に指定されており（図），このうち医療用麻薬以外は，オピオイド受容体に結合しないことからオピオイドとはいえません。

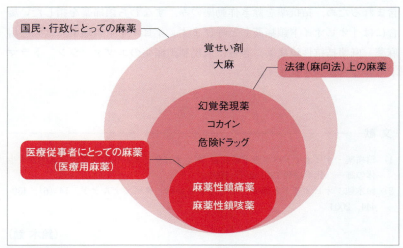

図　麻薬の捉え方の相違

また，一般の方々の約 20％は覚せい剤や大麻なども麻薬として捉えています。したがって，麻薬は本来の意味からかけ離れ，オピオイドのみならず，覚せい剤や大麻までをも含む依存性薬物全体を指すようになり，国民の 20 〜 50％が，医療用麻薬も大変危険な依存性薬物であり，その使用により中毒，さらには廃人になってしまうと誤解しています[2]。

## オピオイドと医療用麻薬の違い

　がん疼痛治療には医療用麻薬（麻薬性鎮痛薬）としてモルヒネだけでなく，合成麻薬であるフェンタニル，メサドン，タペンタドールやヒドロモルフォン，テバインから合成されるオキシコドンが使用されていますが，これらは麻向法で麻薬として規制されています。

　一方，オピオイドには医療用麻薬のほか，向精神薬第 2 種として規制されているペンタゾシンやブプレノルフィンのような麻薬拮抗性鎮痛薬に加え，これらの規制を全く受けていないエプタゾシン，トラマドールなどがあります。さらに，麻薬拮抗薬であるナロキソンやレバロルファンも含まれます。すなわち，オピオイド受容体に結合する物質（リガンド）がオピオイドと定められています。

　オピオイドには作動薬（アゴニスト）と拮抗薬（アンタゴニスト）が含まれるため，拮抗薬を除き作動薬のみ，すなわち鎮痛薬を指したい場合には「オピオイド鎮痛薬」と呼びます。オピオイド鎮痛薬には医療用麻薬，麻薬拮抗性鎮痛薬，さらに未規制鎮痛薬のエプタゾシン，トラマドールなどが含まれます。

## 文 献

1) 鎮痛薬・オピオイドペプチド研究会 編：オピオイド―化学物質が解き明かす生体の謎―. 化学増刊 120, 2-7, 1991
2) 鈴木勉：オピオイドと麻薬, そして覚せい剤. ターミナルケア, 14 (6), 439-444, 2004

（鈴木 勉）

# Q9

## オピオイド受容体と
## その下流シグナルの特徴は？

**A**

オピオイド受容体はGタンパク質共役型受容体に分類され，そのレセプタータイプとしては，μ，δ，κオピオイド受容体が知られています。オピオイド受容体シグナルは，Giタンパク質を介した反応が一般的ですが，リガンド（薬）が異なると，同一の受容体においても下流に存在するシグナル伝達分子の活性化に多様性が生じることがわかってきました。このようなリガンド特異性によって，オピオイドスイッチングやオピオイドのコンビネーションの有用性が理解されていくものと考えられます。

## オピオイドレセプタータイプの種類と
## 細胞内シグナル伝達機構

　オピオイド受容体のレセプタータイプは，μ，δ，κオピオイド受容体の3種類が知られています。脳内における各オピオイド受容体の分布ならびに発現量はそれぞれ異なっており，その多様さゆえに，オピオイドは生体内においてさまざまな生理反応に関わっていると考えられています。また，μ，δ，κオピオイド受容体はいずれも鎮痛作用に関与していますが，強力な鎮痛作用発現にはμオピオイド受容体が重要であると考えられています。実際，臨床で使用されているオピオイド鎮痛薬のほとんどがμオピオイド受容体作動薬であるという事実が，何よりもμオピオイド受容体の重要性を示唆しています。

　μ，δ，κのいずれのオピオイド受容体もGタンパク質共役型受容体

（G-protein coupled receptor；GPCR）に分類されます。その構造は，細胞膜を7回貫く形態をとっており，細胞膜の内側には，下流の細胞内情報伝達を担う $\alpha$，$\beta$，$\gamma$ の3つのサブユニットで構成される三量体Gタンパク質が存在します。

オピオイド受容体を介したシグナルは，主として抑制性Gタンパク質（Gi）を介してアデニル酸シクラーゼを抑制，さらにはcAMP/PKAシグナルを抑制することにより，$K^+$チャネルの活性化ならびに $Ca^{2+}$ チャネルの抑制を引き起こし，さまざまな生理反応を発現することが知られています。

一方，同じ受容体に作用する個々のリガンドは作用の強弱や作用時間において多種多様な差異が存在する，という仮説があります。実際に，「$\mu$ オピオイド受容体作動薬」というカテゴリーのなかでも，モルヒネ，フェンタニル，オキシコドンは，鎮痛用量に対する便秘，悪心，呼吸抑制などを発現する用量換算比も異なることが知られています[1]。こうした個々の薬剤固有の「リガンド-受容体相互作用」を説明する学説として近年，「ligand-biased efficacy」説が提唱されています。

## ■ オピオイド受容体の「ligand-biased efficacy」説

これまでのリガンド-受容体の応答性は，「鍵と鍵穴」で表されるような一対一対応の単純な形で説明されてきました。しかしながら，このような従来の理論では，個々のオピオイドが有している多彩な生理応答を説明することは極めて困難です。特に臨床上のオピオイドスイッチングを説明するには，これまでの学説では矛盾が多く，また個々の医療用麻薬は，そのすべてが $\mu$ オピオイド受容体に対して高い結合親和性を有しているため，区別することができません。

そこで登場したのが，「オピオイド受容体のようなGPCRは，異なった数種類の細胞内シグナル因子と相互作用を示す能力を有する」という概念を応用した「ligand-biased efficacy」という学説です。

最近の研究成果により，オピオイド受容体シグナルは，Giタンパク質を介した反応に留まらず，$\beta$-アレスチンや $G\beta\gamma$ タンパク質などの異なるメッセンジャーをそれぞれ介した複雑なシグナル応答を有すること

# オピオイドの薬理学

**Q9** オピオイド受容体とその下流シグナルの特徴は？

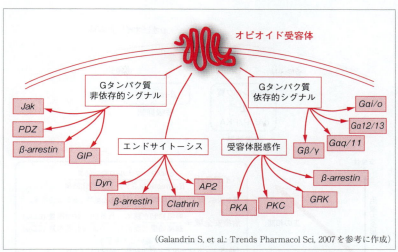

図1 「Ligand-biased efficacy」説に呼応したオピオイド受容体の多機能性

が明らかにされています[2]（図1）。すなわち、個々のリガンド/薬は、μオピオイド受容体に対して三次元的な結合様式が異なり、それぞれのリガンドに特有の「受容体のひずみ」を誘導し、それぞれ異なる細胞内シグナル伝達経路を活性化するという考え方です。2012年にX線結晶構造解析により、μ、δならびにκオピオイド受容体の三次元構造が明らかとなり、リガンド応答後のコンフォメーション変化を推定することが可能となりました[3-5]。こうした研究成果が次々と報告されることで、この学説は多くの研究者の支持を得ることとなりました。

## 「ligand-biased efficacy」説に基づいた各種オピオイド鎮痛薬の個別化

このように「ligand-biased efficacy」説では、オピオイド受容体がリガンドの違いによって、受容体をそれぞれ異なる三次元構造に変化させ、リガンド固有の異なる細胞内シグナル伝達経路の活性化を生み出す可能性を提唱しています。実際に近年の研究報告から、μオピオイド受容体作動薬のGiタンパク質を介したcAMP/PKAシグナルの抑制反応と

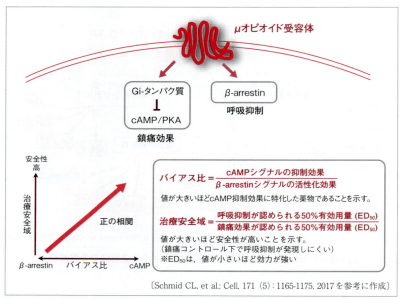

図2 μオピオイド受容体のシグナルバイアス比と治療安全域の関連性

　β-arrestinを介したシグナルの活性化反応の比（バイアス比）は，治療安全域（呼吸抑制が認められる50％有効用量／鎮痛効果が認められる50％有効用量）と正の相関が認められることが示唆されています[6]（図2）。こうした背景から現在，μオピオイド受容体のGタンパク質バイアスリガンド製剤の研究開発が世界的に進められています[7]。したがって，臨床で用いられているオピオイド鎮痛薬が，将来的には，単純に"μオピオイド受容体作動薬"としてカテゴリー分類されるだけでなく，各薬物が活性化する細胞内シグナル伝達経路（Giタンパク質，β-arrestinなど）に依存した"細分類化"が行われることも考えられます。

## おわりに

　以上のように，個々のオピオイド受容体の特徴を理解するためには，リガンドと受容体の立体構造から考えられる結合サイトやその結合力を理解し，さらには下流シグナルに及ぼす影響を把握することが重要と

なっていくと考えられます。このような結晶解析学および分子薬理学的な視点から，オピオイド受容体のコンフォメーションやシグナル活性を科学的に理解することは，緩和医療領域において，レスキュー薬やオピオイドスイッチング，あるいはオピオイドのコンビネーションの有用性を考えるうえで，非常に重要なアプローチとなっていくと考えられます。

### 文献

1) Nakamura A, et al.: Distinct relations among plasma concentrations required for different pharmacological effects in oxycodone, morphine, and fentanyl. J Pain Palliat Care Pharmacother, 25 (4)：318-334, 2011

2) Galandrin S, et al.: The evasive nature of drug efficacy：implications for drug discovery. Trends Pharmacol Sci, 28 (8)：423-430, 2007

3) Manglik A, et al.: Crystal structure of the μ-opioid receptor bound to a morphinan antagonist. Nature, 485 (7398)：321-326, 2012

4) Granier S, et al.: Structure of the δ-opioid receptor bound to naltrindole. Nature, 485 (7398)：400-404, 2012

5) Wu H, et al.: Structure of the human kappa-opioid receptor in complex with JDTic. Nature, 485 (7398)：327-332, 2012

6) Schmid CL, et al.: Bias factor and therapeutic window correlate to predict safer opioid analgesics. Cell, 171 (5)：1165-1175, 2017

7) DeWire SM, et al.: A G protein-biased ligand at the μ-opioid receptor is potently analgesic with reduced gastrointestinal and respiratory dysfunction compared with morphine. J Pharmacol Exp Ther, 344 (3)：708-717, 2013

(濱田 祐輔，成田 年)

## Q10 オピオイドの薬理作用とは？

**A**

オピオイドは，Giタンパク質共役型受容体であるオピオイド受容体に結合し，神経細胞の過分極や平滑筋細胞の収縮などを引き起こします。オピオイド受容体は$\mu$，$\delta$，$\kappa$受容体の3つのタイプに分類され，受容体の生体内あるいは細胞内局在の組み合わせにより多彩な生理作用を発揮します。

オピオイドの主要な作用点である$\mu$オピオイド受容体を介した代表的な生理作用として，疼痛制御，報酬効果発現のほか，便秘や吐き気といった消化管運動調節などが挙げられます。

### オピオイドの薬理作用って何だろう？

2019年現在，医療用麻薬である，オピオイド鎮痛薬としてはモルヒネ，フェンタニル，オキシコドンのスタンダードな薬剤に，メサドン，ヒドロモルフォン，タペンタドールを加えた6種類の強オピオイドが使用されています。

オピオイド鎮痛薬は，主としてがん疼痛緩和などに用いられ，オピオイド受容体作動薬のなかでも臨床試験において安全性と有効性が確認できている薬剤です。オピオイド鎮痛薬を使用した場合は，主作用として強力な鎮痛効果が認められ，副作用として便秘や吐き気，せん妄などが引き起こされるものの，安全域は広く，呼吸抑制などの重篤な症状を引き起こすには，鎮痛用量の300倍近い用量が必要であると考えられています。

# オピオイドの薬理学

## Q10 オピオイドの薬理作用とは？

オピオイドのなかでもオピオイド鎮痛薬の主な薬理作用は，μオピオイド受容体を介した細胞内応答と受容体の局在により決定されます。μオピオイド受容体作動薬は，多彩な生体機能の組み合わせにより，さまざまな薬理作用を発揮します。

### オピオイド鎮痛薬による鎮痛作用の発現機序（図）

モルヒネを代表とするオピオイド鎮痛薬の特徴的な薬理作用として，強力な鎮痛作用が挙げられます。μオピオイド受容体作動薬の鎮痛作用には，大きく分けて以下のメカニズムがあります。

#### 1 脳内のμオピオイド受容体を介した作用

モルヒネを代表とするオピオイド鎮痛薬は，中脳水道周囲灰白質，大

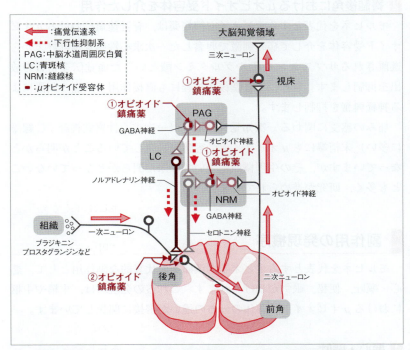

図　モルヒネを代表とするオピオイド鎮痛薬（μオピオイド受容体作動薬）による鎮痛作用発現機構

47

縫線核や青斑核に局在する $\mu$ オピオイド受容体に作用します。

$\mu$ オピオイド受容体は抑制性の GABA 作動性神経上に局在しており，$\mu$ オピオイド受容体作動薬により，GABA 作動性神経は抑制されます。その結果，GABA 作動性神経の脱抑制（抑制性神経が抑制されること）により，大縫線核や青斑核のセロトニンあるいはノルアドレナリン神経がそれぞれ興奮し，下行性疼痛抑制経路の賦活化が引き起こされます。

これらの下行性のセロトニン/ノルアドレナリン神経が活性化すると，脊髄内において一次求心性感覚神経と脊髄後角神経の活性を抑制し，その結果，上行性の痛覚伝達を遮断します。また，痛覚伝達に関わる脳領域として，視床や大脳皮質にも $\mu$ オピオイド受容体が分布しており，この $\mu$ オピオイド受容体に作用することで，脊髄から上行する痛覚伝達の"最終路"を遮断します。

### 2 脊髄後角における $\mu$ オピオイド受容体を介した作用

モルヒネを代表とするオピオイド鎮痛薬は，脊髄後角における $\mu$ オピオイド受容体を介して痛み刺激で興奮した一次求心性感覚神経終末から遊離されるサブスタンス P やグルタミン酸といった痛覚伝達物質の放出を抑制します。さらに，脊髄後角神経にも直接作用し，痛み刺激による神経興奮を抑制します。

痛みの感受に関わる一次知覚神経細胞（一次求心性感覚神経：C 線維に多い）末梢端にも $\mu$ オピオイド受容体が局在していることが明らかとなっていますが，その生理機能については未だ明らかとなっていないことも多く，研究が進められています。

## 副作用の発現機序

モルヒネを代表とするオピオイド鎮痛薬の代表的な副作用として，悪心・嘔吐，便秘，眠気が挙げられます。これらの発現には，末梢や中枢における $\mu$ オピオイド受容体の分布の違いが密接に関係しています。

### 1 悪心・嘔吐

オピオイド鎮痛薬によって引き起こされる悪心・嘔吐の発生機序は明

確になっていませんが，現在までに以下の3つの機序が想定されています。

### ❶ CTZ の $D_2$ 受容体の活性化

　解剖学的に血液脳関門の機能が低下している第四脳室底部に存在する延髄最後野の化学受容器引金帯（chemoreceptor trigger zone；CTZ）には $\mu$ オピオイド受容体が高濃度で存在し，また，ドパミン含有神経細胞とその受容体が存在します。モルヒネを代表とするオピオイド鎮痛薬は，CTZ に存在する $\mu$ オピオイド受容体に結合して，ドパミン $D_2$ 受容体を間接的に活性化します。この反応が嘔吐中枢に伝わり，悪心・嘔吐を惹起します。

### ❷ ヒスタミン遊離による CTZ 刺激

　モルヒネを代表とするオピオイド鎮痛薬は，前庭器にある $\mu$ オピオイド受容体を介してヒスタミン神経を刺激し，この刺激によって遊離されたヒスタミンが CTZ を間接的に刺激し，その刺激が嘔吐中枢に伝わり，悪心・嘔吐を惹起します。

### ❸ 胃前庭部の緊張を介する CTZ 刺激

　モルヒネを代表とするオピオイド鎮痛薬は，胃の前庭部内にある末梢性 $\mu$ オピオイド受容体に作用することで，前庭部を緊張させ，胃内容物の停留を誘起し，胃内圧を増大させます。これが求心性迷走神経を介することによって CTZ を刺激し，嘔吐中枢にこの刺激が伝わって悪心・嘔吐を惹起します。

### ② 便秘

　悪心・嘔吐と並んでオピオイドの消化器に対する重要な作用は便秘です。モルヒネをはじめとするオピオイド鎮痛薬は，小腸・大腸の腸管に高濃度で存在する $\mu$ オピオイド受容体を介して，腸管神経叢におけるアセチルコリンの遊離を抑制することで，腸管壁からセロトニンを遊離させ，これにより小腸・大腸の静止期の緊張を増大させ，周期的な攣縮を引き起こすといわれています。

　しかしながら，セロトニン遊離作用に関しては確かなエビデンスに乏しく，収縮性の便秘や周期的な攣縮は，$\mu$ オピオイド受容体を介した平滑筋の直接収縮作用により引き起こされると考えられます。一方，鎮痛用量以上のモルヒネでは眠気や，さらには呼吸抑制などの作用が認めら

れます。

　末梢と中枢のμオピオイド受容体のもつ特徴をそれぞれ理解することは，オピオイド鎮痛薬を使いこなすうえで非常に重要な課題です。がん疼痛コントロールに用いられる強オピオイドによる中枢性μオピオイド受容体の活性化は，強い痛みをコントロールするためには非常に重要であると考えられます。一方，末梢のμオピオイド受容体を刺激することにより発現する便秘や吐き気などの症状は，末梢のμオピオイド受容体を遮断することで改善するものと考えられます。

## オピオイド受容体の細胞分布

　オピオイド受容体は生体内分布のみならず，細胞分布も非常にユニークであることが知られています。オピオイド受容体は，がん細胞や免疫細胞にも分布し，細胞の機能を調節します。内因性のオピオイドは，生体の恒常性の制御に関与しており，こうした恒常性の破綻が病気の発症につながると考えられます。科学の進歩とともに明らかとなっていくオピオイドの薬理作用を理解することは，医療用麻薬を用いた疼痛治療を行ううえでも非常に重要なプロセスとなります。

### 文　献

1) Brunton LL, et al. ed : Goodman and Gilman's The Pharmacological Basis of Therapeutics, 13th Edition, McGraw-Hill Education, 2018

（葛巻 直子，芝崎 真裕）

# Q11
## オピオイドの身体依存とは？

オピオイド鎮痛薬（医療用麻薬，麻薬拮抗性鎮痛薬，トラマドール）は高用量を頻回に，持続的に投与すると身体依存が形成されます。その後，これらの薬物を急激に休薬すると退薬症候が発現しますが，手術などでがん疼痛が消失してオピオイド鎮痛薬が不要になった場合には，退薬症候が発現しないように用量を徐々に減らし，最終的に中止すれば，身体依存が問題化することはありません。

## 身体依存は精神依存の後に形成

　薬物依存には精神依存と身体依存があります。依存性薬物の摂取により先に形成されるのが精神依存であり，精神依存の形成に伴って反復摂取することにより身体依存が形成されます。

　身体依存が形成されると，自然休薬か拮抗薬投与により生体内から薬物が消失することで退薬症候が発現するようになります。退薬症候は苦痛であり，この苦痛を避けるために薬物に対する渇望がさらに増強されることになり，精神依存が増強されます。WHOによる依存性薬物の分類のうち，アルコール型，バルビツール酸型（睡眠薬，抗不安薬）およびオピオイド型は，精神依存の形成に伴う反復摂取により身体依存が形成されます。しかし，常に薬に曝露されるような投与条件では，身体依存は容易に形成されます。

## 身体依存の形成と退薬症候

### 1 依存形成に関連する因子

　依存性薬物の特定の薬理作用が，ある程度以上の強さで一定期間以上

持続された場合，ヒトでも動物でも身体依存が形成されます。したがって，薬物の身体依存形成にあたっては，薬物の投与量，投与期間，投与頻度が重要な因子となり，これらの因子を十分考慮する必要があります。

　医療用麻薬が属する前述の WHO 分類のうち，オピオイド型薬物では特に，投与期間より投与頻度が身体依存形成に大きな影響を及ぼすことが指摘されているため，薬物の作用持続時間などを十分に考慮して投与頻度を決定する必要があります。一方，睡眠薬や抗不安薬などのバルビツール酸型薬物では，投与期間が特に重要な因子となります。

### 2 依存形成リスクを把握するには

　身体依存形成の有無は，慢性投与後の休薬により退薬症候が出現するか否かで初めて知ることができます。薬物の身体依存形成能の予知法としては，身体依存形成試験と交差身体依存性試験の2種類があります。

　身体依存形成試験は，非依存動物に薬物を長期間にわたり反復投与し，その後休薬を行い，退薬症候の出現の有無を調べる方法です。退薬症候の誘発は薬物投与中止による休薬で行うのが原則ですが，オピオイド型やバルビツール酸型のベンゾジアゼピン系薬物のように特異的拮抗薬が存在する場合は，拮抗薬による退薬症候誘発試験も行うことができます。

　一方，交差身体依存性試験は，あらかじめ標準薬（モルヒネやバルビタールなど）によって身体依存獲得後に休薬を行い，退薬症候の出現を確認後に被検薬物を投与して退薬症候が抑制されるか否かを調べる方法です。退薬症候が抑制されれば身体依存があると評価します。

## 疼痛下における身体依存

　鎮痛を目的としてモルヒネの投与を受けているがん患者では，身体依存は形成されるものの，その程度は薬物乱用のケースと比較して弱いと考えられます。また，モルヒネの投与を中断する場合は用量を漸減して休薬することにより，問題となるような退薬症候は観察されないことが知られています[1]（**表**）。

　筆者らは，ラットの足蹠にホルマリンかカラゲニンを投与して炎症性

オピオイドの薬理学

**表　ヒトにおけるモルヒネの退薬症候**

**第1度**
　眠気，あくび，全身違和，発汗，流涙，流涎，鼻漏，倦怠，ふるえ，不眠，食欲不振，不安など

**第2度**
　神経痛様の疼痛，原疾患の疼痛の再現，鳥肌，悪寒戦慄，嘔気，嘔吐，腹痛，下痢，筋クローヌス，皮膚の違和知覚，苦悶など

**第3度**
　もうろう感，興奮，暴発，失神，痙攣，心臓衰弱，虚脱など

薬物乱用時と異なり，がん性疼痛の患者が医療用麻薬の投与を中断しても，違和感，発汗，流涙が1度からせいぜい2度止まりで軽微なものが多い

〔「麻薬中毒者又はその疑いのある者についての精神衛生鑑定医の行なう診断の方法及び基準について」，
厚生省薬務局長通知（薬発第526号），昭和38年10月5日 より引用〕

疼痛モデルを作製しました。

　投与後1日目をピークとする痛覚閾値の低下が認められ，この低下が10日間ほど持続するので，この間にモルヒネの身体依存を検討しました。モルヒネ混入飼料（0.5 mg/g of food）を1週間摂取させ，その後に普通飼料に置き換えること（自然休薬）により，退薬症候（体重減少，下痢，被刺激性亢進など）が観察できます。その結果，慢性疼痛下ではモルヒネの退薬症候が非疼痛下に比較し，有意に抑制されました[2]。

　しかし，慢性疼痛下では退薬症候が全く観察されないというわけではありません。そこで，動物実験でも臨床と同様に漸減法を行い退薬症候を観察したところ，非疼痛下では弱い退薬症候が観察されましたが，慢性疼痛下では全く退薬症候が観察できませんでした。このことから，がん疼痛下ではモルヒネ乱用時の身体依存よりも弱い身体依存しか形成されないものと考えられ，さらに，モルヒネの慢性投与後，モルヒネの投与を中止する場合には漸減法が非常に有用と考えられます。

**文　献**

1）福井進：がん疼痛緩和と医療用麻薬の適正使用推進のための講習会，1999
2）鈴木勉：疼痛下におけるモルヒネの依存性．がん患者と対症療法，8, 59-62, 1997

（鈴木　勉）

## Q12
## オピオイドの精神依存とは？

### A

痛みのない人が医療用麻薬を使用した場合，容易に精神依存を形成し，薬物に対する強力な渇望を示すようになります。しかし，がん疼痛治療を目的に医療用麻薬を適切に使用した場合には精神依存が発現しません。

精神依存の発現には中脳辺縁ドパミン神経系の活性化，すなわち投射先である側坐核におけるドパミン遊離が深く関わっています。炎症性疼痛下では側坐核のκ神経系の亢進，神経障害性疼痛下では中脳辺縁ドパミン神経系の起始核である腹側被蓋野におけるμ受容体の機能低下により，中脳辺縁ドパミン神経系の活性化が抑制され，精神依存の発現が抑えられます。

## モルヒネの精神依存とμ受容体

依存性薬物を摂取すると多幸感や活力の亢進などが誘発され，再び薬物を摂取したいという強迫的欲求，すなわち渇望（craving）が起きます。これを精神依存と呼びます。

モルヒネなどによる強化効果や報酬効果は精神依存と深く関連しており，この強い報酬効果はμ受容体拮抗薬により拮抗されます。さらには，μ受容体遺伝子欠損マウスにおいてモルヒネによる報酬効果は観察されないことから，μ受容体がモルヒネの精神依存の発現に必須であることが明らかにされています。筆者らは，μ受容体サブタイプのμ$_1$受容体が遺伝的に欠損しているCXBKマウスではモルヒネの報酬効果が発現することから，μ$_2$受容体が精神依存の発現に重要な役割を果たしている

ことを明らかにしました。

## 精神依存と中脳辺縁ドパミン神経系

　精神依存の発現には，腹側被蓋野から側坐核に投射している中脳辺縁ドパミン神経系が関与しています。モルヒネは，腹側被蓋野に介在ニューロンとして存在している抑制性γ-アミノ酪酸（GABA）神経上に高密度に分布するμ受容体を介し，GABA神経を抑制して，中脳辺縁ドパミン神経系の活性化を引き起こします。活性化された中脳辺縁ドパミン神経系は，その投射先である側坐核からドパミンの著明な遊離を引き起こし，これがモルヒネの精神依存の引き金になっていると考えられています[2]（図）。

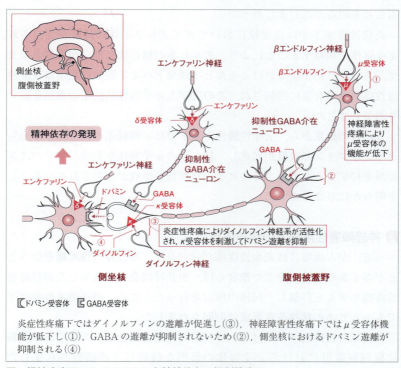

図　慢性疼痛下におけるモルヒネ精神依存の抑制機序

一方，κ受容体は主に側坐核に高密度に分布し，その刺激により側坐核からのドパミン遊離を抑制して嫌悪効果を示します。また，κ受容体の刺激はモルヒネなどのμ受容体活性化による側坐核からのドパミン遊離を抑制することが明らかにされています。この機構によって，中脳辺縁ドパミン神経系を活性化するモルヒネのようなμ受容体作動薬による精神依存が，κ受容体刺激により抑制されるものと考えられています[2]（図）。

## 疼痛下におけるモルヒネの精神依存

### 1 炎症性慢性疼痛下の精神依存

　がん疼痛治療にモルヒネを使用しても精神依存はほとんど問題にならないことが，長年の臨床経験から明らかにされています。筆者らは炎症性慢性疼痛モデル動物において，モルヒネの精神依存が著明に抑制されることを明らかにしました[1]。

　炎症性疼痛下では側坐核においてダイノルフィンの遊離が促進され，κ受容体を刺激することにより，モルヒネの精神依存形成が抑制されます。さらに，側坐核におけるモルヒネ誘発ドパミン遊離の亢進は炎症性慢性疼痛下で有意に抑制され，この抑制もκ受容体拮抗薬の前処置により消失しました。

　これらの結果から，炎症性慢性疼痛下ではκ神経系の亢進，すなわちダイノルフィンの遊離が亢進し，側坐核のκ受容体を刺激してドパミン遊離を抑制するために，モルヒネの精神依存形成が抑制されていることを明らかにしました[2]。

### 2 神経障害性疼痛下の精神依存

　一方，がん疼痛には炎症性疼痛だけでなく，神経障害性疼痛を伴うことが多くあります。そこで筆者らは，坐骨神経を部分結紮した神経障害性疼痛モデルを作製し，同様の検討を行ったところ，神経障害性疼痛下でもモルヒネの精神依存形成は抑制されました。

　神経障害性疼痛下におけるκ神経系の亢進は部分的なものであり，特に腹側被蓋野におけるμ受容体の著明な機能低下が観察されました。したがって，神経障害性疼痛下では，主にモルヒネの精神依存発現に重

要な役割を果たしている中脳辺縁ドパミン神経系の起始核である腹側被蓋野における$\mu$受容体の著明な機能低下により，側坐核でのドパミン遊離が抑制され，モルヒネの精神依存形成が抑制されるものと考えられます[3,4]。

　これらの結果から，医療用麻薬は，がん疼痛治療に適切に用いられれば精神依存や薬の不正使用につながることはないことが証明されました。

### 文 献

1) Suzuki T, et al.: Formalin-and Carrageenan-induced inflammation attenuates place preferences produced by morphine, methamphetamine and cocaine. Life Sci, 59 (19)：1667-1674, 1996
2) Narita M, et al.: Direct evidence for the involvement of the mesolimbic $\kappa$-opioid system in the morphine-induced rewarding effect under an inflammatory pain-like state. Neuropsychopharmacology, 30 (1)：111-118, 2005
3) Ozaki S, et al.: Suppression of the morphine-induced rewarding effect in the rat with neuropathic pain：Implication of the reduction in $\mu$-opioid receptor functions in the ventral tegmental area. J Neurochem, 82 (5)：1192-1198, 2002

（鈴木 勉）

## Q13
## オピオイドの鎮痛耐性とは？

**A**

臨床において，オピオイドが疼痛の軽減のために適切に使用された場合，鎮痛耐性は形成されにくいと考えられています。しかしながら，がんの進行に伴う痛みの増強により，これまで用いてきた薬物ならびに用量では十分な鎮痛が得られない場合があり，そのような状態では，実はオピオイドそのものの薬効が低下している可能性（鎮痛耐性）も想定されます。

近年，がん性疼痛治療に対するオピオイドの選択肢は増えてきています。各オピオイドの薬理学的および薬物動態学的プロファイルはさまざまであり，それぞれの鎮痛効果ならびに鎮痛耐性に関するプロファイルをしっかり理解したうえで，タイトレーションやスイッチングを行い，患者 QOL の向上を目指す必要があります。

### オピオイドの多様性と鎮痛耐性

オピオイドの鎮痛耐性とは，がん自体の増大や神経組織への侵襲に伴う痛みの増大にかかわらず，初期に投与されていた薬物の用量で得られていた鎮痛効果が，薬物の処置により低下し，より多くの用量が必要となっている身体の生理的順応状態のことです。

オピオイドが作用する受容体には，$\mu$，$\delta$，$\kappa$ の3種類のタイプが存在し，現在，すべての強オピオイド作動薬は主に $\mu$ オピオイド受容体を刺激することにより，非常に強い鎮痛作用を示します。この $\mu$ オピオイド受容体は，脳に広く分布するだけでなく，脊髄および末梢神経系にも存

在し，刺激に伴う細胞内シグナルもさまざまな調節を受けます。さらに，各オピオイド鎮痛薬の薬物動態の違いもあり，オピオイド鎮痛耐性に関しては，これまでに多くの機序が提唱されてきました。

## ■ オピオイド作動薬のメカニズムと鎮痛耐性

### 1 モルヒネとフェンタニルの違い

　前述したように，オピオイド鎮痛薬の第一のターゲットはμオピオイド受容体です。μオピオイド受容体は，7回膜貫通構造をもつGタンパク質共役型受容体の一つであり，その耐性機構を議論するときにはGi-タンパク質の活性化と，それに連動するアデニル酸シクラーゼ活性の抑制を伴う細胞内シグナル伝達の理解が重要であると考えられてきました。

　しかし最近は，Q9「オピオイド受容体とその下流シグナルの特徴は？」（43頁）で説明されている通り，Gタンパク質非依存的シグナルであるβ-アレスチン経路が明らかとなり，異なる細胞内応答がそれぞれのオピオイドによって特異的に引き起こされるという「ligand-biased efficacy」仮説が受け入れられるようになり，オピオイドの鎮痛効果に対する薬理作用発現機序の概念は大きく変わってきました。特にGタンパク質経路は主に鎮痛効果に関与するとされ，一方，鎮痛耐性や副作用の多くはβ-アレスチンをリクルートすることによって発現すると報告されています。

　実際に，モルヒネとフェンタニルの分子薬理学的プロファイルは異なることが知られており，モルヒネがGタンパク質依存的経路を比較的・選択的に活性化するのに対し，フェンタニルはβ-アレスチン経路をも強力に活性化して，薬理作用を示すことが明らかになってきました。一般に，臨床において鎮痛目的でモルヒネが適切に使用されている場合は，モルヒネに対する耐性は起こりにくいとされていますが，フェンタニルは適切に使用しても，時として鎮痛作用の減弱化が早期から認められたり，いくら増量しても良好な鎮痛効果が得られないといった現象が認められていることから，β-アレスチン経路の活性化が鎮痛耐性形成に関わっている可能性が考えられます。

## 2 β-アレスチン経路の活性化

　一般に，Gタンパク質共役型受容体は，それぞれの半減期に応じたプロテアソームやリソソームにおける分解や受容体の細胞内陥入/再感作などにより，細胞膜上に一定の割合で維持されています。これまでの μ オピオイド受容体発現細胞を用いた研究から，モルヒネによっては μ オピオイド受容体を長期間刺激しても細胞内陥入/再感作の亢進は認められないが，フェンタニルにより刺激を受けると細胞内陥入が引き起こされることが明らかになっています。また，フェンタニルによるこの作用は，β-アレスチン経路の活性化により引き起こされることが示唆されています。このことから，強オピオイドによる耐性機構の機序の一つとして"β-アレスチン経路の活性化"はやはり重要であると結論付けられます。

　強オピオイドにより陥入された μ オピオイド受容体の一部は，リソソームなどにより分解を受けますが，プロテインホスファターゼ2A（PP2A）による脱リン酸化や，Rab4タンパク質（再感作を抑制的に調節しているGTP結合タンパク）の μ オピオイド受容体への結合低下によって，再び細胞膜上に移行（リサイクル）し，再度の刺激により鎮痛効果を誘引すると考えられています（図）。

　また，こういった一連の細胞内陥入/再感作過程は非常に早いことが

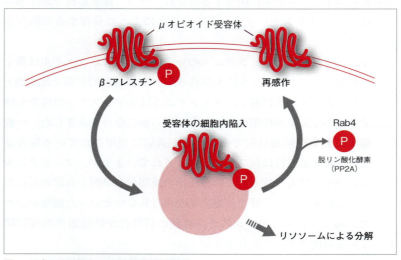

図　オピオイド投与による鎮痛耐性形成

明らかにされていますが，疼痛下では内因性オピオイドの影響により，細胞膜における μ オピオイド受容体数の低下がみられ，フェンタニル投与時は，PP2A や Rab4 に変化を来すことで再感作機構が機能低下していると推測されていますが，これが β-アレスチン経路の活性化による現象かどうかは明らかになっていません。

## 疼痛下における鎮痛耐性の形成

疼痛反応は，体の異変を伝えるアラートシステムでありながら，同時に生体へのストレスとなり，生体機能に対して著しい変化を引き起こします。このような状態は，薬物の薬理作用に対してもさまざまな影響を与えると考えられています。

疼痛コントロールにおいて，オピオイドスイッチングが時として有効なように，オピオイド鎮痛薬に対する生体応答も，痛みの変化により異なってくると考えられます。例えば，慢性疼痛モデルマウスにおいて，至適用量のフェンタニルの反復投与は鎮痛耐性を誘導するのに対し，モルヒネではこういった鎮痛耐性が引き起こされにくいことも明らかになっています。

このような疼痛下におけるフェンタニルに対する鎮痛耐性の出現は，内因性のオピオイドペプチドである β-エンドルフィンを特異的に欠損させたマウスでは認められません。また，フェンタニルによる μ オピオイド受容体の陥入/再感作は，β-エンドルフィン存在下では起きにくいことも明らかになっています。

一方で，β-エンドルフィン非存在下では，モルヒネなどによる μ オピオイド受容体の陥入は認められませんが，β-エンドルフィン存在下では，μ-オピオイド受容体の陥入/再感作が認められるようになります。このように，疼痛による生体応答がオピオイド鎮痛薬の耐性形成に影響を与えることも十分に知っておく必要があります。

## おわりに

がん性疼痛のコントロールにおける選択肢は，従来はモルヒネ，オキ

シコドンならびにフェンタニルでしたが，トラマドール，メサドン，タペンタドールならびにヒドロモルフォンの登場により，その選択肢は広がってきています。"ligand-biased efficacy" 仮説が$\mu$オピオイド受容体機構にも取り入れられ，これらの薬物の特性も明らかにされつつあります。このうちヒドロモルフォンおよびタペンタドールは，G-タンパク経路を選択的に活性化し，一方，メサドンはフェンタニルと同じように，$\beta$-アレスチン経路をも強く活性化する可能性が，先行研究で次第に明らかになってきています。さらなる研究の進展により，こうした"細分類化"が確立するものと推測されます。

　また近年，脳に分布する$\mu$オピオイド受容体に比べて，末梢神経系に存在する$\mu$オピオイド受容体への刺激のほうが，鎮痛耐性形成により強く関与していることも明らかにされてきています。こういった$\mu$オピオイド受容体の組織依存的な反応の違いや$\beta$-アレスチン経路の存在の有無・偏りによって，$\mu$オピオイド受容体ならびにオピオイド鎮痛薬の多様性が発揮される可能性があります。こうした研究が進むことによりエビデンスが得られ，それがやがて臨床還元されることによって，"疼痛コントロール"の向上が期待されます。

（森 友久，成田 年）

# Q14 オピオイドの精神依存の症状と臨床的な特徴，対応は？

## A

オピオイドの漫然使用により精神依存の状態に陥ると，患者自身も気づかないうちに多幸感が目的になりかねません。特に，自身で服薬管理できない患者ではそのリスクが高まるため，医療者は服薬管理の支援体制を整備するとともに，危険兆候がみられないか十分に注意し早期発見に努めます。

### がん患者でオピオイドの精神依存がみられる理由

　オピオイドが報酬系を賦活することで，多幸感や高揚感のほか，抗うつ作用，抗不安作用などの作用が得られます。しかし動物実験では，痛みの存在下では，この報酬系が賦活されにくいことが示されており[1]，がん患者のように強い痛みを有する患者ではオピオイド依存の可能性は低いとされています。

　一方で，がん患者におけるオピオイドの精神依存は近年，海外だけでなく本邦でも報告されています[2]。この原因としては，治療の進歩により多くのがん患者が長期生存できるようになり（全がん患者5年生存率が62.1%[3]），がん患者の痛み治療でオピオイドの使用期間が長期化していることや，その治療過程でがん患者に非がん性慢性疼痛が生じていることが考えられています。

## 精神依存の定義

　薬物依存を考えるうえで「精神依存」,「身体依存」,「耐性」,「乱用」などの関連用語の定義をしっかり理解する必要があります。薬物依存に関する主な用語を米国疼痛学会（APS），米国中毒医学会（ASAM），日本緩和医療学会で用いられている定義を中心に表1にまとめました。これによると「精神依存（psychological dependence）」は，薬物に対して抑えがたい欲求があり，有害であると認識している場合でもその薬物を強迫的に使用するか，その薬物を求めて，時に違法な行動まで起こしてしまう状態を意味しています。

　この定義に従えば，一般的にがん患者がオピオイドの治療のために定期的に服用することで精神依存となることもまれだと考えられます。臨床現場で「レスキューがないと不安」,「飲んでおかないと落ち着かない」などと訴える患者さんでは注意深く観察する必要はありますが，精神依存と判断するような状態とは異なります。

表1　薬物依存に関する主な用語

| 用語 | 定義 |
|---|---|
| 精神依存/依存・嗜癖<br>(psychological dependence/addiction) | ・一時性の慢性神経生物学的疾患。その発症と進行は，遺伝的要因，心理社会学的要因，環境的要因によって影響される<br>・以下のいずれか．または複数の特徴を有する<br>①自己制御できずに薬物を使用する<br>②症状（痛み）がないにもかかわらず強迫的に薬物を使用する<br>③有害な影響があるにもかかわらず持続して使用する<br>④薬物に対する強度の欲求がある |
| 身体依存<br>(physical dependence) | オピオイドの投与が突然中止されるか大幅に減量された場合，あるいはオピオイドの拮抗薬が投与された場合に，離脱症候群によって特徴づけられる生理学的な反応 |
| 耐　性<br>(tolerance) | 薬物の長期的な使用によって効果が弱まり，同じ効果を得るためにその薬物の増量が必要となる生理学的な状態 |
| 乱　用<br>(abuse) | 薬物を治療以外の目的で使用したり，処方された目的以外の目的でその薬物を使用すること |

American Pain Society（APS），American Academy of Pain Medicine（AAPM），American Society of Addition Medicine（ASAM），日本緩和医療学会の定義

表2　オピオイドの乱用・依存の危険因子

| | | |
|---|---|---|
| ・物質乱用の既往 | ・心理的ストレス | ・多数の物質乱用 |
| ・物質乱用の家族歴 | ・生活環境が悪い | ・オピオイドへの関心 |
| ・若年者（45歳未満） | 　（家族の支援が少ない） | ・痛みによる機能障害 |
| ・若年時の性行為依存 | ・禁煙困難 | ・痛みの過度の訴え |
| ・精神疾患 | ・物質依存やアルコール | ・原因不明の痛みの訴え |
| ・薬物使用の一般化 | 　依存のリハビリ歴 | |

（日本ペインクリニック学会非がん性慢性［疼］痛に対するオピオイド鎮痛薬処方ガイドライン作成ワーキンググループ 編：非がん性慢性［疼］痛に対するオピオイド鎮痛薬処方ガイドライン，真興交易医書出版部，p48，2012より引用）

## オピオイド依存への対策

### 1 患者情報とリスクの把握

　慢性疼痛の患者や，非がん性慢性疼痛を訴えるがん患者にオピオイド依存を引き起こさないためには，患者が痛みを訴えるだけで治療目標がはっきりしない場合，オピオイドを漫然と使用すると患者自身も気づかないうちに多幸感が目的になりかねないため注意しなければなりません。特に認知機能が低下している高齢者や重篤な精神疾患患者では，自身でオピオイドの管理ができない場合があるため，服薬管理してくれる人が身近にいるかなどを確認し，支援体制を整える必要があります。

　オピオイドの乱用・依存の危険因子を**表2**に示します。これらの因子を有していないか，患者の生活歴や家庭環境なども含めて情報を包括的に把握することも重要です。

### 2 危険兆候を早期発見に活かす

　オピオイドが処方されている患者では，病態の変化や薬の効果・副作用の発現，心理的・社会的要因によって服薬アドヒアランスに変化が生じる可能性があります。そのためオピオイドの乱用・依存の早期発見が重要であり，その危険兆候（**表3**）を見逃さないように注意します。そして，患者や家族には依存やその予防について指導・教育を繰り返し行うことが望まれます。

　依存の形成しやすさは薬物の剤形や投与経路により異なり，静脈注射や筋肉注射，吸引（鼻腔粘膜吸収）では依存を起こしやすいのに対し，貼付剤では依存を起こしにくくなります。これは，吸収が速やかで血中濃

**表3　オピオイド乱用・依存の早期発見につながる危険兆候**

| 軽微な兆候 | 重篤な兆候 |
|---|---|
| ・高用量のオピオイド処方への欲求<br>・激しい痛みがないにもかかわらず薬を貯める<br>・特定の薬物の処方を希望<br>・他の医療機関から同様の薬物の入手<br>・許容を超える量への増量<br>・痛み以外の症状の緩和のための不適正使用<br>・処方医の予測に反した薬の精神効果の出現 | ・処方薬の転売<br>・処方箋の偽造<br>・他人からの薬物の入手<br>・経口薬の注射のための液状化<br>・医療機関以外からの処方薬物の入手<br>・紛失のエピソードの多発<br>・不法薬物の同時使用<br>・指導にもかかわらず，度重なる内服量の増加<br>・風貌の変化 |

(日本ペインクリニック学会非がん性慢性［疼］痛に対するオピオイド鎮痛薬処方ガイドライン作成ワーキンググループ 編：非がん性慢性［疼］痛に対するオピオイド鎮痛薬処方ガイドライン，真興交易医書出版部，p49，2012 より引用)

度の上昇が速い製剤では依存を起こしやすいという理由によります。オピオイドの血中濃度が急速に上昇し，速やかに消失することにより，強力な多幸感など気分の変調が得られます[6]。

## 文献

1）Ozaki S, et al.: Suppression of the morphine-induced rewarding effect in the rat with neuropathic pain : Implication of the reduction in u-opioid receptor functions in the ventral tegmental area. J Neurochem, 82 (5): 1192-1198, 2002

2）権哲，細川豊史：オピオイド鎮痛薬による乱用・依存の症例検討．ペインクリニック，35 (1): 39-48，2014

3）国立がん研究センターがん情報サービス：最新がん統計（http://ganjoho.jp/reg_stat/statistics/stat/summary.html）

4）日本ペインクリニック学会非がん性慢性［疼］痛に対するオピオイド鎮痛薬処方ガイドライン作成ワーキンググループ 編：非がん性慢性［疼］痛に対するオピオイド鎮痛薬処方ガイドライン，真興交易医書出版部，p48，2012

5）日本ペインクリニック学会非がん性慢性［疼］痛に対するオピオイド鎮痛薬処方ガイドライン作成ワーキンググループ 編：非がん性慢性［疼］痛に対するオピオイド鎮痛薬処方ガイドライン，真興交易医書出版部，p49，2012

6）日本ペインクリニック学会非がん性慢性［疼］痛に対するオピオイド鎮痛薬処方ガイドライン作成ワーキンググループ 編：非がん性慢性［疼］痛に対するオピオイド鎮痛薬処方ガイドライン，真興交易医書出版部，p25，2012

（加賀谷 肇）

オピオイドの薬理学

## Q15 オピオイドの耐性にみられる臨床的な特徴は？

**A**

耐性（tolerance）とは，薬物の反復投与で薬効が次第に減弱され，同じような効果を得るために用量の著明な増量が必要となる現象をいいます。これまでは，オピオイドを原則に従って投与する限り，耐性を考える必要はないといわれてきました[1]。しかしながら耐性については議論も多く，オピオイド使用中の患者の痛みが増強した場合には，①オピオイド抵抗性の神経障害性疼痛の発現，②耐性，③オピオイド誘発性痛覚過敏——を鑑別診断することは難しいとされています。

### 鎮痛耐性の臨床像

　オピオイド誘発性痛覚過敏とは，オピオイドの投与により，逆に侵害刺激に対する痛みが亢進した状態を来してしまう現象です[2]。その臨床像としては，
①オピオイドに対する耐性が急速に発現すること
②オピオイドを増量しても短期間の効果しか得られないこと
③痛みの刺激に対する感受性の亢進がみられること
④オピオイドの増量にもかかわらず，痛みが増強すること
⑤痛みが拡散して，これまでの痛みの分布領域を超えて広がること
⑥痛みを誘発しない刺激で痛みが誘発されること（アロディニア）
⑦ミオクローヌス，痙攣発作，せん妄などの神経興奮性亢進の徴候がみられること

が挙げられます[3]。

一方，耐性は以下のような臨床像をもちます[4]。

・薬物誘導による変化に対する神経適応の自然な状態である
・鎮痛に対するニーズを増大させる結果となる可能性がある
・鎮痛，鎮静，悪心などの各種作用に関して異なる割合で発生する
・個人によって変動する
・痛みのタイプによって変動する
・高齢者よりも若年者において早期に発生する
・依存症ではない

耐性は薬物の作用ごとに異なっており，モルヒネの場合，薬理学的な中枢抑制性作用である鎮痛および呼吸抑制や眠気などの抑制性の作用には耐性が形成されるといわれています。

## オピオイドと鎮痛耐性

がん疼痛治療にモルヒネを適切に用いた場合に十分な効果が得られ，用量を増加することなく効果を長期間維持できることもあります。しかし一方で，進行性がんの場合に，モルヒネの用量を増加しないと十分な効果が得られないことがあります。

すなわち，がん疼痛治療にモルヒネを適切に用いた場合は，鎮痛耐性が形成されないと考えられます。モルヒネの鎮痛用量を増加しなければならないのは鎮痛耐性のためではなく，進行性がんにより疼痛が増強されたためであると考えられます。

慢性疼痛のモデル動物を用いた研究では，モルヒネやオキシコドンの鎮痛耐性の形成は抑制される一方，フェンタニルでは鎮痛耐性がある程度形成されることがわかっています。この機序としては，フェンタニルの継続投与で細胞内陥入した$\mu$受容体の再感作が抑制され，膜上の$\mu$受容体数が減少することが一因と考えられています[5]。

### 文 献

1) Collett BJ：Opioid tolerance：the clinical perspective. Br J Anaesth, 81（1）：58-68, 1998

## オピオイドの薬理学　II

2) Twycross R, et al. ed：Symptom Management in Advanced Cancer 4th ed., 13-59, Pallitvedrugs. com Ltd, 2009
3) 恒藤暁：系統緩和医療学講座 身体症状のマネジメント，最新医学社，pp13-16, 2013
4) 細川豊史，山口重樹 監訳：オピオイド乱用・依存を回避するために 臨床医のためのガイド，真興交易医書出版部，pp35-36，2013
5) Imai S, et al.: Differences in tolerance to anti-hyperalgesic effects between chronic treatment with morphine and fentanyl under a state of pain. J Neuropsychopharm, 26 (5-6)：183-192, 2006

（加賀谷 肇）

# Q16 WHO方式がん疼痛治療法とは？

WHO（世界保健機関）が1982年に起案，1986年に出版，1996年，2018年に改訂した世界標準の鎮痛薬によるがん疼痛治療法で，どの診療科の医師にも実践できます。がん患者を全ての痛みから解放するために世界各国の医師が採用，実施しており，WHOは各国政府に対し，実施を妨げている薬剤規制の条項を改正するように勧告しています。

## 作成の経緯と活用の実際

**WHO方式がん疼痛治療法**[1]は22カ国語で出版され，医療の目を初めてがん患者の痛み治療に向けさせ，がん患者を痛みから解放してきました。しかし，わが国では実践不十分なところがあるため，教育・啓発の強化が求められます。

1980年，WHOのがん担当スティルンスヴァルト博士が**WHOがん疼痛救済プログラム**を策定し，1982年からWHO本部に20カ国から延べ60名の専門家（日本からは筆者）と10国際専門機関代表を招き，世界の新知識を集約して治療指針を起案し，試行の後，1986年に公表しました[1]。WHO専門委員会議長はスワードロー教授（英），ヴェンタフリッダ教授（伊），フォーリー博士（米）が歴任，報告書作成責任者はトワイクロス教授（英）が務めました。

WHO方式がん疼痛治療法は，痛みの消失によって患者が平穏な日常生活に復帰することを目標としています。日本人患者対象の試行[2]では，87％の患者で完全除痛を達成，10％で患者本人が満足できる痛みの緩和

がん疼痛治療の基礎　**III**

が得られ，部分的除痛はわずか2%で，制御不能な副作用はありません
でした。

　WHO方式がん疼痛治療法は，痛みの強さに応じた鎮痛薬を選択して
経口投与することを主眼とした治療法です。がん患者の痛みは，いずれ
かの時期に強い痛みとなり，モルヒネを代表とする強オピオイドでなけ
れば除痛できなくなります。

　モルヒネは最もよく研究され，200年以上にわたって使い続けられて
きた薬です。その代替薬が欧米で数十年前に導入されたものの，わが国
への導入が最近まで遅れていたため，最新の薬の開発と誤解する向き
までありますが，モルヒネを大きく凌駕する代替薬はいまだ現れてい
ません。

　モルヒネとその代替薬（表）には偏見に基づく誤解があり，医療での
使用まで禁止していた発展途上国が多かったので，WHOと国連国際麻
薬統制委員会（UN-INCB）が協力して是正を勧告し，専門家を現地に派
遣して規制の改善や鎮痛目的の使用法の再教育にあたりました。

　2018年に改訂されたWHO方式がん疼痛治療法では，「鎮痛薬の選択」
と「鎮痛薬の投与法」を分けて提示する試みがなされています。これは，
同治療法が普及するなかで除痛ラダーのイメージのみが強調されてきた
ことに対して，薬剤の投与方法も同時に重要であることをよりわかりや
すくしたものといえます。改訂の概要を図に示します。

## 鎮痛薬の種類と特徴

　WHO方式がん疼痛治療法が推奨する鎮痛薬（表）を簡潔に説明する
と次のようになります。

### ■ 非オピオイド（軽度の痛みの治療用，有効限界あり）
### ①アスピリン
　どの国でも入手可能です。標準投与量は500～600mg/回の4～6時間
ごと。主な副作用は，胃の障害，下血，血小板凝集の抑制などで，胃の
障害は満腹時の服用や制酸薬の併用などで防止します。

表　がん患者の痛みに用いる基本薬リスト

| 分類 | | 薬剤例 | 国内での代替薬例<br>（適応外を含む） |
|---|---|---|---|
| 非オピオイド | アセトアミノフェン | アセトアミノフェン錠剤/液剤*/<br>坐剤/注射剤 | |
| 非オピオイド | NSAIDs | イブプロフェン錠剤/注射剤* | ロキソプロフェン，セレコキシブ，<br>ナプロキセン，メロキシカム，<br>ジクロフェナク，フルルビプロ<br>フェン（注射剤） |
| 非オピオイド | NSAIDs | ケトロラク錠剤*/注射剤* | |
| 非オピオイド | NSAIDs | アスピリン錠剤/坐剤* | |
| オピオイド | 弱オピオイド | コデイン錠剤/液剤*/注射剤* | 錠剤，原末，散剤 |
| オピオイド | 弱オピオイド | | トラマドール速放性・徐放性製剤，<br>注射剤 |
| オピオイド | 強オピオイド | モルヒネ錠剤/液剤/注射剤 | 速放性・徐放性製剤，内服液，<br>注射剤，坐剤 |
| オピオイド | 強オピオイド | ヒドロモルフォン錠剤/液剤*/<br>注射剤 | 速放性・徐放性製剤，注射剤 |
| オピオイド | 強オピオイド | オキシコドン錠/液剤* | 散剤，徐放性製剤 |
| オピオイド | 強オピオイド | フェンタニル注射剤/経皮吸収剤/<br>粘膜吸収錠 | 注射剤，経皮吸収剤，粘膜吸収錠 |
| オピオイド | 強オピオイド | メサドン錠剤/注射剤* | 錠剤 |
| オピオイド | 強オピオイド | | タペンタドール徐放性製剤 |
| 鎮痛補助薬 | ステロイド | デキサメサゾン錠剤/注射剤 | |
| 鎮痛補助薬 | ステロイド | メチルプレドニゾロン錠剤/注射剤 | |
| 鎮痛補助薬 | ステロイド | プレドニゾロン錠剤 | |
| 鎮痛補助薬 | 抗うつ薬 | アミトリプチリン錠剤 | デュロキセチン |
| 鎮痛補助薬 | 抗うつ薬 | ベンラファキシン錠剤 | |
| 鎮痛補助薬 | 抗痙攣薬 | カルバマゼピン錠剤/注射剤* | プレガバリン，ガバペンチン |
| 鎮痛補助薬 | ビスホスホネート<br>系製剤 | ゾレドロン酸注射剤 | |

＊：日本では未承認

## ②アセトアミノフェン

　標準投与量は 650 ～ 1,000mg/回の 4 ～ 6 時間ごと。抗炎症作用がなく，胃や血小板への障害作用もありませんが，大量投与には肝毒性があります。

　これらの代替薬が，**非ステロイド性抗炎症薬（NSAIDs）のイブプロフェン，インドメタシン，ジクロフェナク**などで，主な副作用は胃の障害です。

がん疼痛治療の基礎 Ⅲ

Q16 WHO方式がん疼痛治療法とは？

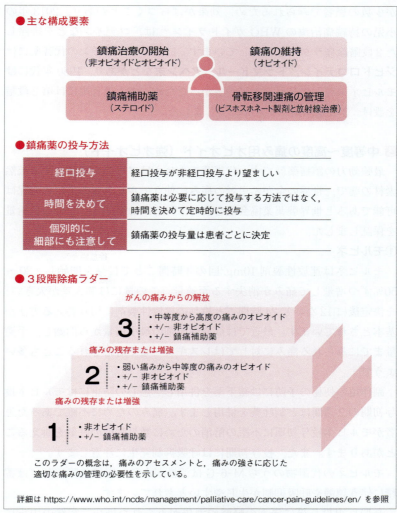

図　2018年に改訂されたWHO方式がん疼痛治療法の概要

## 2 軽度〜中等度の痛み用オピオイド（弱オピオイド）

・コデイン

　アヘンを原料とする天然素材の薬で，モルヒネの1/12の鎮痛効力があります。代謝されてモルヒネとなって作用しますが，代謝酵素の個人差

73

が少数の患者でみられるため，効果がばらつくことがあり，2013年の小児の持続痛治療のWHOガイドライン[3]は，コデインなどを排除した2段階除痛ラダーを推奨しています。成人でのコデインの代替薬には**ジヒドロコデイン，トラマドール，アヘン末**などがあり，1980年代にはモルヒネ未導入の発展途上国が多かったため，成人患者用には第2段階を設け，3段階除痛ラダーを推奨しました。

### 3 中等度～高度の痛み用オピオイド（強オピオイド）

最強効力の鎮痛薬群です。代表薬モルヒネはアヘンを原料とする天然素材の薬で，世界の全がん患者の痛みに使うモルヒネ量の供給の確保は可能であると世界製薬業協会連合会（IFPMA）が明言し，十分な供給量を保証しました。

**①モルヒネ**

モルヒネは速放性製剤10mg/回の4時間ごとで投与を開始し，30～50％ずつ増量して痛みが消失する至適量（この量には個人差が大きい）を決定後に12ないし24時間ごと投与の徐放性製剤に切り替える方法が基本とされています。最近では徐放性製剤の最小用量から開始し，至適量までにみられる痛みに対してはレスキュー薬で対応されることも多いようです。

副作用の便秘の予防には緩下薬を併用し，悪心の防止にはモルヒネ投与初期の2週間ほど制吐薬を併用します。痛みのために不眠であった患者がモルヒネ投与初期に不眠の解消のために数日程度の眠気を訴えることがあります。また，投与初期には呼吸抑制発生に注意します。

モルヒネの代謝物のうちM-6-Gは活性があり，腎機能障害時には蓄積に伴う鎮静や呼吸抑制が生じやすいとされています。

長期反復投与後に痛みの軽減や消失がみられた場合，突然の中止によって，身体的依存による離脱症状が生じることがあります。これは，漸減法によって段階的に中止すれば回避できます。痛みに対する投与によって精神的依存が起こることはなく，起こらない生体内機序は星薬科大学の鈴木勉名誉教授によって解明されました。

**②オキシコドン**

アヘンアルカロイドのテバインから作られた天然素材の薬で，モルヒ

ネに酷似しています。現在では医療目的の消費量が世界第1位の強オピオイドです。経口投与ではモルヒネの1.5倍の鎮痛効力があり，速放性製剤，徐放錠，注射剤が入手できます。

モルヒネ同様に主な副作用は便秘や悪心ですが，薬理活性のある中間代謝産物がわずかしか産生されないため，腎障害時にも使いやすい薬です。

### ③ヒドロモルフォン

ヒドロモルフォンは経口投与でモルヒネの約8倍，注射で約6倍の鎮痛効力があります。速放錠，徐放錠，注射剤が入手できます。

ヒドロモルフォンの副作用は，モルヒネやオキシコドンに類似しています。この薬剤の特徴は，代謝物には活性がなく，腎障害の影響を受けにくいことや，代謝酵素阻害薬の影響を受けないことが挙げられます。

### ④フェンタニル

フェンタニルは合成麻薬で，WHO方式治療法の審議のころ，貼付剤は治験中でした。フェンタニルを注射で単回投与すると即効しますが，効果が持続せず，経口投与では肝で代謝されて鎮痛効果が得られないため，持続性のがんの痛み治療用にとフェンタニル貼付剤が開発されました。最近では，突出痛に対する口腔粘膜吸収剤として，舌下錠やバッカル錠が使用できるようになっています。

### ⑤メサドン

合成麻薬で，他の強オピオイドで治療困難ながんの痛みを適応としています。薬物動態学的特性が複雑で，血中半減期が長く，8時間ごとに経口投与しますが，反応に個体差が大きく，蓄積が起こりやすく，便秘や悪心などのほかに，心電図上のST間隔延長や心室頻拍などの重篤な副作用があります。メサドン投与に習熟し，十分に管理・説明できると認定された医師のみが処方できる薬です。

### 4 鎮痛補助薬

神経障害性の痛みなどに用いられる一般的な鎮痛薬以外の薬の総称です。適応外使用となることが多く，表の記載のほかに，近年になって**ケタミン，リドカイン，ガバペンチン，プレガバリン**などがあります[4]。

## 文 献

1) 世界保健機関 編, 武田文和 訳：がんの痛みからの解放 WHO 方式がん疼痛治療法 第2版, 金原出版, 1996

2) Takeda F：Results of the field-testing in Japan of WHO draft interim guideline for relief of cancer pain. The Pain Clinic, 1：83-89, 1986

3) 世界保健機関 編, 武田文和 監訳：WHO ガイドライン 病態に起因した小児の持続性の痛みの薬による治療. 金原出版, 2013

4) Twycross RG, 他 編, 武田文和, 鈴木勉 監訳：トワイクロス先生のがん緩和ケア処方薬 薬効・薬理と薬の使い方, 医学書院, 2013

5) Twycross RG, 他 編, 武田文和, 的場元弘 監訳：トワイクロス先生の緩和ケア, 医学書院, 2018

6) WHO Guidelines for the pharmacological and radiotherapeutic management of cancer pain in adults and adolescents
(https://www.who.int/ncds/management/palliative-care/cancer-pain-guidelines/en/)

（武田 文和, 的場 元弘）

がん疼痛治療の基礎 **III**

# Q17

## がん疼痛治療の進め方は？

### A

WHO方式がん疼痛治療法[1]が推奨する基本的な治療の進め方は，患者の痛みの訴えに即応して痛みを診断し，痛みの強さに相応した効力の鎮痛薬を選び，効果の程度を患者に繰り返し聞きながら漸増して，痛みが消える投与量を求め，時刻を決めて規則正しく経口投与し，副作用予防法を併用していくことです。

## 10の基本

WHO方式がん疼痛治療法が示す世界共通のがん疼痛治療の進め方の基本について，多くの国の現地で実践に協力・参画してきた筆者の経験も加えて簡潔に示します。

### 1 患者の痛みの訴えを信じる

訴えを信じることが，がんの痛み治療の出発点です。患者によっては痛みを表現しないことがありますから，患者に痛みの訴えを促すことも大切です。がんの痛みは純粋に自覚的で，他覚的所見を示さないからです。看護指導の代表者でWHO専門委員を務めたMcCaffery女史による"Cancer pain is what the patient says it is"との有名な言葉を銘記すべきです。

### 2 痛みの訴えがあったら患者と話し合う

訴えについて患者と話し合うことが痛みの診断評価（アセスメント）の第一歩であり，良き診断評価が良き痛み治療の前提です。

注射に対する恐怖心や入院しなければならないとの懸念から，話したがらない患者がいます。促しても痛みについて話したがらない患者の場合は，患者のケアにあたっている人々，家族ないし両親による観察の内容，患者のうめき声や，つらそうな表情，身体的反応（血圧の変動など），試みに投与した鎮痛薬の効き方などを参考にします。

### 3 痛みの強さを把握する
　痛みの強さを下記により推定します。
・痛みによる日常活動の制約の程度
・睡眠が妨げられている程度
・過去の痛みとの対比
・鎮痛薬が投与されていればその効果の問診
・痛みを表す「刺すような，圧迫されるような，うずくような，焼けるような」などの言葉を選んでもらうこと
・いつも必要とは限らないが，ペインスケールの活用
・小児の場合には，泣き顔や両親が伝える話

### 4 痛みの経過を詳しく問診する
　いつ始まった痛みなのか，痛みの部位・範囲，痛みの強さ，持続性の痛みか間欠的な痛みか，増強因子や軽減因子，筋力低下や知覚異常の有無などについて問診し，家族からも聞くようにします。

### 5 患者の心理状態を把握する
　不安やうつ状態の程度（うつ状態はがん患者の25％以上にみられます），身体機能への影響などを聞き，患者への心理面の支援も用意します。

### 6 理学的診察を丁寧に行う
　理学的診察が必要不可欠です。臨床検査は，痛みの原因について疑問が残る場合に必要となりますが，既に行った検査所見の見直しが重要ですし，新たに検査を指示したら，指示した医師が判定に加わることが望まれます。痛みを緩和しても診断に差し支えはないので，原因が確定するまで鎮痛薬を投与しないとの方針をとるべきではありません。

がん疼痛治療の基礎 **Ⅲ**

**7 薬以外の治療法についても考慮する**

痛みによっては薬以外の治療法が利点をもたらすことがあります。例えば，鎮痛薬と放射線照射の併用です。

**8 鎮痛効果を継続的に監視する**

鎮痛効果を患者に繰り返し聞くことが重要で，良きチームワークのもとに医療チームのメンバーと情報を共有し，ことに担当看護師の言葉に耳を傾けるべきです。患者にとって痛みの緩和が不十分なら，例えばオピオイド鎮痛薬の増量や薬剤の追加・変更などで即応すべきです。

**9 急激な痛みの増強は緊急事態と捉える**

急激な痛みの増強は緊急事態と捉え，即応すべきです。

**10 鎮痛薬の投与方法と選択の原則を守って実施する**

WHO方式がん疼痛治療法では，鎮痛薬の投与方法と鎮痛薬の選択からなる5つの原則が示されてきましたが，2018年に行われた改訂では，「鎮痛薬の投与方法」と「鎮痛薬の選択」に大きく分けられました。1986年以降，WHO方式がん疼痛治療法は全世界に普及してきましたが，一方でWHO3段階除痛ラダー，つまり鎮痛薬の選択のみが強調され，"WHO方式がん疼痛治療法＝WHO3段階除痛ラダー"と誤解されてきた側面もあります。

そのため，鎮痛薬の投与方法に関する重要な原則である「経口的に」，「時刻を決めて規則正しく」，「患者ごとの個別的な量で」，「そのうえで細かい配慮を」の4つの原則と，鎮痛薬の選択の原則「痛みの強さに応じた鎮痛薬の選択」を分けることで，鎮痛薬開始から鎮痛の維持までの対応を明確にしたといえます（70頁，「Q16．WHO方式がん疼痛治療法とは？」参照）。

**鎮痛薬の投与方法：次の4つの原則を守って実施**
**①経口的に（by mouth）**

経口投与は患者一人で実施でき，他の人の助けを必要とせず，患者の自律を助けます。経口投与可能な患者に経直腸投与，経皮投与，注射投

79

与を行うことには合理的な理由がありません。

## ②時刻を決めて規則正しく（by the clock）

鎮痛薬は時刻を決めて規則正しく反復投与します。投与量は，患者の痛みが消える量とすべきです。

## ③患者ごとの個別的な量で（for the individual）

オピオイド鎮痛薬には標準投与量や有効限界がないので，初回量はどの患者にも安全な少量とし，その効果をみながら50％前後の増量調整（タイトレーション）を行い，痛みが消失する量を求めます。増量調整には速放性製剤を使うのが能率的で，増量調整後に徐放性製剤に切り替えて患者の便宜を図るべきです。増量に恐れを抱いて中途半端な増量で満足する医師を見かけますが，これは基本原則違反であり，是正すべきです。

・**注意：フェンタニル貼付剤**は，貼付時から最大効果が得られるまでの時間が12時間と長く，フェンタニル貼付剤を剝離してからフェンタニルの血中濃度が半減するまでに17時間以上もかかることから，フェンタニル貼付剤を用いての増量調整（タイトレーション）は能率的にできないと理解すべきです。モルヒネやオキシコドンの経口投与で痛みが消える量を求めてから，その量と同効のフェンタニル貼付剤に切り替えるという原則を守るべきです。

## ④そのうえで細かい配慮を（attention to detail）

処方内容や服用法をわかりやすく書いた紙を渡すこと，鎮痛薬の副作用予防薬を処方すること，患者の心理面に配慮すること，などが大切です。

### 鎮痛薬の選択：
### 3段階除痛ラダーに沿って痛みの強さに相応した鎮痛薬を選択

図の除痛ラダー[1]（痛みの強さに相応した段の薬を選ぶために用意された階段図）に従いますが，いつも必ず第1段目の薬から始めるべきではなく，痛みの強さに相応した段から最初の鎮痛薬を選びます。増量しても効果不十分な場合には，同じ段の他の薬に切り替えても解決はしないので，必ず1段ないし2段上の薬に切り替えます。痛みのアセスメントで中等度から高度の痛みと判断した場合は，最初に処方すべきは第3段目の強オピオイド鎮痛薬です。

80

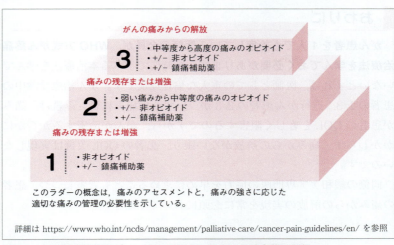

図　WHO 3 段階除痛ラダー：痛みの強さに相応した鎮痛薬の選択

## 突出痛と臨時追加服用薬（レスキュードース）

　定時的鎮痛薬投与で痛みが十分に治療されているときに突然，短時間にわたって起こる痛みを突出痛と呼びます。突出痛に対しては，速放性オピオイド製剤の1回量ないし1日量の10〜20％が推奨されていました。

　突出痛やレスキュードースという用語は，1990年代にフェンタニル貼付剤が米国で認可された頃から多用されるようになり，同一オピオイドをレスキュードースに用いるのが原則であることから，フェンタニル貼付剤使用中のレスキュードース用として口腔粘膜ないし鼻粘膜吸収性のフェンタニル速放製剤が開発されました。皮膚と口腔粘膜，鼻粘膜と経皮，経口，注射による投与では同一オピオイド鎮痛薬であっても吸収速度に差があるため，フェンタニル速放性製剤をレスキュードースとして使うときに一定の用量調整（タイトレーション）を行うことが必要となりました。オピオイド製剤と人体との相互関係を考慮すれば必要とわかる手段なのです。

　なお，突出痛の治療方法については，「Q65．突出痛の治療方法は？」（329頁）を参照してください。

## おわりに

　**がん患者を 1 人でも診療している医師の全員が，WHO 方式がん疼痛治療法を学んでおく必要があります。**短時間で学べる本治療法を学んでいないとすれば，医師としての重大な倫理違反です。がん治療受診中の患者の 1/3，進行がん患者の 2/3 が，いずれは痛みに苦しみ続け，痛みが患者の QOL を著しく阻害するのですから，がんが治癒するか否かにかかわらず，痛みからの解放がない限り，患者の QOL 改善は実現しないのです。

　同僚の緩和ケア専門医の協力を早めに求めることも考慮しつつ，患者の痛みからの解放の実現を常に念頭においてください。

### 文 献

1）世界保健機関 編，武田文和 訳：がんの痛みからの解放 WHO方式がん疼痛治療法 第2版，金原出版，1996

（武田 文和，的場 元弘）

# Q18 痛みに応じて鎮痛薬を選択する際のポイントは？

**A**
鎮痛薬は，痛みの種類は何か（体性痛/内臓痛/神経障害性疼痛），痛みの原因は何か（がんの増大/がん治療/がん・がん治療に関連のない原因），痛みの程度はどれくらいか（軽度/中等度/重度），といった痛みの評価と診断に基づいて選択されます。がん患者さんにはさまざまな痛みが発生することを念頭に置いて問診，診察を行うことが適切な鎮痛薬選択のポイントです。

## 鎮痛薬選択の一般的な考え方

　患者さんが痛みを訴えている場合は，いつごろから，どこに，どのような痛みが発生しているか，随伴症状はあるのか，などの問診を行います。さらに，現在受けている治療や治療薬の種類，治療の状況，既往歴なども問診で確認して，全身の診察を行います。

　問診，診察結果に画像や血液所見などを加えて痛みの原因・種類・程度を診断します。例えば，「膵臓がんの増大が原因の高度な内臓病」などです。治療はこの診断に基づき，痛みの原因へのアプローチと，鎮痛薬を中心とした痛みへのアプローチを並行して行います（図）。鎮痛薬の選択のポイントを以下に示します。

## 痛みの種類に応じた鎮痛薬の選択

　痛みの種類には，体性痛や内臓痛といった侵害受容性疼痛と，神経障

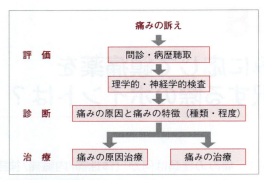

図　痛みの治療プロセス

表1　がん患者さんに発生する痛みの種類と特徴

|  | 体性痛 | 内臓痛 | 神経障害性疼痛 |
|---|---|---|---|
| 障害部位 | 筋，骨格，皮膚など | 消化管，固形臓器 | 体性感覚神経 |
| 例 | 骨転移，皮膚転移 | 消化管通過障害，肝被膜の伸展など | がんの腕・腰神経叢，脊髄浸潤など |
| 痛みの場所 | ・障害部位付近に限局 | ・障害部位付近だが，不明瞭で広い範囲<br>・病巣から離れた部位* | ・障害された神経の支配領域<br>・神経解剖学的に説明可能 |
| 痛みの特徴 | ・ズキズキするような持続痛<br>・体動などに随伴する突出痛 | ・鈍い，うずくような痛み<br>・絞られるような痛み<br>・波のある痛み | ・ジンジン痺れる<br>・ビリビリ電気が走る<br>・触ると痛い |
| 鎮痛薬の効果 | 効果あり。随伴する突出痛への対処がポイント | 効果あり | 効果が限局的な場合がある |

＊：内臓痛は，病巣から離れた部位に関連痛と呼ばれる痛みを引き起こす（例：肝臓や膵臓などの転移で肩に痛みがみられる，など）

害性疼痛があります（5頁，「Q2．がんの痛み（体性痛，内臓痛，神経障害性疼痛）のメカニズムと特徴は？」参照）。それぞれの特徴を**表1**に示します。

### 1 体性痛

　骨転移による痛みなど，体性組織でがんが増殖することで発生する痛

みです。基本的には鎮痛薬が有効ですが，安静時と体動時では痛みの程度にギャップがみられます。レスキュー薬を疼痛増強時あるいは体動前に予防的に投与する必要があります。また，持続的な痛みを改善するための定時鎮痛薬のタイトレーションと同時に，レスキュー薬も1回量や種類の変更など効果を得るための工夫が必要となります。

### 2 内臓痛

内臓の炎症や消化管の通過障害に伴って発生する痛みで，漠然とした鈍痛が特徴です。鎮痛薬が概ね有効ですが，非常に強い炎症が発生すると，周囲の体性組織への炎症の波及なども加わることで難治性の痛みとなり，大量のオピオイドが必要になることがあります。また，通過障害のある消化管の蠕動に伴って突出痛（疝痛）が発生することがあります。鎮痛薬の効果は概ね良好なため，十分量の定時鎮痛薬を投与することが疼痛コントロールのポイントになります。

### 3 神経障害性疼痛

侵害受容器の刺激によって発生する痛みではないため，鎮痛薬は無効な場合や効果が部分的な場合があります。神経障害性疼痛薬物療法ガイドライン[1]に準じて鎮痛補助薬を選択します（336頁，「Q66. 神経障害性疼痛の治療の進め方は？」参照）。

がんの増大が原因で発生する神経障害性疼痛は，侵害受容性疼痛との混合性疼痛であり，すでにオピオイドが投与されている場合があります。鎮痛補助薬をオピオイドと併用する際は，中枢神経系の副作用が強く発現するリスクがあるため投与量に注意を払います。

## 痛みの原因に応じた鎮痛薬の選択

がん患者さんに発生する痛みは**表2**の通り，①がんの増大によるもの，②がん治療によるもの，③がん・がん治療に関連のない原因によるものがあり，それぞれ鎮痛薬の選択に違いがあります。

表2　がん患者さんに発生する痛みの原因と対処法

| | 疾患の例 | 対処法 |
|---|---|---|
| がんの増大が原因 | ・転移性骨腫瘍による体動時痛<br>・膵臓がんに伴う心窩部痛，背部痛<br>・がんの神経浸潤に伴う痛み | ・原因への対処<br>・WHO方式がん疼痛治療法<br>・リハビリ・ケア介入 |
| がん治療が原因 | ・化学療法後の四肢の痺れ，痛み<br>・乳房切除後の術創や腋窩の痺れる痛み，開胸術後の術創・肋間神経領域の痛み　など | ・慢性非がん性疼痛に準じた鎮痛薬・鎮痛補助薬の選択<br>・リハビリ・ケア介入 |
| がん・がん治療と直接関係のない原因 | ・変形性脊椎・関節症<br>・帯状疱疹後神経痛<br>・糖尿病性神経障害　など | ・原因への対処<br>・慢性非がん性疼痛に準じた鎮痛薬・鎮痛補助薬の選択<br>・リハビリ・ケア介入 |

## 1 がんの増大が原因の痛み

　がんが増大し，筋・骨格や内臓の正常組織を破壊することで生じる痛みであり，侵害受容器の刺激によって発生します。がんの神経浸潤によって神経障害性疼痛が発生することがありますが，この場合も侵害受容性疼痛との混合性疼痛になります。

　鎮痛薬は，がん疼痛の薬物療法に関するガイドライン[2]に準じて，痛みの程度に応じて選択されます。

## 2 がん治療が原因の痛み

　開胸手術や乳房切除術，頭頸部の手術後などに遷延する痛みや，プラチナ製剤，タキサン系の抗がん剤などによる四肢の神経障害に伴う痛み，放射線治療後に遷延する痛みなどがあります。

　神経障害を中心とした慢性疼痛であるため，慢性疼痛治療ガイドライン[3]に準じて鎮痛薬や鎮痛補助薬を選択します。オピオイド鎮痛薬が必要と判断された場合はWHO方式がん疼痛治療法ではなく，非がん性慢性疼痛に対するオピオイド鎮痛薬処方ガイドライン[4]に準じて，モルヒネ換算90mg/日を超えない範囲で使用します。

## 3 がん・がん治療と関連のない原因による痛み

　がん患者さん（特に高齢者）には，既存の筋・骨格異常に伴う痛みや

糖尿病・帯状疱疹などに伴う神経障害性疼痛など，さまざまな痛みが発生しています。これらへの対応としては，それぞれの痛みの原因に対するアプローチを整形外科医やペインクリニック専門医と協働して行います。

鎮痛薬や鎮痛補助薬の選択は慢性疼痛治療ガイドライン[3]に準拠して行います。

## 痛みの程度に応じた鎮痛薬の選択

WHO方式がん疼痛治療法で示されているように，鎮痛薬は痛みの程度に応じて選択されます。痛みの程度の評価方法には，数値を用いる方法と言葉によって評価する方法があります。

数値を用いる評価方法で代表的なのはNumeric Rating Scale（NRS）です。「痛みが全くないのが0，想像できるなかで最高の痛みを10とした場合，今の痛みは何点ですか？」，「最も強いときで何点ですか？」，「和らいだときで何点でしょう？」，「1日の痛みを平均すると何点ですか？」などと質問します。今の痛み，最強の痛み，最弱の痛み，平均の痛みをそれぞれ聞くのがポイントです。

点数での評価が困難な患者さんには，言葉での評価（「痛みなし」，「少し痛いが気にならない」，「痛い」，「かなり痛い」，「我慢できないくらい痛い」など）でもよいのですが，1人の患者さんで1つの評価方法に統一しましょう。痛みが和らいだ場合でもゼロにはならないのであれば，持続痛があると判断し，定時鎮痛薬の追加あるいは増量を検討します。また，最強の痛みの発生頻度を知ることで，定時鎮痛薬の増量が必要なのか，レスキュー薬で対応すればよいのかなどの判断が可能になります。

点数で評価する場合は，絶対値にあまり意味はなく，治療によって数値が減少するかどうかが重要です。NCCN（National Comprehensive Cancer Network）のガイドライン[5]のようにNRS1〜3を軽度，4〜6を中等度，7〜10を重度として対処法を示すものもありますが，いずれにしても継続的に評価することが求められます。また，痛みの程度と併せて，痛みが日常生活に及ぼす影響の評価も重要です（26頁，「Q6. 痛みの評価の基本は？」参照）。

## おわりに

　がん患者さんには，さまざまな原因で痛みが発生しており，すべての痛みが「がん疼痛の薬物療法に関するガイドライン」に準拠した薬物療法の適応となるわけではありません。このことを念頭に置き，痛みの原因を適切にアセスメントして薬剤を選択するトレーニングを日ごろから行いましょう。

### 文　献

1) 日本ペインクリニック学会神経障害性疼痛薬物療法ガイドライン改訂版作成ワーキンググループ 編：神経障害性疼痛薬物療法ガイドライン改訂第2版，真興交易医書出版部，2016
2) 日本緩和医療学会緩和医療ガイドライン委員会 編：がん疼痛の薬物療法に関するガイドライン2014年版，金原出版，2014年
3) 慢性疼痛治療ガイドライン作成ワーキンググループ 編．慢性疼痛治療ガイドライン，真興交易医書出版部，2018
4) 日本ペインクリニック学会非がん性慢性疼痛に対するオピオイド鎮痛薬処方ガイドライン作成ワーキンググループ 編：非がん性慢性疼痛に対するオピオイド鎮痛薬処方ガイドライン改訂第2版，真興交易医書出版部，2017
5) Swarm RA, et al.: NCCN clinical practice guidelines in oncology ; Adult Cancer Pain, National Comprehensive Cancer Network, 2016

（冨安 志郎）

# ❶ オピオイド

## Q19 オピオイド製剤の種類と特徴は？

わが国でがん疼痛に対して使用できるオピオイド製剤は，この十数年で倍増しています。その種類や特徴を理解し，患者の状況に応じ使い分けることは，より良い疼痛緩和につながり，患者のQOLを向上させます。各オピオイドの構造や物性，薬理学的作用，代謝の類似点や違いを比較することで，その特徴や使い分けが理解しやすくなります。

## 薬理学的作用の特徴

　オピオイド製剤を患者に導入するとき，あるいは，あるオピオイド製剤から他のオピオイド製剤へスイッチングする場合には，その患者にどうしてそのオピオイドを使用するのか，あるいは，どうしてそのオピオイドは使用しないのかということを考慮し，薬剤を選択することになります。

　現在わが国でがん疼痛に使用されているオピオイド製剤の構造式を表1に，各オピオイドの主な薬理作用と副作用の比較を表2に示します。オピオイド製剤のうち，弱オピオイドのトラマドールとコデイン低濃度製剤（5mg錠，1％散）は麻薬指定されていません。コデイン高濃度製剤（10％散，原末，20mg錠）と強オピオイドのモルヒネ，オキシコドン，フェンタニル，タペンタドール，ヒドロモルフォン，メサドンは麻薬指定されています[1]。

### 1 アヘンアルカロイドと半合成オピオイド
・コデイン，モルヒネ，オキシコドン，ヒドロモルフォン

　がん疼痛に使用されるオピオイドの構造式をみると，アヘンから抽出さ

**表1 がん疼痛に使用されるオピオイドの構造式と極性**

| 分類 | アヘンアルカロイド | 半合成オピオイド | 合成オピオイド | |
|---|---|---|---|---|
| 構造式 | ㊩ コデイン 高濃度 | ㊩ オキシコドン | トラマドール | ㊩ フェンタニル |
| | ㊩ モルヒネ | ㊩ ヒドロモルフォン | ㊩ タペンタドール | ㊩ メサドン |
| 極性 | 水溶性 | | | 脂溶性 |

**表2 各オピオイドの主な薬理作用と副作用の比較**

| | μオピオイド受容体作動作用 | ノルアドレナリン再取り込み阻害作用 | セロトニン再取り込み阻害作用 | NMDA受容体拮抗作用 | 副作用の頻度(悪心・便秘・眠気) |
|---|---|---|---|---|---|
| コデイン | ○* | | | | |
| モルヒネ | ○ | | | | ++・++・++ |
| オキシコドン | ○ | | | | +・++・+ |
| ヒドロモルフォン | ○ | | | | ++・++・++ |
| トラマドール | ○* | ○ | ○ | | |
| タペンタドール | ○ | ○ | 弱い | | モルヒネ, オキシコドンより少ない |
| フェンタニル | ○ | | | | ±・±・± |
| メサドン | ○ | | | ○ | 便秘は少なめ |

＊：未変化体のμオピオイド受容体作動作用は弱く，主として活性代謝物が作用するため，オピオイド作用についてはコデイン，トラマドールはプロドラッグと考えることができる。

れたアヘンアルカロイドであるコデインとモルヒネ，半合成麻薬であるオキシコドン（アヘンアルカロイドのテバインから合成）とヒドロモルフォン（モルヒネから合成）は，それぞれ類似した構造と特性をもちます。

　コデイン自体はμオピオイド受容体に対する親和性が低く，その鎮痛効果は，コデインの活性代謝物であるモルヒネによるものになります。モ

ルヒネ，オキシコドン，ヒドロモルフォンでは，例えば経口投与の場合は
ヒドロモルフォンの鎮痛効果はモルヒネの5倍ほど強いものの，等鎮痛力
価量で比較すると似通った効果と副作用を示します。呼吸困難感への有
効性に関しては，モルヒネのエビデンスが多く，第一選択とされています。

### 2 合成オピオイド

**・トラマドール，タペンタドール**

合成オピオイドのうち，トラマドールとタペンタドールは水溶性で類
似した薬理作用をもちます。どちらもμオピオイド受容体への作用に加
えてノルアドレナリン再取り込み阻害作用とセロトニン再取り込み阻害
作用（SNRI作用）をもち，侵害受容性疼痛のほか，神経障害性疼痛へ
の有効性が期待されます。また，ノルアドレナリン再取り込み阻害作用
が鎮痛の一部を担う分，消化器症状の副作用が少ないと考えられますが，
オピオイド受容体作動作用は他のオピオイドと比較して強くありません。

タペンタドールはトラマドールよりも鎮痛作用には関与せず，セロト
ニン症候群の副作用リスクを上昇させるセロトニン再取り込み阻害作用
が弱くなっています[2]。また，トラマドール自体はμオピオイド受容体
に対する親和性が低く，活性代謝物が部分作動薬として作用します。

**・フェンタニル，メサドン**

脂溶性の合成オピオイドであるフェニトインとメサドンには，それぞ
れ独自の特徴がみられます。フェンタニルはμオピオイド受容体への作
用が強く，他のオピオイドの数十倍以上の活性を示します。一方，メサ
ドンはμオピオイド受容体への作用に加えてNMDA受容体拮抗作用が
あり，他の強オピオイドの投与で疼痛緩和に難渋する場合に使用されま
す。なお，他のオピオイドとの交叉耐性が不完全で，等鎮痛力価比は確
立していません。

## 代謝経路の違いによる特徴

オピオイドには，主としてCYP2D6，CYP3A4によって代謝されるも
のと，グルクロン酸抱合で代謝されるものがあります[3]。各オピオイド
の主な代謝経路（酵素）と代謝物の鎮痛活性の有無を**表3**に示します。

表3　各オピオイドの主な代謝経路と代謝物の鎮痛活性の有無

| | 主な代謝経路（酵素） | 主な代謝物の鎮痛活性 |
|---|---|---|
| コデイン | CYP2D6 | あり（モルヒネ） |
| トラマドール | CYP2D6 | あり（M1） |
| | CYP3A4 | なし（M2） |
| オキシコドン | CYP2D6 | あり（オキシモルフォン：微量） |
| | CYP3A4 | なし（ノルオキシコドン） |
| フェンタニル | CYP3A4 | なし（ノルフェンタニル） |
| メサドン | CYP3A4/2B6 など | なし（EDDP など） |
| モルヒネ | グルクロン酸抱合 | なし（M-3-G） |
| | | あり（M-6-G） |
| ヒドロモルフォン | グルクロン酸抱合 | なし（H-3-G） |
| タペンタドール | グルクロン酸抱合 | なし（タペンタドール-O-G） |

CYP2D6 や CYP3A4 は阻害作用や誘導作用をもつ薬剤が多く存在するため，グルクロン酸抱合を受けるモルヒネ，ヒドロモルフォン，タペンタドールのほうが，CYP で代謝される薬剤よりも薬物相互作用が少ないと考えられます。

　コデイン，トラマドール，オキシコドンは CYP2D6 で代謝されると，鎮痛活性のある活性代謝物になります。オキシコドンの活性代謝物のオキシモルフォンは，生成量が微量であるため臨床的な影響は小さいといわれています。一方トラマドールは，未変化体は SNRI 作用が強く，活性代謝物は μ オピオイド受容体への作用が強くなります。よって，オピオイド作用についてはコデインとトラマドールはプロドラッグであると考えることができます。CYP2D6 には遺伝子多型があり[4]，日本人では頻度は1％前後と低いものの，CYP 活性の高い UM（ultrarapid metabolizer）と CYP 活性の低い PM（poor metabolizer）がいることが報告されています。オピオイド受容体作動作用の効果が強く出たり効きにくかったりする人の存在には注意が必要です。

## 剤形の種類

　オピオイドのなかには，徐放性製剤，速放性製剤，注射剤など，さまざまな剤形が発売されているものもありますが，タペンタドールやメサ

薬剤の使い方・選び方　**IV**

表4　現在がん疼痛に使用可能なオピオイド製剤の種類と剤形

| | 徐放性製剤 | 速放性製剤 | 注射剤 | 徐放性製剤の1日の最小投与量（経口モルヒネ換算 mg） |
|---|---|---|---|---|
| コデイン | ― | 散，錠 | ― | |
| トラマドール | 錠 | OD 錠 | 有 | 100mg（20） |
| モルヒネ | 錠，カプセル，細粒 | 末，液，錠，坐 | 有 | 20mg（20） |
| オキシコドン | 錠（改変防止製剤），錠，カプセル | 散，錠 | 有 | 10mg（15） |
| ヒドロモルフォン | 錠 | 錠 | 有 | 2mg（10） |
| タペンタドール | 錠（改変防止製剤） | ― | ― | 50mg（15） |
| フェンタニル | 貼付剤（3日製剤，1日製剤） | 舌下錠，バッカル錠（ROO 製剤） | 有 | 0.3mg（30）* |
| メサドン | 錠（半減期が長い） | | ― | 15mg（60） |

＊：フェントステープのみ 0.15mg（経口モルヒネ換算 15mg）

ドンの注射剤は発売されていません。また，フェンタニルは脂溶性という特徴から，貼付剤や口腔粘膜吸収剤（舌下錠，バッカル錠）が発売されています（表4）。

　徐放性のカプセル製剤は，いずれもカプセル内の顆粒に徐放化の仕組みがあり，カプセルを開いて中の顆粒を投与することも可能です。また，徐放性製剤の用法は，モルヒネには1日1回投与と1日2回投与のものがあり，トラマドールとヒドロモルフォンは1日1回投与，その他は1日2回投与となります。なお，徐放性製剤の1日の最小投与量は，ヒドロモルフォンが経口モルヒネ換算 10mg/日と少量からの投与が可能です。

### 文 献

1) 各医薬品添付文書，インタビューフォーム
2) 中川貴之：トラマドールおよび新規オピオイド系鎮痛薬タペンタドールの鎮痛作用機序とその比較．日本緩和医療薬学雑誌，6（1）：11-22，2013
3) 日本緩和医療学会緩和医療ガイドライン委員会 編:がん疼痛の薬物療法に関するガイドライン 2014 年版，金原出版，2014
4) Robert B. Raffa：Tramadol in Japanese population: the relative contribution of M1 metabolite as assessed by CYP2D6*10 genotype. Pharmacology & Pharmacy, 3（3）：337-341, 2012

（龍 恵美）

**❶ オピオイド**

# Q20

## 各オピオイド製剤の薬物動態の基本的な考え方は？

**A**

薬の動態を把握するためには，その薬の薬物動態パラメータを把握する必要があります(付録3参照)。以下にオピオイドの薬物動態的特徴を示します。

## モルヒネの体内動態

### 1 腎排泄は少ない

　モルヒネは，未変化体尿中排泄率が2〜12%と小さいことから，腎臓からの排泄は少なく，ほとんどが肝臓で代謝され排泄されます。したがって，肝臓の状態によりモルヒネの体内動態は変化します。さらに，分布容積（Vd）が1〜6 L/kgと非常に大きいことから，組織に比べ血液中に存在するモルヒネは非常に少ないといえます。したがって，血液透析や一時的な出血などでは，ほとんどモルヒネは体全体から抜けないと考えられます（一過性に血中にあるモルヒネは血液透析で抜ける）。

### 2 代謝の特徴

　モルヒネは代謝能力が非常に高いため（クリアランス：1.2〜1.8 L/hr/kg），そのクリアランスは，肝臓の代謝活性の変化には影響が少なく，肝血漿流量の変化に大きく影響すると考えられます。

　しかし，モルヒネを経口投与した場合，その多くは消化管から吸収され最初に肝臓を通る時点で代謝されます。経口投与で最初に肝臓を通っ

たときの薬の消失は，体内にある薬の一部が動脈血によって肝臓に運ばれ，肝臓に分布し，肝臓で代謝され消失していく過程とは異なり，吸収された薬はすべて門脈血によって肝臓に運ばれるため，バイオアベイラビリティは肝代謝酵素活性の変動により変化すると考えられます（図）。

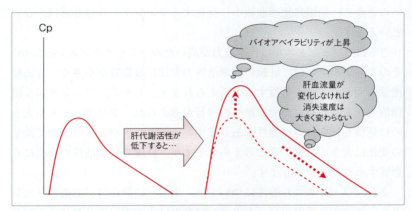

図　モルヒネ経口投与時の血中濃度推移の変化

## 3 M-6-G の作用

また，モルヒネの代謝は，肝臓で主にグルクロン酸抱合体としてモルヒネ-3-グルクロニド（M-3-G）とモルヒネ-6-グルクロニド（M-6-G）に変換されます。

グルクロン酸抱合反応を受けたほとんどの薬物は膜透過性が低下し，作用部位との親和性が失われ失活しますが，M-6-Gには強い鎮痛作用があることが早くから知られており，マウスに皮下注射するとモルヒネの3倍もの鎮痛作用が認められ，脳室内注射ではその作用は45倍との報告があります[1]。さらに，血中M-6-G濃度は腎機能の低下により上昇し，良好な相関関係が示されているほか[2]，眠気の強い患者では，眠気がない患者と比べ血中M-6-G濃度は有意に高かったとの報告があります[2]。したがって腎障害時は，モルヒネ血中濃度の変動はほとんどありませんが，M-6-G血中濃度が上昇するため，モルヒネ投与量の減量あるいは中止を検討する必要があります。

## フェンタニルの体内動態

### 1 特徴

　フェンタニルも未変化体尿中排泄率が10%と低いことから，ほとんどが肝臓で代謝され排泄されます。また，Vdは3.2～6 L/kgと非常に大きいことから，組織に比べ血液中に存在するフェンタニルは非常に少ないといえます。

　さらに，フェンタニルは代謝能力が高いため（クリアランス：46 L/hr），そのクリアランスは，肝臓の代謝活性の変化には影響が小さく，肝血漿流量の変化に大きく影響すると考えられます。しかし，フェンタニルは脂溶性が非常に高いので血球への移行が考えられ，クリアランスを大きめに見積もっている可能性があります。そのクリアランスは肝血漿流量の変化に大きく影響すると考えられますが，肝臓の代謝活性の変化にも影響する可能性があります。

　また，フェンタニル静注については，患者への静注時に血清中フェンタニル濃度より胃液中フェンタニル濃度のほうが高いことが示されており[3]，静注後2～4時間および5～7時間にフェンタニル血中濃度の変動があり，その時間帯にセカンドピークが確認されています[4]。

### 2 代謝物の影響

　フェンタニルの代謝では，主に肝CYP3A4によりノルフェンタニルに変換されます。ノルフェンタニルは不活性な代謝物であり，一部の活性代謝物は認められますが極微量であるため，ほとんど影響しないと考えられています。したがって，腎機能障害でフェンタニルの代謝物が蓄積しても，それによる副作用などの影響はほとんどないと思われます。

## オキシコドンの体内動態

### 1 特徴

　オキシコドンは未変化体尿中排泄率が19%で，ほとんどが肝臓で代謝されますが，2割程度は腎臓から排泄されます。また，Vdは2.6 L/kgと非常に大きいことから，組織に比べ血液中に存在するオキシコドンは非

常に少ないといえます。さらに，代謝能力が高いため（クリアランス：48 L/hr），クリアランスは，肝臓の代謝活性の変化には影響が少なく，肝血漿流量の変化に大きく影響すると考えられます。しかし一方，バイオアベイラビリティが 50～87％と高い値を示しており，クリアランスとバイオアベイラビリティの値には矛盾がみられます。このことからオキシコドンのクリアランスは肝血漿流量の変化と肝臓の代謝活性の変化に影響することが考えられます。

　また，腎臓からの排泄が 2 割程度あることから腎機能の変動にも多少影響すると考えられ，このようなことからオキシコドンの血中濃度変動因子は単一ではないと思われます。

## 2 代謝物の影響

　肝移植患者にオキシコドンを静注したところ，移植前後で消失半減期が平均 13.9 時間から 3.4 時間に短縮したとの報告があります[5]。

　オキシコドンの代謝は，主に肝 CYP3A4 によりノルオキシコドンに，また，極微量ですが肝 CYP2D6 によりオキシモルフォンに変換されます。ノルオキシコドンは不活性ですが，オキシモルフォンはオキシコドンの約 14 倍の鎮痛活性を示すと考えられています。しかし，オキシモルフォンはほとんど産生されませんので，効果および副作用にあまり影響しないと考えられています。また，オキシモルフォンはさらに代謝を受け不活性化されますので，腎機能が低下した患者においても蓄積することはなく，腎機能低下患者に使用しやすい薬といえます。

　Tarja Heiskanen らの報告[6]によると，CYP2D6 阻害薬のキニジンをオキシコドン徐放錠内服前に投与した場合は，キニジンを投与しなかった場合に比べ，オキシモルフォンの産生が低下していることが示されています。また，有意差はないのですが，キニジンを投与した場合のほうがオキシコドンの最高血中濃度が上昇していました。これは，オキシコドンが消化管から吸収され最初に肝臓を通る際，キニジンによってCYP2D6 が阻害されているためバイオアベイラビリティが上昇し，オキシコドン血中濃度の立ち上がりが大きくなり，オキシモルフォン血中濃度が低下したものと考えられます。

## ■ メサドンの体内動態

### 1 特徴

メサドンは未変化体尿中排泄率が21％で，ほとんどが肝臓で代謝されますが，2割程度が腎臓から排泄されています。また，Vdは3.6 L/kgと非常に大きいことから，組織に比べ血液中に存在するメサドンは非常に少ないといえます。メサドンは他のオピオイドと異なり，代謝能力が低いため（クリアランス：6.5 L/hr），クリアランスは肝血漿流量の変化には影響せず，肝臓の代謝活性の変化にのみ影響すると考えられます。

メサドンの排泄は非常に緩やかで，消失半減期は40時間程度と考えられています。定常状態に到達するためには消失半減期の5倍が必要であるため，1週間程度を要します。また，メサドンの代謝に関わる肝代謝酵素は主にCYP3A4およびCYP2B6ですが，メサドンはCYP3A4およびCYP2B6を誘導する性質を持ちあわせています。したがって，メサドンの血中濃度推移は投与開始して5日間程度までは徐々に上昇しますが，その後は徐々に低下し，定常状態に到達します[7]。

活性代謝物は存在しないと考えられています。また，アルカリ尿では腎尿細管再吸収によるメサドンの排泄遅延が示唆されているため，消失半減期が延長することが示されています[8,9]。

### 2 他剤併用による影響

CYP3A4阻害薬であるアゾール系抗真菌薬およびマクロライド系抗菌薬はメサドンの血中濃度を上昇させます（ボリコナゾール併用によりR-メサドンのAUCが47％，S-メサドンのAUCが103％それぞれ上昇[10]，フルコナゾール併用によりメサドンのAUCが35％上昇[11]）。また，CYP3A4阻害作用のあるグレープフルーツジュースを摂取することでメサドンのAUCが1.2倍上昇したとの報告があります[12]。

そのほか，CYP3A4誘導薬のリファンピシンの併用でメサドンのAUCが0.25倍に低下しています[13]。メサドンは一部CYP2D6でも代謝され，CYP2D6阻害薬のパロキセチン併用によりメサドンのAUCが40％程度上昇したとの報告があります[14]。

非ヌクレオチド逆転写酵素阻害薬のエファビレンツは，メサドンの

AUCを0.43倍低下させるとの報告があります[15]。また，HIV-1プロテアーゼ阻害薬はCYP3A4を阻害しますが，サキナビル/リトナビルとメサドンの併用では臨床的に重要な相互作用がないことが確認されています[16, 17]。

## ヒドロモルフォンの体内動態

### 1 特徴

ヒドロモルフォンは，未変化体尿中排泄率が7％であることから，ほとんどが肝臓で代謝されます。また，Vdは2.9L/kgと非常に大きいことから，組織に比べ血液中に存在するヒドロモルフォンは少ないといえます。

ヒドロモルフォンは代謝能力が高いため（クリアランス：1.96L/min），そのクリアランスは，肝臓の代謝活性の変化には影響が少なく，肝血漿液量の変化に大きく影響すると考えられます。

### 2 代謝物の影響

ヒドロモルフォンは，主に薬物代謝酵素UGT2B7およびUGT1A3で代謝され，H3Gへ変換されます。

H3Gに鎮痛活性はありません。また，神経興奮作用は，モルヒネの代謝物であるM3Gの2.5倍強いとの動物実験の報告がありますが[18]，経口ヒドロモルフォンの投与量が経口モルヒネの1/5であることを考えると，ヒドロモルフォンの神経興奮作用がモルヒネよりも強いとは考えにくく，同等と考えてよいと思います。

また，ヒドロモルフォンはCYPではほとんど代謝されないため，薬物間相互作用は少ないと考えられます。

## タペンタドールの体内動態

### 1 特徴

タペンタドールは，未変化体尿中排泄率が3％であることから，ほとんどが肝臓で代謝されます。また，Vdは540Lと非常に大きいことから，組織に比べ血液中に存在するタペンタドールは少ないといえます。

タペンタドールは代謝能力が高いため（クリアランス：1,530〜

1,603mL/min）, そのクリアランスは, 肝臓の代謝活性の変化には影響は少なく, 肝血漿液量の変化に大きく影響すると考えられます。中等度の肝機能障害において AUC が約4倍上昇するとの報告があります。

## 2 代謝物の影響

タペンタドールは, 主にグルクロン酸抱合により代謝され, CYP の影響はほとんどありません。

代謝物に鎮痛活性はなく, ほとんど腎より排泄されます。腎機能障害患者においてタペンタドールおよび代謝物が蓄積するかは不明ですが, 影響は少ないと考えられます。

また, タペンタドールは CYP でほとんど代謝されないため, 薬物間相互作用は少ないと考えられます。

### 文 献

1) Shimomura K, et al.: Analgesic effect of morphine glucuronides. Tohoku J Exp. Med, 105：45-52, 1971

2) 加賀谷肇, 他：モルヒネ体内動態に及ぼす腎機能の影響—モルヒネの代謝物のクリアランスについて—, 12：285-286, 1995

3) Stoeckel H, et al.: Pharmacokinetics of fentanyl as a possible explanation for recurrence of respiratory depression. Br J Anaesth, 51 (8)：741-745, 1979

4) McClain DA, Hug CC Jr.: Intravenous fentanyl kinetics. Clin Pharmacol Ther, 28 (1)：106-114, 1980

5) Tallgren M, et al.: Pharmacokinetics and ventilatory effects of oxycodone before and after liver transplantation. Clin Phamacol Ther, 61 (6)：655-661, 1997

6) Tarja Heiskanen, et al.: Effects of blocking CYP2D6 on the pharmacokinetics and pharmacodynamics of oxycodone. Clin Phamacol Ther, 64 (6)：603-611, 1998

7) Rostami-Hodjegan A, et al.: Population pharmacokinetics of methadone in opiate users: characterization of time-dependent changes. Br J Clin Pharmacol, 48 (1)：43-52, 1999

8) Nilsson MI, et al.: Effect of urinary pH on the disposition of methadone in man. Eur J Clin Pharmacol, 22 (4)：337-342, 1982

9) Nilsson MI, et al.: Pharmacokinetics of methadone during maintenance treatment: adaptive changes during the induction phase. Eur J Clin Pharmacol, 22 (4)：343-349, 1982

10) Liu P, et al.: Pharmacokinetic interaction between voriconazole and methadone at steady state in patients on methadone therapy. Antimicrob Agents Chemother, 51（1）: 110-118, 2007

11) Cobb MN, et al.: The effect of fluconazole on the clinical pharmacokinetics of methadone. Clin Pharmacol Ther, 63（6）: 655-662, 1998

12) Benmebarek M, et al.: Effects of grapefruit juice on the pharmacokinetics of the enantiomers of methadone. Clin Pharmacol Ther, 76（1）: 55-63, 2004

13) Kharasch ED, et al.: Role of hepatic and intestinal cytochrome P450 3A and 2B6 in the metabolism, disposition, and miotic effects of methadone. Clin Pharmacol Ther, 76（3）: 250-269, 2004

14) Begré S, et al.: Paroxetine increases steady-state concentrations of（R）-methadone in CYP2D6 extensive but not poor metabolizers. J Clin Psychopharmacol, 22（2）: 211-215, 2002

15) Clarke SM, et al.: The pharmacokinetics of methadone in HIV-positive patients receiving the non-nucleoside reverse transcriptase inhibitor efavirenz. Br J Clin Pharmacol, 51（3）: 213-217, 2001

16) Jamois C, et al.: Effect of saquinavir/ritonavir（1000/100 mg bid）on the pharmacokinetics of methadone in opiate-dependent HIV-negative patients on stable methadone maintenance therapy. Addict Biol, 14（3）: 321-327, 2009

17) Shelton MJ, et al.: The effects of once-daily saquinavir/minidose ritonavir on the pharmacokinetics of methadone. J Clin Pharmacol, 44（3）: 293-304, 2004

18) Wright AW, et al.: Hydromorphone-3-glucuronide: a more potent neuro-excitant than its structural analogue, morphine-3-glucuronide. Life Sci, 69（4）: 409-420, 2001

**（国分 秀也）**

## ❶ オピオイド

## Q21
## オピオイドの剤形と投与経路による特徴は？

経口剤や注射剤，坐剤など剤形は多岐にわたりますが，それぞれに徐放性と速放性の製剤があり，前者は持続痛に，後者は突出痛に対して用いられます。また，投与経路によって，副作用の出方や効果の持続時間などは異なります。例えば，等鎮痛効果を得るには，オキシコドンを経口投与から静脈内投与に替えると投与量は0.75倍程度となり，また，フェンタニル貼付剤は長時間作用型というメリットをもつ一方，皮膚の状態が薬物の吸収に影響することに注意が必要です。こういった投与経路の特徴を踏まえ，状況に応じて使い分けることが求められます。

### オピオイドの剤形別の特徴

　がん性疼痛に用いられる経口剤の強オピオイド製剤には，徐放性製剤として，硫酸モルヒネ製剤（錠剤，カプセル剤，スティック粒，顆粒剤），塩酸モルヒネ製剤（カプセル剤），塩酸オキシコドン製剤（錠剤），フェンタニルクエン酸塩製剤（貼付剤），メサドン塩酸塩製剤（錠剤），そしてタペンタドール製剤（錠），ヒドロモルフォン製剤（錠）があります。速放性製剤としては，塩酸モルヒネ製剤（錠剤，末，水剤），塩酸オキシコドン製剤（散剤），フェンタニルクエン酸塩製剤（口腔粘膜吸収剤としてバッカル錠，舌下錠），ヒドロモルフォン製剤（錠）があります。

その他，坐剤としては塩酸モルヒネ製剤，注射剤としては塩酸モルヒネ製剤，塩酸オキシコドン製剤，クエン酸フェンタニル製剤があります。

## 1 徐放性製剤

徐放性製剤（Long Acting Opioids；LAO）は，持続痛に対する定期投与薬として使用され，12時間ごとや24時間ごとに定時投与すること（by the clock）によって血中濃度を安定にします。また，タペンタドール製剤とオキシコドン製剤（オキシコドンTR錠）は，不正使用防止を目的にポリエチレンオキサイドが使用された錠剤（Tamper Resistant Formulation；TRF）で，ハンマーを使用しても壊れない構造になっているのが特徴です。

## 2 速放性製剤

突出痛（breakthrough pain）の対応には，作用時間の短い塩酸モルヒネ製剤や塩酸オキシコドン製剤（Short Acting Opioids；SAO）が用いられてきましたが，より速放性のあるフェンタニルクエン酸塩製剤の口腔粘膜吸収剤（Rapid Onset Opioids；ROO）は，SAO製剤より効果発現が早く作用時間が短いため，予測できない突出痛または出現が早い突出痛，体動時痛（骨転移）をコントロールできる製剤です。

# オピオイドの投与経路別の特徴

## 1 モルヒネ

### ①経口投与

経口投与されたモルヒネは主に小腸より吸収されますが，一部が大腸より吸収されます。吸収されたモルヒネは門脈を経て肝臓で代謝を受け（初回通過効果），モルヒネ-6-グルクロナイド（M-6-G）（活性代謝物）とモルヒネ-3-グルクロナイド（M-3-G）（臨床的活性は少ない）の2つの代謝物が生成されます。

生物学的利用率は約20％で[1]，腎機能障害や急激な尿量の低下によりM-6-Gの生成が抑えられます。

### ②皮下投与

　経口投与が困難な場合は，皮下投与が行われます。皮下投与されたモルヒネは，皮下の毛細血管から吸収され静脈に移行します。効果や副作用は静脈内投与と同等ですが，持続皮下注で安定した吸収が得られる速度は1mL/hr以下です。

### ③直腸内投与

　直腸内投与されたモルヒネは速やかに吸収され，半分は門脈から，残りは直腸から静脈系に入ります。投与量は経口投与と同等あるいは2/3といわれます。

　直腸炎や下痢の場合や，肛門・直腸に創部が存在する場合，重度の血小板減少・白血球減少時は投与を避けます。

## 2 オキシコドン

　オキシコドンは$\mu$受容体アゴニストで，モルヒネと同様にアヘンから抽出されます。オキシコドンの鎮痛効果は投与経路によって異なるのが特徴です。

### ①経口投与

　経口投与での鎮痛効果はモルヒネの1.5倍程度と考えられています。生体内利用率は60〜80%と極めて高く，また，代謝物のオキシモルフォンは活性があるものの血中濃度は極めて低いため，腎臓機能障害のある患者においても傾眠が問題になることは少なくなります。また，オキシコンチン錠は，徐放性製剤の製剤ピル（錠剤の抜け殻）として，そのまま便とともに排泄されます。

### ②静脈内投与

　オキシコドンを経口投与から静脈投与に変更する場合は，鎮痛効果が0.75倍程度になります。また，投与量は静脈内投与と皮下投与で同等と考えられます。

## 3 フェンタニル

　フェンタニルは，モルヒネの75〜100倍の鎮痛効果があるとされている合成麻薬です。$\mu_1$受容体に対する親和性が高く，$\mu_2$受容体に対する親和性が低いため，モルヒネに比べて便秘が生じにくいという特徴があ

ります。また，CYP3A4 によって代謝されるので，CYP3A4 阻害薬との併用による相互作用でも傾眠が問題になることはほとんどありません[2]。そのほかモルヒネやオキシコドンに比べ消化器症状が著しく少ないことが特徴です。

### ①貼付投与

フェンタニル貼付剤には，パッチとテープ製剤があり，3 日製剤と 1 日製剤が出ています。それぞれ 1 回の貼付で 72 時間，24 時間の鎮痛効果が維持できる長時間作用型製剤で，貼付剤の制御膜の面積によって投与量が節約されています。その他の特徴としては，経皮吸収剤であるため，皮膚のコンディションが薬物の吸収に影響します。また，著しい皮膚の乾燥や垢の多い状態でははがれやすくなり，十分な効果が期待できません[3]。

### ②注射投与

フェンタニルの静注と貼付での効果の比較において，投与速度が同じ場合は，ほぼ同等の鎮痛効果が得られるとされています。短時間での増量などの調節が必要な場合には，注射剤で速やかに鎮痛を行い，安定した段階でフェンタニル貼付剤に変更することもできます。

### ③口腔粘膜吸収剤

速放性製剤の口腔粘膜吸収剤にはバッカル錠と舌下錠があります。これらは，①突出痛を早く軽減させたい患者，②悪心・嘔吐，嚥下困難がある患者，③消化管閉塞がある患者，④レスキュー薬投与後に眠気が長く残り困っている患者，⑤フェンタニル貼付剤を使用中で，レスキュー薬による便秘で苦労している患者，⑥PS3 ～ 4 の患者（体を起こさなくても仰臥位のままで投与が可能なため）——に有効と考えられています。また，従来のレスキュー薬の考え方（経口剤の 1 日量の 1/6 あるいは注射剤の 1 ～ 2 時間量）で使用するのではなく，必ずタイトレーションを行い，持続痛が適切に管理されている場合のみ使用が可能です。

### ■4 タペンタドール

トラマドールの μ オピオイド受容体活性とノルアドレナリン再取り込み作用を強化しつつ，セロトニン再取り込み作用を減弱させた強オピオイド[5]であり，投与経路は経口のみです。モルヒネ，オキシコドンに続

く経口強オピオイドであり，オキシコドンと同程度の鎮痛効果と，神経障害性疼痛への高い有用性が期待されています。代謝活性がないため腎機能障害時にも使用可能であり，代謝は主にグルクロン酸抱合であるためCYPに関連した相互作用がなく，オキシコドンよりも消化器の副作用症状（便秘，悪心）が少ない薬剤です。

### 5 ヒドロモルフォン

　ヒドロモルフォンは，モルヒネやオキシコドンと同等の鎮痛効果を有します。代謝はグルクロン酸抱合で行われ，CYPによる代謝を受けにくく相互作用が少ないといわれています。

　1日1回投与の徐放性製剤，速放性製剤，注射剤の3製剤がそろっており，経口ヒドロモルフォンは経口モルヒネの5倍，注射ヒドロモルフォンは経口ヒドロモルフォンの5倍の鎮痛効果を有しています。

　したがって換算比は，経口ヒドロモルフォン：経口モルヒネ＝1：5，経口ヒドロモルフォン：注射ヒドロモルフォン＝5：1となり，経口オキシコドン10mgよりも少量(ヒドロモルフォン2mg，つまりモルヒネ10mg，オキシコドン6.6mg)で開始できるため，オピオイドナイーブな患者にも使いやすいとされています。

### 6 メサドン

　メサドンは，他の強オピオイドから切り替えて使用する薬剤であり，投与経路は経口のみです。海外（英国，米国）では死亡例や警告が出ているため，副作用（QT延長，呼吸抑制など）を十分に理解する必要があります。

　他のオピオイドと異なるのは，①処方医師は講習を受講し，薬剤師はその確認が必要，②μ受容体・δ受容体作動薬で，NMDA受容体拮抗作用やセロトニン・ノルアドレナリン再取り込み阻害作用を併せもっているため，神経障害性疼痛に対する有効性やオピオイド耐性の抑制，痛覚過敏の抑制が期待されている――という点が挙げられます。また，半減期が長く個人差があるため，他のオピオイドとの等鎮痛比は確立していません[4]。

## 文 献

1) Somogyi AA, et al.: Plasma concentrations and renal clearance of morphine, morphine-3-glucronide and morphine, morphine-6-glucuronide in cancer patients receiving morphine. Clin Pharmacokinet, 24（5）: 413-420, 1993
2) 的場元弘, 他：モルヒネからフェンタニールへの変更による進行癌患者の意識レベルの改善. 北里医学, 28（1）: 53-57, 1998
3) 的場元弘：身体的な痛みとそのケア. がん患者と対症療法, 13（2）: 11-18, 2002
4) National Cancer Institute：Pain（PDQ）
   （http://www.cancer.gov/cancertopics/pdq/supportivecare/pain/HealthProfessional/page3）
5) 中川貴之：トラマドールおよび新規オピオイド系鎮痛薬タペンタドールの鎮痛作用機序とその比較. 日本緩和医療薬学雑誌, 6（1）: 11-22, 2013

（塩川 満）

### ❶ オピオイド

## Q22
## モルヒネ使用時の留意点は？

モルヒネの鎮痛作用と副作用に関連していると考えられている主要活性代謝物のM-6-Gは，尿中から排泄されます。そのため，腎機能が低下している患者ではM-6-Gが蓄積し，副作用が増強する可能性があることから，モルヒネを使用する際には腎機能に注意しましょう。また，モルヒネ製剤にはさまざまな剤形があります。各製剤の特徴を理解し，患者に最適な剤形を選択しましょう。

### 腎機能低下時のM-6-G蓄積

経口投与されたモルヒネは，胃腸から容易に吸収されます。吸収されたモルヒネは主に肝臓と小腸内粘膜で代謝され，多くはグルクロン酸抱合体となります。その約44〜55％はモルヒネ-3-グルクロニド（M-3-G），約9〜10％がモルヒネ-6-グルクロニド（M-6-G）で，いずれもほとんどが腎臓から尿中に排泄されます。

M-6-Gは強力な鎮痛効果を示すだけでなく，悪心・嘔吐，鎮静，呼吸抑制などの副作用の原因にもなり得るので，腎機能が低下している患者ではM-6-Gの排泄遅延・蓄積により副作用が増強する可能性があります。M-6-Gの血漿中半減期は通常は2.5時間ですが，腎不全時には7.5時間にまで延長することがあり，投与回数あるいは投与量を減らす必要があります。

CKD診療ガイド2012（日本腎臓学会）には，クレアチニンクリアランス（CCr）10〜50mL/minの場合は75％に減量，CCr10mL/min未満の

場合は50％に減量し適宜調節するよう記載されています。しかしながら，モルヒネに対する反応は個人差がありますので，患者の痛みや副作用を注意深く観察しながら用量を調整することが大切です。

## モルヒネ製剤の剤形

2019年現在，日本で市販されているモルヒネ製剤は，モルヒネ塩酸塩かモルヒネ硫酸塩を含有しています。いずれの製剤も消化管吸収および薬理作用は同等であるとされていますが，各種製剤の特徴を理解したうえで，患者により適した製剤を選択しましょう。

### 1 経口製剤

経口製剤には，12時間ごと/24時間ごとに投与する徐放性製剤と，レスキュー薬として使用する速放性製剤があります。12時間ごとに投与する徐放性製剤には，錠剤，カプセル，細粒の3剤形があり，それぞれ徐放機構が異なります（表）。

このうち細粒は経鼻管投与が可能ですが，分散液に蒸留水を使用するとシリンジや経鼻管内への付着が多いことが報告されています。乳製品やカゼイン含有の経腸栄養剤を分散液に用いた場合は付着がほとんど認められず，速やかな注入が可能であったと報告されていますので，経鼻管投与を行う場合には分散液の選択に注意が必要です。

24時間ごとに投与する徐放性製剤はカプセル製剤で，速放性細粒と徐放性細粒が2：8の割合で充填されています。最高血中濃度到達時間が

### 表　モルヒネ製剤の徐放機構

|  | 錠剤 | カプセル | 細粒 |
|---|---|---|---|
| 規格 | 10mg，30mg，60mg | 10mg，30mg，60mg | 2%（10mg/0.5g/包）<br>6%（30mg/0.5g/包） |
| 徐放機構 | 高級アルコール膜によって徐放化されたマトリックス錠。消化管内で水分を吸収し，pH非依存的に硫酸モルヒネを徐々に放出する | 硫酸モルヒネの放出速度を制御した徐放性顆粒が硬カプセルに充填されている。顆粒を構成する徐放性膜で水分の進入を制御し，溶出速度をコントロールしている | 硫酸モルヒネを含む粒子をpH非依存型徐放性膜で覆い，さらに甘味層でコーティングしている。徐放性膜に浸透した消化管液がpHに関係なく硫酸モルヒネを溶解する |

0.7～0.9時間と，速やかにモルヒネ血中濃度が上昇するように設計されているため，投与後早期から24時間安定した鎮痛効果の維持が可能です。

速放性製剤には散剤，錠剤，水剤がありますが，消化管吸収に差はないので患者の容体や嗜好に合わせた剤形の選択が可能です。速放性製剤を定期投与に用いることも可能ですが，4時間ごとの投与が必要なので患者や医療者の負担を考慮しましょう。

### 2 非経口製剤

経口摂取が困難な場合に使用できる非経口製剤としては，注射剤と坐剤があります。注射剤は静脈内，皮下，硬膜外，くも膜下腔内へ投与が可能です。持続静脈内投与および皮下投与は，速やかにタイトレーションを行う必要があるときに有用です。

坐剤は，放出性と分散性を考慮して油脂性基剤が用いられているので，吸収が速やかで投与後約8時間まで有効血中濃度が保たれます。定期投与に用いる場合は6～12時間ごとに，レスキュー薬に用いる場合は2時間の間隔を空けて投与します。また，カッターナイフなどで半分に切って投与量を調節することも可能です。室温で長期保存できるので，半分に切って残った坐剤は食品用フィルムラップに包んで保管し，次回投与に使用することもできます。ただし，高用量が必要な場合には1回の挿入個数が増えてしまい患者の負担になるので，投与経路の変更を検討しましょう。

### 文 献

1) 日本緩和医療薬学会 編：緩和医療薬学，南江堂，2013
2) 日本緩和医療学会 緩和医療ガイドライン委員会 編：がん疼痛の薬物療法に関するガイドライン2014年版，金原出版，2014
3) 国立がん研究センター中央病院薬剤部 編：オピオイドによるがん疼痛緩和 改訂版，エルゼビア・ジャパン，2012
4) 武田文和，鈴木勉 監訳：トワイクロス先生のがん緩和ケア処方薬，医学書院，2013
5) 日本腎臓学会 編：CKD 診療ガイド2012，東京医学社，2012
6) 国分秀也，他：硫酸モルヒネ徐放性細粒（モルペス®細粒）における経管投与時のシリンジおよびカテーテルへの付着の検討．新薬と臨床，52（4）：461-469，2008
7) 各医薬品添付文書，インタビューフォーム

（尾関 あゆみ）

**❶ オピオイド**

# Q23
# オキシコドン使用時の留意点は？

**A**

オキシコドンが代謝されると活性代謝物のオキシモルフォンが生成されますが，腎機能低下による影響は臨床上問題になることはほとんどないとされています。また，オキシコドンは乱用防止機能を有する徐放性製剤が2017年に発売され，オピオイドの乱用・依存の回避と適正使用の推進に寄与していますが，その廃棄は正しい方法で行うよう注意しましょう。

## オキシモルフォンの特徴

　オキシコドンは半合成テバイン誘導体であり，その薬理作用はモルヒネ同様，$\mu$受容体を介して発現します。オキシコドンは主に肝臓でCYP3A4により非活性代謝物のノルオキシコドンへ，CYP2D6により活性代謝物のオキシモルフォンに代謝されます。

　オキシモルフォンはオキシコドンの約14倍の鎮痛効果をもちますが，そのAUCはオキシコドンの約1.4％と極微量であり，また，肝臓で代謝され不活性化されるため，腎機能低下による蓄積は臨床上問題ないと考えられています。ただし，高度の腎機能低下の場合には，患者の状態に合わせて減量やオピオイドスイッチングも考慮しましょう。

# 徐放錠使用時の留意点

## 1 乱用防止機能と廃棄の仕方

　米国でのオピオイドの乱用・誤使用増加の社会問題を背景に，日本でも2017年に，乱用防止機能のあるオキシコドン徐放錠が発売になりました。このオキシコドン乱用防止製剤は，添加物のポリエチレンオキシドにより徐放機能を有します。ポリエチレンオキシドは水和するとゲル状になる特徴をもち，服用後はゲル化されたポリエチレンオキシド内のオキシコドン塩酸塩水和物が徐々に放出されます（図）。

　このようなゲル化により水溶液にはならないため，水に溶かして注射器などで摂取する乱用行為を防ぐことができます。また，錠剤の強度が従来品よりも高く設計されており，粉末になるまで砕くことが困難なため，鼻腔粘膜から摂取する乱用行為（血中濃度を急激に上昇させる）を防ぐことができます。

　同製剤を医療機関や薬局で廃棄する場合には，溶解による廃棄は困難なため焼却するか，または粘着力の強いガムテープなどで錠剤を包み，見えない状態にして他の医薬品と同様に廃棄します。

## 2 食後投与での副作用発現

　オキシコドン徐放錠の添付文書の「用法・用量に関連する使用上の注意」には，「食事の影響により本剤の $C_{max}$ および AUC が上昇することか

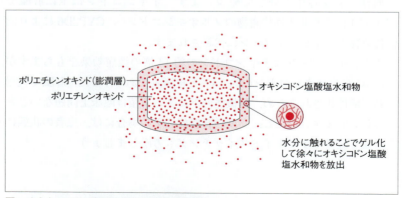

図　オキシコドン乱用防止製剤の徐放機構

ら，食後に投与する場合には患者の状態を慎重に観察し，副作用発現に十分注意すること。また，食後または空腹時のいずれか一定の条件下で投与すること」と記載されています。10mg 製剤では高脂肪食摂取後の投与は空腹時と比較すると，オキシコドンの $C_{max}$ が 73％，AUC が 38％の増加を認めています。オキシコドン乱用防止製剤の使用中に，疼痛の原因には変化がないのにオキシコドンの副作用が増強することがある場合には，食事内容の聴取も副作用の原因を探るのに有用かもしれません。

## その他経口製剤の留意点

レスキュー薬に使用される速放性製剤には，散剤と錠剤があります。散剤は 10mL の水で容易に 1 包を溶解できるので，内服包数が多い場合は患者の負担を減らすことができます。溶解して内服できる市販飲料は多いのですが，ビタミン飲料や栄養ドリンクは溶解直後からの含量低下が認められているので避けましょう。

また，徐放錠を定期内服していて，さらにレスキュー薬にも錠剤を使用する場合は，飲み間違いに十分注意するよう指導することが重要です。

### 文 献

1) 日本緩和医療薬学会 編：緩和医療薬学，南江堂，2013
2) 日本緩和医療学会 緩和医療ガイドライン委員会 編：がん疼痛の薬物療法に関するガイドライン 2014 年版，金原出版，2014
3) 国立がん研究センター中央病院薬剤部 編：オピオイドによるがん疼痛緩和 改訂版，エルゼビア・ジャパン，2012
4) 国分秀也：オキシコンチン TR 錠と従来品の違いは？．国分秀也の「ゼロから学ぶオピオイド」，日経メディカル Online（https://medical.nikkeibp.co.jp）
5) 各医薬品添付文書，インタビューフォーム
6) 国分秀也：最近のオピオイド製剤．薬剤学，78（3）：130-133，2018

（尾関 あゆみ）

**❶ オピオイド**

# Q24

# フェンタニル使用時の留意点は？

## A

フェンタニルの主代謝物のノルフェンタニルは非活性代謝物なので，腎機能が低下している患者でも比較的安全に使用することができます。しかし，フェンタニルの急速な血中濃度上昇は重篤な副作用を引き起こす可能性があるため，他のオピオイドよりも鎮痛用量と呼吸抑制発現用量が近いことや，貼付部位加温時に血中濃度が上昇することなどに注意を払います。

## CYP3A4 を介した相互作用のリスク

フェンタニルは合成オピオイドであり，低分子量で脂溶性が比較的高いため粘膜からの吸収が良好です。この特性が生かされた経皮吸収製剤と口腔粘膜吸収剤は，経口投与が困難な患者にも使用可能であり，有用です。

フェンタニルはほとんどが肝臓で代謝され，主にCYP3A4によりノルフェンタニルに代謝されます。ノルフェンタニルは非活性代謝物であるため，腎機能低下による影響を受けにくく，また，蛋白結合能が高いので透析による影響も受けにくいとされています。一方で CYP3A4 を介した薬物間相互作用には注意が必要です（284 頁，「Q55. 注意すべきオピオイドの相互作用とは？」参照）。

## 血中濃度上昇への注意

フェンタニルの経皮吸収製剤には 24 時間製剤と 72 時間製剤があり

ます。いずれも効果の発現は貼付開始12～14時間後であり、剥離後も16～24時間は鎮痛効果が持続するため、迅速な投与量調節は難しいのが難点です。2018年に、従来の最小規格0.3mg/日製剤よりも低含有量の0.15mg/日製剤が発売されました。これにより、より細かい投与量調節は可能になりましたが、添付文書に記載されているように、他のオピオイド鎮痛薬が一定期間投与され忍容性が確認された患者に使用し、貼付後2日間は増量を行わないようにしましょう。

動物実験ではありますが、フェンタニルはモルヒネやオキシコドンと比較すると、鎮痛作用発現から呼吸抑制発現までの血漿中濃度間の相対的乖離幅が狭いことが報告されています（図）。血中フェンタニル濃度が上昇する要因としては、薬物間相互作用や経皮吸収製剤貼付部位の加温が知られています。特に貼付部位加温時は、非加温時と比較するとAUCが約2倍になることが報告されており、日本でもフェンタニル経皮吸収製剤使用中の入浴による死亡例が確認されているため、患者・家族への十分な指導が必要です。

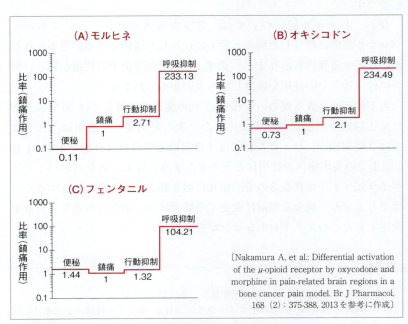

〔Nakamura A, et al: Differential activation of the μ-opioid receptor by oxycodone and morphine in pain-related brain regions in a bone cancer pain model. Br J Pharmacol, 168（2）: 375-388, 2013を参考に作成〕

図　鎮痛用量に対する各副作用発現用量の比

## 舌下錠とバッカル錠の特徴

　フェンタニル口腔粘膜吸収製剤は突出痛治療専用で，日本では舌下錠とバッカル錠が使用可能です。舌下錠は，キャリア粒子にフェンタニルクエン酸塩原末と崩壊剤，粘膜付着剤が混合されており，高い崩壊性と舌下粘膜での滞留性を有しています。舌下の一番奥のほうに置いておくと3分で約80％，5分で約90％が溶解して口腔粘膜から吸収され，バイオアベイラビリティは約50％です。

　一方，バッカル錠は，バッカル部位（上奥歯の歯茎と頬の間）に挟み込むように置いておくと，徐々に溶けて口腔粘膜から吸収されます。OraVescent テクノロジーが採用されており，発泡成分と唾液が混和して発生した炭酸ガスと pH 調節成分の働きにより，バッカル部位の唾液 pH が段階的に変化し，速やかな吸収と高いバイオアベイラビリティ（約65％）が得られます。国内で唯一のバッカル錠であり，患者にはあまり馴染みのない剤形のため，十分な効果を得るには使用法の丁寧な説明が必要です。

　なお，バッカル錠については，健康な成人ボランティアにおいて，バッカル部位に投与した場合と舌下に投与した場合では差が認められなかったとする報告もあります[5] ので，バッカル部位での使用が難しい場合には，舌下での使用を検討してもよいかもしれません。

　舌下錠とバッカル錠のいずれも，1回の突出痛に対しては30分以上空けて1回のみ追加が可能です。また，次の突出痛への使用は，舌下錠では2時間以上，バッカル錠では4時間以上空ければ可能ですが，1日4回までの突出痛への使用にとどめましょう。なお，各製剤のバイオアベイラビリティが異なるので，相互に切り替えたり代用したりすることはできません。異なる製剤に変更する場合には，新たに有効な1回量を決定するためのタイトレーションが必要です。

### 文　献

1) 日本緩和医療薬学会 編：緩和医療薬学，南江堂，2013
2) 日本緩和医療学会 緩和医療ガイドライン委員会 編：がん疼痛の薬物療法に関するガイドライン 2014 年版，金原出版，2014

3) 国立がん研究センター中央病院薬剤部 編：オピオイドによるがん疼痛緩和 改訂版，エルゼビア・ジャパン，2012

4) Nakamura A, et al.: Differential activation of the $\mu$-opioid receptor by oxycodone and morphine in pain-related brain regions in a bone cancer pain model. Br J Pharmacol, 168 (2)：375-388, 2013

5) Darwish M, et al.: Bioequivalence following buccal and sublingual placement of fentanyl buccal tablet 400 $\mu$g in healthy subjects. Clin Drug Investig, 28 (1)：1-7, 2008

6) 各医薬品添付文書，インタビューフォーム

**（尾関 あゆみ）**

## ❶ オピオイド

# Q25
# タペンタドール使用時の
# 留意点は？

## A

タペンタドールは，ノルアドレナリン再取り込み作用を有するオピオイドで，神経障害性疼痛に対する鎮痛効果も期待できます。また，消化器系の副作用の発現頻度がオキシコドンよりも低く，薬物代謝による影響を受けないという特徴をもちます。その反面，①剤形は経口徐放性製剤のみである，②高力価製剤がない，③錠剤が大きい，ということに留意すべきです。

## 消化器系副作用のリスクを低減

　タペンタドールの化学構造はトラマドールと酷似しており，いずれも，μオピオイド受容体とモノアミン再取り込み阻害作用にとって必要なジメチルアミノ基をもっています[1]（図）。トラマドールは鏡像異性体をもつラセミ化合物ですが，タペンタドールはセロトニン再取り込み阻害作用が少なくなるように，（R, R)-体の鏡像異性体のみが選択されています[1]。

　タペンタドールは，セロトニン再取り込み阻害作用を抑え，μオピオイド受容体に対する作用とノルアドレナリン再取り込み阻害薬作用をもつように開発されました。そのため，ノルアドレナリン再取り込み作用による神経障害性疼痛に対する効果をもちながらも，トラマドールの重篤な副作用であるセロトニン症候群の発現リスクは抑えられているのが特徴です。

薬剤の使い方・選び方　IV

Q25 タペンタドール使用時の留意点は？

**図　トラマドールとタペンタドールの構造式**

　タペンタドールは消化器系への影響が少ないことも大きな特徴です。タペンタドールの消化器症状の発現率をオキシコドンと比較すると，便秘（30.4％vs37.2％），悪心（28.6％vs35.5％），嘔吐（25.0％vs23.8％）で低いとの報告[2]があり，他の報告でもモルヒネやオキシコドンに比べ消化器系の副作用が少ないことが示されています。

## 薬理作用と鎮痛効果

　タペンタドールの薬理作用の最大の特徴は，オピオイド$\mu$受容体作動作用とモノアミン再取り込み阻害作用の2種類をもつこと（dual action analgesic と呼ばれる）と，開発のもとになったトラマドールとは違い，セロトニン再取り込み阻害作用が少ないことです[1]。

### ■ オピオイド受容体への親和性

　トラマドールは CYP2D6 による代謝を受け，活性代謝物の O-des-

119

表1　オピオイド受容体への親和性

| 薬物 | $K_i$ ($\mu$M) | | |
| --- | --- | --- | --- |
| | $\mu$ | $\delta$ | $\kappa$ |
| モルヒネ | 0.021 | 0.524 | 0.247 |
| トラマドール | 17.0 | >1,000 | 49.7 |
| M1 | 3.19 | 6.66 | 1.91 |
| タペンタドール | 0.16 | 0.97 | 0.91 |

M1: O-desmethyl tramadol（トラマドールの活性代謝物）
Ki 値が低いほど受容体への親和性が強い

methyl-tramadol（M1）が主な鎮痛効果を発揮しますが，一方，タペンタドールは効果を発揮するために代謝を受ける必要がありません（**表1**）。タペンタドールは，$\mu$受容体に対してモルヒネの1/10ほどの親和性をもち，また，モルヒネよりはやや弱いものの$\delta$受容体と$\kappa$受容体に対する親和性もあります。

## 2 モノアミン再取り込み阻害作用

　前述の通り，タペンタドールにはモノアミン再取り込み阻害作用があります（**表2**）。ノルアドレナリン再取り込み阻害作用の強さはトラマドールやM1の数倍あり，セロトニン再取り込み阻害作用の強さはM1の1/5程度です。

表2　モノアミン再取り込み阻害作用

| 薬物 | $K_i$ ($\mu$M) | |
| --- | --- | --- |
| | ノルアドレナリン | セロトニン |
| モルヒネ | >100 | >100 |
| トラマドール | 1.8 | 1.9 |
| M1 | 2.4 | 11 |
| タペンタドール | 0.48 | 2.37 |
| イミプラミン | 0.0066 | 0.0021 |

M1: O-desmethyl tramadol（トラマドールの活性代謝物）
$K_i$ 値が低いほど受容体への親和性が強い

### 3 神経障害性疼痛に対する効果

基礎研究・臨床研究においても，タペンタドールはトラマドールと同様に神経障害性疼痛に対する鎮痛効果が示されており，これはオピオイド受容体に対する作用とノルアドレナリン再取り込み阻害作用による相乗効果によるものではないかと考えられています[3]。

タペンタドールは神経障害性疼痛に対する効果の高さから，欧米諸国では，中等度から高度の慢性痛および有痛性糖尿病性末梢神経障害に対して使用されています。本邦では，日本人・韓国人の慢性がん性疼痛を対象とした臨床試験[2]を踏まえて，「中等度から高度の疼痛を伴う各種癌における鎮痛」で適応を取得しましたが，慢性疼痛に対する適応はありません。

## 代謝・排泄に関する留意点

タペンタドールは，そのほとんどがグルクロン酸抱合により不活化され尿中に排泄されるため，薬物相互作用をほとんど受けません。またCYPの関与もほとんどありません。

肝障害をもつ患者にタペンタドールを投与すると，肝障害のない患者に比べ$C_{max}$と$AUC_\infty$は上昇し，半減期は延長します（Child-Pugh Bの患者では肝機能障害のない患者に比べ$C_{max}$が2.5倍，$AUC_\infty$が4.2倍に上昇し，半減期が1.4倍に延長）。一方，腎機能障害は$C_{max}$と$AUC_\infty$にほとんど影響しないため，タペンタドールは腎機能障害があっても比較的使いやすいオピオイド鎮痛薬といえます。

## 乱用リスクと製剤上の工夫

トラマドールは身体依存や精神依存が少ないとする研究が多く，米国の規制物質法ではスケジュールⅣ（規制が厳重ではない薬物）に分類されています。本邦の麻薬及び向精神薬取締法でも規制を受けていません。一方，タペンタドールについては身体依存・精神依存に関する研究はあまりありませんが，μ受容体に対する作用の強さから，米国の規制物質法でスケジュールⅡ（医薬品として最も強い規制を受ける）に分類され

ており，本邦では麻薬に指定されています。

　タペンタドールは慢性疼痛に用いる目的で開発されたため，製剤には乱用防止技術の TRF（tamper-resistant formulation）が採用されています。TRF 錠は高い破壊強度をもっているため，破砕したり噛み砕いたりできず，また，水に溶かそうとしても粘性の高いゲルになるだけで，溶かせません。

## 規格・剤形の種類

　タペンタドールの徐放性製剤であるタペンタ錠は，どの規格も長径 17mm×短径 7mm×厚さ 5mm のサイズで，オキシコンチン錠の直径 7.1mm×厚さ 4.3〜4.8mm と比較すると，かなり大きいです。しかも，タペンタ錠の規格は 25mg 錠，50mg 錠，100mg 錠しかないため，高力価のオピオイドが必要な状況では内服の負担が相当大きくなります。そのほか，本邦では速放性製剤は承認されていないため，レスキュー薬には他のオピオイドを使用しなければならず，また，注射剤がないため，内服ができなくなったときはオピオイドスイッチングを余儀なくされます。

### 文 献

1) 中川貴之：トラマドールおよび新規オピオイド系鎮痛薬タペンタドールの鎮痛作用機序とその比較．日本緩和医療薬学雑誌，6：11-22，2013
2) Imanaka K, et al.: Efficacy and safety of oral tapentadol extended release in Japanese and Korean patients with moderate to severe, chronic malignant tumor-related pain. Curr Med Res Opin, 29（10）：1399-1409, 2013
3) Schröder W, et al.: Synergistic interaction between the two mechanisms of action of tapentadol in analgesia. J Pharmacol Exp Ther, 337（1）：312-320, 2011

（栗山 俊之）

## ❶ オピオイド

## Q26
## ヒドロモルフォン使用時の留意点は？

ヒドロモルフォン使用中に腎機能が増悪した場合は，必要に応じて投与量調整を行います。オピオイドナイーブの患者に徐放性製剤で導入する場合，添付文書上の開始量よりも少量で開始することで，副作用を回避できる可能性があります。

### 薬理作用

　ヒドロモルフォンは，グルクロン酸抱合によりH3G（hydromorphone-3-glucuronide）に代謝され腎臓から排泄される点はモルヒネと類似しています。しかし，H3Gはモルヒネの代謝物（M-6-G）のような活性はないため，代謝物の蓄積による影響がなく，また，尿中の未変化体も3％程度と少ないことから[1]，腎障害時にはモルヒネより安全に使用できます。

　透析患者においても，ヒドロモルフォンは有効かつ安全に使用することが可能です[2]。ただし，外国人を対象とした薬理学的研究[3]において，AUCが中等度腎障害患者（クレアチニンクリアランス40～60mL/min）で2倍，重度腎障害患者（同30mL/min未満）では4倍高かったことから，ヒドロモルフォンを使用していて急速に腎機能が悪化した場合は，眠気などの副作用が増強するようであれば減量するなどの投与量調整を行います。

また，グルクロン酸抱合で代謝されるため，CYPで代謝されるオキシコドンやフェンタニルと比べて薬物相互作用を生じる薬剤は少ないと想定されます。

## 徐放性製剤の留意点

### 1 開始量

ヒドロモルフォン徐放性製剤は，最小規格は2mgですが添付文書上の開始量は4mg/日となっています。しかし承認時臨床試験では，オピオイドナイーブの患者に経口ヒドロモルフォン1日4mg（モルヒネ経口換算20mg）で導入したところ悪心・嘔吐の発現頻度は約40％で，オキシコドン1日10mg（モルヒネ経口換算15mg）の約20％よりも高頻度という結果になりました。

オピオイドによる悪心・嘔吐は耐性が形成されるため，最もハイリスクなのはオピオイドの導入時と考えられます。導入時に悪心・嘔吐を生じさせないことが，その後のアドヒアランス維持のために重要なのは言うまでもありません。

添付文書上の用量とは異なりますが，オピオイドナイーブの患者にヒドロモルフォン徐放性製剤を開始する際は，2mgに減量して開始するなどの配慮が副作用を避けることにつながります。この場合は，他の強オピオイドと同様に，予防的な制吐薬を一律に使用する必要はありません。

### 2 内服時刻

内服時刻に決まりはありません。24時間製剤のため服用は1日1回で済み，12時間ごとなどと時間に縛られない点がメリットです。そのメリットが活きるように，内服時刻は患者のライフスタイルや症状が増悪する時間帯などに合わせて，最も都合の良い時間に設定します。

例えば，症状が夜から明け方にかけて強くなる場合は就寝前に，症状が日中に強い場合は朝に，症状が夕方から強くなる場合は昼に内服するなどです。また，添付文書上の用法とは異なりますが，朝食後と夕食後などと2回に分けても構いません。その場合でも，正確に12時間ごとに使用しなくてよいのが24時間製剤のメリットです。

## 速放性製剤の留意点

ヒドロモルフォンの速放性製剤は錠剤であるため，徐放錠と取り違えるのではとの懸念を抱かれることもあるようです。その対策としては，人間は色の識別能力が高いとされていることから，両剤のヒートの色で区別するよう指導するとよいでしょう。

口腔乾燥や頭頸部がんによる頸部の痛み，頸椎転移のある患者では，散剤を服用する際に苦痛を伴います。その理由は，散剤を服用するときは必ず頸部を伸展しなければならないからです。また，ヒドロモルフォンの速放性製剤は速崩壊錠の技術を使用しているため，容易に簡易懸濁が可能です。つらいときに使用するレスキュー薬は，患者の嗜好や状況に合った剤形を選択することが大切です。

## 注射剤の留意点

### 1 換算比の設定

ヒドロモルフォンによらず，オピオイド間の換算比については質の高いエビデンスに乏しいのが現状です。もとより換算比は目安であり，患者の腎機能や肝機能，痛みの状況や副作用への感受性など，オピオイドスイッチング時の投与量設定に影響する因子は数多くあります。そのため臨床現場では，目安となる換算比を決めておき，スイッチングや投与経路変更の際には，痛みと眠気の状況，腎機能などから投与量を決めます。

オピオイドを替えるにあたって何よりも大切なのは，変更後の詳細な観察と投与量調整です。参考までに，筆者の施設で用いているヒドロモルフォン関連の換算表を図に示します。

### 2 高濃度製剤の特徴

ヒドロモルフォン注射剤には0.2％と1％（高濃度）のラインナップがあります。1％製剤は高用量の持続皮下投与が可能です。1カ所の皮膚から1mL/時間までの投与量とすると，1％ヒドロモルフォン注を使用した場合はモルヒネ注換算2,000mg/時間まで皮下投与できることになります。

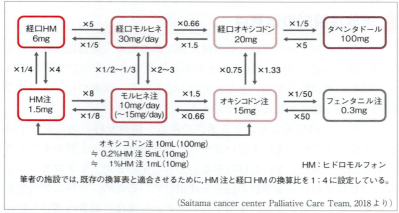

図　強オピオイドの換算表の例

また，1％ヒドロモルフォン注は1mL中に含まれる投与量がオピオイドのうち最も高用量であるため，必要なアンプル数が少なくて済み，アンプルカットの手間も省けます。下記は10mLのシリンジに搭載するメニューです。1日投与量は同じですが，1％製剤を用いるほうがアンプルカットの手間が省力化できることがわかります。

- 0.2％ナルベイン 10mL（<u>10アンプル</u>）
  0.4mL/時間（19.2mg/日）
- 1％ナルベイン 2mL（<u>1アンプル</u>）＋ 生理食塩水 8mL
  0.4mL/時間（19.2mg/日）

### 文献

1) 各医薬品インタビューフォーム
2) Davison SN, Mayo PR：Pain management in chronic kidney disease：the pharmacokinetics and pharmacodynamics of hydromorphone and hydromorphone-3-glucuronide in hemodialysis patients. J Opioid Manag, 4（6）：335-336, 339-344, 2008
3) DurninC, et al.: Pharmacokinetics of oral immediate-release hydromorphone in subjects with renal impairment. Proc West Pharmacol Soc, 44：81-82, 2001

（余宮 きのみ）

薬剤の使い方・選び方　IV

**❶ オピオイド**

# Q27
## メサドン使用時の留意点は？

**A**

メサドンの特徴的な薬物変動による副作用や，多剤併用時の相互作用に注意する必要があります。また，他のオピオイドからの切り替え時には重篤な副作用に細心の注意を払うほか，QT延長や呼吸抑制の兆候を見逃さない患者指導・モニタリングが求められます。

## メサドンの位置づけと流通管理

　メサドンは薬理学的な特徴として，μオピオイド受容体に作用するとともにNMDA受容体阻害作用をもっています。強オピオイド鎮痛薬に分類されますが，日本ではモルヒネ，オキシコドン，フェンタニルなどの他の強オピオイド鎮痛薬の投与で疼痛管理が困難な場合に使用する第4段階目の薬剤と位置づけられています。

　メサドンはQT延長の副作用をもつことや，半減期が長く過量投与のリスクが高いことから，がん疼痛の治療に精通し，そのリスクなどについて十分な知識をもつ医師のもとで使用されるよう，処方に関しては事前に「処方可能医師」としての登録（e-ラーニング受講と理解度確認試験）が，製剤の発注には調剤責任薬剤師としての登録が，そして調剤時には処方医師の登録の確認が必要になります。

## 血中濃度変動による副作用

　メサドンは他のオピオイドに比べ，呼吸抑制およびQT延長の副作用

127

が多いと考えられています。これはメサドンの薬理作用によるものですが，特徴的な薬物動態による血中メサドン濃度の変動が大きく関わっているといわれています。

### ・血中濃度変動の特徴

メサドンは非常に半減期が長いため（約40時間），投与開始から徐々に薬物は体内に蓄積し，血中メサドン濃度が安定するまで約1週間程度かかると考えられます。また，メサドンは自己代謝誘導を起こすため，投与開始から徐々に血中メサドン濃度は上昇するのですが，途中で血中メサドン濃度は低下し，定常状態に達します（図）。

アルカリ尿では，腎尿細管再吸収によるメサドンの排泄遅延が示されています[2,3]。さらに，メサドンは約20％が未変化体として尿中に排泄され，約80％が肝臓で代謝されます。したがって，腎機能障害時より肝機能障害時のほうが，メサドン血中濃度変動は大きいと考えられています。

このように，メサドンはさまざまな要因により血中濃度が変動します。メサドン投与量（血中メサドン濃度）とメサドンの副作用との関係は重要であり，メサドン投与量が上昇するとQT延長のリスクが上がること

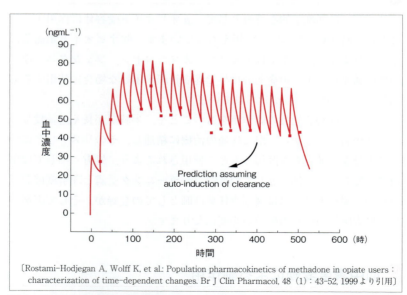

〔Rostami-Hodjegan A, Wolff K, et al.: Population pharmacokinetics of methadone in opiate users : characterization of time-dependent changes. Br J Clin Pharmacol, 48 (1) : 43-52, 1999 より引用〕

**図　メサドン投与後における血中メサドン濃度推移**

が示されています[4]。したがって，メサドンを臨床使用する際は，血中濃度推移を予測し，患者モニターすることが重要になってきます。

## 他剤との相互作用

メサドンは他剤との薬物間相互作用も多くみられます。メサドンの薬物間相互作用を考えるうえで，CYP3A4，CYP2B6，CYP2D6 の活性の違いは重要です。

CYP3A4 阻害薬であるアゾール系抗真菌薬およびマクロライド系抗菌薬は，メサドンの血中濃度を上昇させます。また，CYP3A4 阻害作用のあるグレープフルーツジュースを併用することでメサドンの AUC が1.2 倍上昇したとの報告があります[5]。さらに，CYP3A4 誘導薬のリファンピシンとの併用でメサドンの AUC が 0.25 倍に低下しています[6]。

そのほか，CYP2D6 阻害薬のパロキセチン併用によりメサドンのAUC が 40％程度上昇したとの報告があります[7]。また，非ヌクレオチド逆転写酵素阻害薬であるエファビレンツは，メサドンの AUC を 0.43倍低下させます[8]。

## 切り替え時の留意点

### 1 重篤な副作用を回避

他の強オピオイド鎮痛薬からメサドンへ切り替え方法は，わが国の添付文書および成書に報告されています（表）[9, 10]。Moksnes ら[11] が，モルヒネあるいはオキシコドンからメサドンへの切り替え試験を行った結果，stop and switch 群（モルヒネあるいはオキシコドン中止後，すぐにメサドン投与）のほうがドロップアウトの症例が多く，2 名が死亡，1 名が重篤な鎮静となっています。一方，3-days switch 群（3 日間かけて段階的に切り替え）では，重篤な副作用は起きなかったとされています。

他の強オピオイド鎮痛薬からの切り替えに関しては，メサドンが他のオピオイドと交叉耐性が不完全なことから[12]，慎重に行う必要があると考えられ，それぞれのオピオイド製剤の血中濃度推移を考えながら切り替える必要があります。

表　他のオピオイドからメサドンへの切り替え方法

| 方法1 | 1）現在のオピオイドを 1/3 減らし，モルヒネ換算で1日量の10%をメサドン1日量とし8時間ごとに投与<br>2）2～3日で最初のオピオイド量の 1/3 量へ減量<br>3）中等度～高度の痛みがあれば，メサドンを増量<br>4）突出痛に対して，レスキュー薬を使用 |
|---|---|
| 方法2 | モルヒネを中止。モルヒネ1日量の 1/5 量をメサドン1日量とし8時間ごとに投与<br>※モルヒネ1日量 30～180mg までとする |
| 方法3 | 1）1日目にモルヒネを 1/3 減らし，以下の割合でメサドンを8時間ごとに投与<br>　モルヒネ1日量 90mg 未満の場合，4：1<br>　モルヒネ1日量 90～300mg 未満の場合，6：1<br>　モルヒネ1日量 300mg 以上の場合，8：1<br>2）2日目に鎮痛コントロールされていれば，モルヒネを減量。中等度～高度の痛みがあれば，メサドンを増量。レスキュー薬を使用<br>3）3日目にモルヒネ中止。中等度～高度の痛みに対してメサドン増量。レスキューはメサドン1日量の10%を使用 |
| 方法4 | 1）モルヒネ中止。以下の割合でメサドンを使用<br>　モルヒネ1日量 90mg 未満の場合，4：1<br>　モルヒネ1日量 90～300mg 未満の場合，8：1<br>　モルヒネ1日量 300mg 以上の場合，12：1<br>2）レスキューに対して，メサドン1日量の 1/6 量を使用 |
| 方法5 | 1）モルヒネ中止。1回量として，30mg を上限に1日モルヒネ投与量の10%のメサドンを投与<br>2）中等度～高度の痛みに対して，必要に応じ，3時間ごとにメサドン投与<br>3）6日目に4日目と5日目の48時間投与量を4分割し，12時間ごとにメサドン投与 |
| 添付文書 | 経口モルヒネ換算において，<br>1日 60mg 以上，160mg 未満の場合，経口メサドン 5mg×3/日<br>1日 160mg を超え，390mg 以下の場合，経口メサドン 10mg×3/日<br>1日 390mg を超える場合，経口メサドン 15mg×3/日 |

## 2 レスキュー薬の重要性

　メサドンは消失半減期が非常に長いのですが，$\alpha$ 分布相で一過性に血中濃度が上がり，急速に血中濃度が低下するため，効果発現は早いものの，初期では効果持続時間が短くなります。一方，反復投与ではメサドンの長い消失半減期により，血中メサドン濃度が蓄積し十分な鎮痛効果を及ぼすため，効果持続時間が長くなると考えられています。

　経口モルヒネからメサドンへの切り替えで，同等の鎮痛効果を示すまで平均3日（1～7日間）を要したとの報告があるため[13]，投与初期では，効果持続時間も短いためレスキュー薬が必要になると考えられます。また，わが国の添付文書上では，投与開始あるいは増量後1週間は投与

量を変更してはいけないことになっていますので，レスキュー薬をうまく使用することが重要になってきます。

## 副作用対策

### 1 患者への指導

メサドンにより QT 延長あるいは呼吸抑制の重篤な副作用を発現することがありますので，患者にもその兆候（動悸，めまい，立ちくらみ，失神，浅い呼吸，極端な眠気・疲労感など）が発現した場合は，速やかに病院で診察を受けるように指導する必要があります。また，メサドンの特徴を十分に患者に説明し，他の薬を開始したり中止する前に，医師あるいは薬剤師に相談する必要があります。さらに，医師の指示通りにメサドンは服用しなければならないことを説明する必要があります。

### 2 リスク因子の把握

われわれ医療スタッフは，メサドンを投与する際は，心電図検査を定期的に行ったり，呼吸数などのバイタルサインを綿密に観察する必要があります。さらに，QT 延長および呼吸抑制のリスク因子を把握し，メサドン投与の可否を判断しなければなりません。

呼吸抑制のリスク因子として，高齢者，基礎疾患，肝あるいは肺疾患，睡眠時無呼吸，多剤併用，オピオイドナイーブ/低耐性，高用量メサドン，急速なタイトレーションなどが挙げられます。

QT 延長のリスク因子としては，薬剤投与前に QT 時間が長い人（正常上限～境界域；420 ～ 460ms），高齢者，女性，徐脈，電解質異常（低 K あるいは低 Na 血症），器質的心疾患，QT 時間を起こしやすい薬剤の併用，CYP3A4 阻害剤の併用，遺伝子異常などが挙げられます。

### 文 献

1) Rostami-Hodjegan A, Wolff K, et al.: Population pharmacokinetics of methadone in opiate users : characterization of time-dependent changes. Br J Clin Pharmacol, 48（1）: 43-52, 1999

2) Nilsson MI, Widerlöv E, et al.: Effect of urinary pH on the disposition of methadone in man. Eur J Clin Pharmacol, 22 (4): 337-342, 1982

3) Nilsson MI, Anggård E, et al.: Pharmacokinetics of methadone during maintenance treatment: adaptive changes during the induction phase. Eur J Clin Pharmacol, 22 (4): 343-349, 1982

4) Kornick CA, Kilborn MJ, et al.: QTc interval prolongation associated with intravenous methadone. Pain, 105 (3): 499-506, 2003

5) Benmebarek M, Devaud C, et al.: Effects of grapefruit juice on the pharmacokinetics of the enantiomers of methadone. Clin Pharmacol Ther, 76 (1): 55-63, 2004

6) Kharasch ED, Hoffer C, et al.: Role of hepatic and intestinal cytochrome P450 3A and 2B6 in the metabolism, disposition, and miotic effects of methadone. Clin Pharmacol Ther, 76 (3): 250-269, 2004

7) Begré S, von Bardeleben U, et al.: Paroxetine increases steady-state concentrations of (R)-methadone in CYP2D6 extensive but not poor metabolizers. J Clin Psychopharmacol, 22 (2): 211-215, 2002

8) Clarke SM, Mulcahy FM, et al.: The pharmacokinetics of methadone in HIV-positive patients receiving the non-nucleoside reverse transcriptase inhibitor efavirenz. Br J Clin Pharmacol, 51 (3): 213-217, 2001

9) メサペイン錠添付文書

10) Davis M, et al. ed: Opiods in Cancer Pain second edition, p234, Oxford University press, 2009

11) Moksnes K, Dale O, et al.: How to switch from morphine or oxycodone to methadone in cancer patients? a randomised clinical phase II trial. Eur J Cancer, 47 (16): 2463-2470, 2011

12) Inturrisi CE: Clinical pharmacology of opioids for pain. Clin J Pain, 18(4 Suppl): S3-13, 2002

13) Ripamonti C, Groff L, et al.: Switching from morphine to oral methadone in treating cancer pain: what is the equianalgesic dose ratio?. J Clin Oncol, 16 (10): 3216-3221, 1998

**（国分 秀也，龍 恵美）**

## ❶ オピオイド

# Q28

# レスキュー薬とは？

## A

レスキュー薬とは，鎮痛薬が定時投与されている患者さんに対し，基本処方の不足を補うために投与される即効性鎮痛薬のことです。オピオイド鎮痛薬開始時や，持続痛改善後に残存する突出痛の治療において重要な役割を果たします。

### レスキュー薬が重要となる2つの場面

レスキュー薬とは，鎮痛薬が定時投与されている患者さんにおいて，基本処方の不足を補うために投与される即効性鎮痛薬のことです。オピオイド鎮痛薬が使用されている次のような場面で重要な役割を果たしています。

・がんによる痛み（background pain）治療のために定時オピオイドのタイトレーションを行うとき
・持続痛が適切にコントロールされた後に残存する突出痛（breakthrough pain）を治療するとき

それぞれの場面でレスキュー薬設定の考え方が異なりますので，本稿では，これら2つの状況におけるレスキュー薬の考え方を示します。

### がんによる痛み治療とレスキュー薬

#### ❶ 定時オピオイドタイトレーション時の使い方

がんによる痛みの多くは持続的な痛みであり，その強さが1日のなか

で変動するようなパターンを示します（12 頁，「Q3. 持続痛とは？　突出痛とは？」参照）。このような痛み（background pain）の治療において，非オピオイド鎮痛薬や，軽度～中等度の強さの痛みに用いるオピオイドの定時投与で除痛不十分であれば，中等度～高度の強さの痛みに用いるオピオイド鎮痛薬を開始します。

　この際，オピオイド鎮痛薬の必要量には個人差があるため，内服可能な場合は，開始量の徐放性製剤を定時オピオイドとして投与するとともに，除痛が不十分なときに使用できる速放性製剤をレスキュー薬として準備します。定時オピオイド鎮痛薬は，痛みが十分に緩和され，副作用が許容できる量まで増量します（タイトレーション）。タイトレーションの際に用いるレスキュー薬には"除痛"に加えて"定時オピオイドを安全に増量するための目安"という役割があります。

　したがって，タイトレーション時のレスキュー薬には，定時オピオイド鎮痛薬と同じ種類・投与経路の速放性製剤が推奨されます。その1回量は経験的に，定時オピオイド1日内服量の 1/6 を目安として，製剤の規格に合わせて設定します（表）。また，速放性製剤の $T_{max}$ を考慮し，投与間隔は1時間以上空けて反復可，とします[1]。内服困難な場合は注射剤の持続静・皮下注を行い，レスキュー薬1回量は1～2時間量の早送りとします。

表　定時オピオイドのタイトレーションに用いるレスキュー薬の種類と1回量

| | | | | | | | | |
|---|---|---|---|---|---|---|---|---|
| 定時オピオイド投与量（mg/日） | モルヒネ | 10 | | 20 | 30 | 60 | 90 | 120 |
| | オキシコドン | | 10 | | 20 | 40 | 60 | 80 |
| | ヒドロモルフォン | 2 | | 4 | 6 | 12 | 18 | 24 |
| | フェンタニル貼付剤[*1] | | 0.15 | | 0.3 | 0.6 | 0.9 | 1.2 |
| | タペンタドール | | 50 | | 100 | 200 | 300 | 400 |
| レスキュー薬1回量の目安（mg） | モルヒネ | | | 5 | 5 | 10 | 15 | 20 |
| | モルヒネ（坐剤） | | | 5 | 5 | 10 | 15 | 20 |
| | オキシコドン | | 2.5 | | 5 | 7.5 | 10 | 15 |
| | ヒドロモルフォン | 0.5[*2]（1） | | 1 | 1 | 2 | 3 | 4 |

*1：数値は1日当たりのフェンタニル放出量　*2：分割可能であれば

## 2 フェンタニル貼付剤・口腔粘膜吸収剤の位置付け

フェンタニル貼付剤は，不安定な痛みに対するタイトレーションでは推奨されませんが，低用量の経口オピオイドを投与していて，便秘や悪心・嘔吐などの副作用のために継続困難な場合に，定時オピオイドとして切り替えて使用することはあります。この場合のレスキュー薬には経口オピオイド選択しますが，内服困難ならばモルヒネ坐剤やオピオイド注射剤の早送りを選択する必要があります。

フェンタニル口腔粘膜吸収剤は，持続痛がコントロールされた後にみられる突出痛専用のレスキュー薬です。コントロールされていない持続痛治療時のレスキュー薬として使用することは安全性と効果の両面から推奨されません。

## 定時オピオイドタイトレーション終了後の突出痛とレスキュー薬

定時オピオイドタイトレーション後にも多くの患者さんが突出痛（一過性の痛みの増強）を経験します[2, 3]。

突出痛は，元からの痛みに関連（連続）して発生する場合や，元からの痛みとの関連（連続性）はなく体動などに伴って発生する場合があり，その時間経過（発生からピークまでの時間，持続時間），予測の可否，誘因の有無などが異なります（5頁，「Q2. がんの痛み（体性痛，内臓痛，神経障害性疼痛）のメカニズムと特徴は？」参照）。そのため突出痛治療では，図のアルゴリズムに従って，レスキュー薬の投与タイミング，投与量，種類などを変更する必要があります。アルゴリズムの流れを以下に詳述します。

## 1 持続痛が適切にコントロールされていることを確認する

持続痛が十分にコントロールされていなければ，定時オピオイドを再度タイトレーションします。

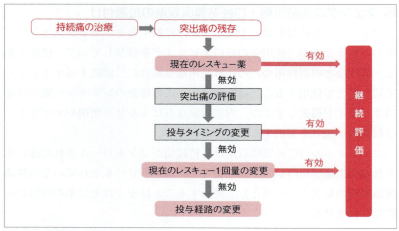

図　突出痛とレスキュー薬の考え方

## 2 現在のレスキュー薬の効果を評価する

患者さんは持続痛の治療において，レスキュー薬をすでに使用しています。その効果が十分なら変更は不要ですが，効果が不十分な場合には次のような検討とアプローチを行います。

### ①突出痛の評価

突出痛について，以下に挙げる特徴を評価します。
- 痛みの発生からピークに達するまでの時間（Time to Peak）
- 痛みの持続時間
- 予測の可否

### ②投与タイミングの変更

予測可能な突出痛に対しては，体動が誘因である場合は体動の30～60分前にレスキュー薬の経口オピオイドを投与します。また，突出痛のTime to Peakが短い場合は，レスキュー薬の自己管理などにより迅速にレスキュー薬を使用できるように配慮します。

### ③レスキュー薬の1回量を増量する

突出痛の程度は個々に異なるため，定時オピオイドの徐放性製剤1日量とレスキュー薬1回量の間には相関がありません。この点は，前述した徐放性製剤のタイトレーション時と異なることを理解しておきましょ

う。レスキュー薬で十分な効果が得られない場合は，眠気などの副作用が許容できるのであればレスキュー薬1回量の増量を検討します。

#### ④レスキュー薬の投与経路を変更する

突出痛の Time to Peak と持続時間が短い場合は，レスキュー薬の経口オピオイドの薬物動態が痛みの時間経過と合っていないため，痛みが強いときには効果が発現しておらず，痛みが終息した後に血中濃度が上昇して眠気などの副作用を引き起こす場合があります。

このような場合は，作用発現の早いフェンタニル口腔粘膜吸収剤を使用します。同剤は投与開始5〜15分後からプラセボに比較して有意な鎮痛効果がみられ，60〜120分後まで効果が持続し，薬物動態が平均的な突出痛の時間経過に似ています。剤形にはバッカル錠[4]と舌下錠[5]があり，用量調節期と維持投与期の使用方法が決められています。

上記の①〜④のプロセスを経てもなお Time to Peak が短く，持続の短い突出痛が頻発する患者さんでは，注射剤を PCA ポンプなどで使用することが必要な場合もあります。その際は，定時オピオイド1日量を注射剤1日量に換算し，その1〜2時間量を15〜30分以上間隔を空けて反復静注または皮下注できるように設定します。

### 文献

1) 日本緩和医療学会緩和医療ガイドライン作成委員会 編：がん疼痛の薬物療法に関するガイドライン2014年版，金原出版，2014
2) Daeninck P, et al.: Canadian recommendations for the management of breakthrough cancer pain. Curr Oncol, 23（2）：96-108, 2016
3) Working Group Nientemale DEI: What to do, and what not to do, when diagnosing and treating breakthrough cancer pain（BTcP）：expert opinion. Drugs, 76（3）：315-330, 2016
4) イーフェンバッカル錠 インタビューフォーム
5) アブストラル舌下錠 インタビューフォーム

（冨安 志郎）

**❶ オピオイド**

# Q29

## モルヒネ・オキシコドンの経口投与の始め方，用量の調節方法は？

### A

オピオイドの経口投与を始める際は，①合併症，②併存する症状――の検討を行ったうえで薬剤を選択します。体格が小さい場合や，高齢者，全身状態が不良である場合は，少量からの開始が望ましいでしょう。用量の調節方法について明確なエビデンスはありませんが，個々の患者に合わせて至適用量まで増量することが重要です。

## 各種ガイドラインでの第一選択薬

　これまで欧米のガイドラインでは，モルヒネ製剤がオピオイドの第一選択薬として記載されていました。その主な理由は，①さまざまな剤形があり，投与経路の選択肢が多いこと，②広く知れ渡り，使い慣れていること，③安価であること――などであり，モルヒネが他のオピオイドよりも鎮痛効果が優れているというエビデンスによるわけではありません。
　欧州緩和ケア学会がリリースした最新の「がん疼痛に対するオピオイドのガイドライン」では，モルヒネもオキシコドンも中等度〜強度のがん性疼痛に対するオピオイド（WHO除痛ラダーのステップ3）の第一選択薬とすることが弱い推奨とされています。また，日本緩和医療学会が2014年にリリースした「がん疼痛の薬物療法に関するガイドライン」では，患者の状態（可能な投与経路，合併症，併存症状，痛みの強さなど）から個々の患者に合わせたオピオイドを選択することが推奨されています。

138

## 腎機能評価とオピオイド選択

　合併症について検討する場合，まずは腎機能障害の有無を確認します。

　経口投与により吸収されたモルヒネは，主に肝臓でモルヒネ–3–グルクロニド（M–3–G）やモルヒネ–6–グルクロニド（M–6–G）といったグルクロン酸抱合体に代謝されます。このうちM–6–Gは活性代謝物であり，モルヒネの鎮痛効果や副作用に関連していると考えられています。M–6–Gはほとんどが腎臓から排泄されるため，腎機能障害がある患者では，M–6–Gの蓄積によって眠気や悪心・嘔吐などの副作用が投与量に比して強く出現することがあるので，注意が必要です。

　一方，オキシコドンは，肝臓で主代謝物のノルオキシコドンおよび活性代謝物のオキシモルフォンに変換されます。ノルオキシコドンは非活性代謝物であり，また，オキシモルフォンの生成量はごく少量なので，オキシコドンは腎機能の影響を受けにくいと考えられます。GFR（糸球体濾過量）≦30の場合や腎機能障害の悪化が懸念される場合には，モルヒネ製剤の選択は避けてオキシコドン製剤を第一選択薬とするのが望ましいでしょう。

## 呼吸困難評価とオピオイド選択

　併存する症状の検討では，呼吸困難の評価を行います。

　呼吸困難は「呼吸時の不快な感覚」であり，がん患者の約半数に生じることが報告されています。痛みと同様に主観的な症状であり，不安や死の切迫感と密接に関連することが多いので，迅速な症状緩和が必要な身体的苦痛のひとつです。

　これまでの研究では，モルヒネの全身投与はプラセボと比較して，呼吸困難を統計学的に有意に緩和することが示されています。これはモルヒネが，①呼吸困難の感受性を中枢神経系で低下させる，②低酸素血症や高炭酸ガス血症への感受性を低下させる，③酸素消費量を低下させる——ことなどが関係していると考えられており，「がん患者の呼吸器症状の緩和に関するガイドライン2016年版」では，呼吸困難に対するモルヒネの全身投与は強い推奨となっています。また，オキシコドンの全

身投与はがん患者の呼吸困難を緩和する可能性が示唆されており，腎機能障害や有害事象でモルヒネ投与を回避することが望ましい場合には，モルヒネの代替としてオキシコドンを全身投与することが，弱いエビデンスではありますが，推奨されています。一方，フェンタニルの全身投与による呼吸困難に対する有効性は十分な研究結果が得られておらず，呼吸困難に対してフェンタニルの全身投与は行わないことが推奨されています。

そのほか，併用する薬物との薬物間相互作用なども考慮する必要があります（284頁，「Q55. 注意すべきオピオイドの薬物相互作用とは？」参照）。

## 用量調節の2つの方法

オピオイド開始時の初期投与量は，一般的には経口モルヒネ換算で20〜30 mg/日とし，鎮痛効果と副作用を評価しながら至適用量まで増量します。至適用量とは，持続痛が十分にコントロールされ患者の満足度が高く，かつ，苦痛となるような副作用が認められない用量です。

定時オピオイド鎮痛薬の増量を行う際は，持続痛の残存の有無やレスキュー薬の服用状況などを参考にします（133頁，「Q28. レスキュー薬とは？」参照）。特別な理由がない限り，レスキュー薬は定時オピオイド鎮痛薬と同じ種類の速放性製剤を用いるのが望ましいでしょう。

用量調節には，図に示す2つの方法があります。オピオイドの増量方法については，臨床研究で十分に検証されておらず，質の高いエビデンスはありませんが，WHO方式がん疼痛治療法に基づく増量により鎮痛効果を得られることが，複数の観察研究で示されています。このことから「がん疼痛の薬物療法に関するガイドライン」では，前日のレスキュー薬の使用回数を参考にしながら定時オピオイド鎮痛薬の1日量の30〜50%を原則として，患者の状況に応じて増減することを推奨しています。増量の間隔は速放性製剤では24時間，徐放性製剤では48時間とし，投与経路は定時オピオイド鎮痛薬と同じ経路とすることが原則となっていますが，痛みが強く迅速な鎮痛効果が必要な場合はこの限りではありません。

# IV 薬剤の使い方・選び方

## Q29 モルヒネ・オキシコドンの経口投与の始め方，用量の調節方法は？

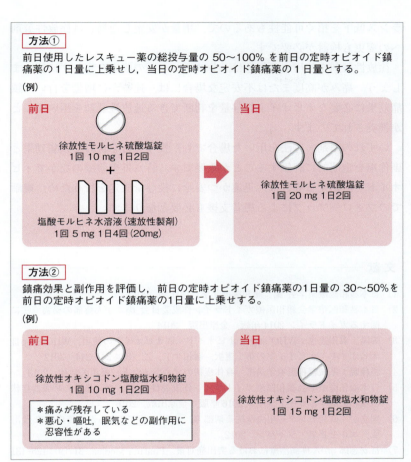

図　オピオイドの用量調節の方法と例

## 徐放性製剤と速放性製剤の使い分け

「オピオイドを開始するのに，徐放性製剤と速放性製剤のどちらから開始するか？」という臨床疑問に対して，「がん疼痛の薬物療法に関するガイドライン」では，中等度以下かつ安定している痛みでは徐放性製剤と速放性製剤のいずれを使用してもよい，とされています。

速放性製剤を使用する場合は4時間ごとに投与し，至適用量まで増量します。ただし，経口投与の回数が増えることによって患者のアドヒア

141

ランス低下を招く可能性もあるので，用量が安定した場合は徐放性製剤への変更も検討が必要です。

　徐放性製剤を使用する場合は，レスキュー薬の設定を忘れずに行いましょう。痛みが高度または不安定な場合には，速やかに増量を行い，鎮痛効果に必要なオピオイド投与量を判断できる速放性製剤を用いることが推奨されています。

　いずれの薬剤・方法を用いた場合でも，投与翌日を含めて鎮痛効果と副作用を定期的に評価することが重要です。特に外来診療のなかでオピオイドを開始する場合は，迅速かつ安全に投与量設定を行うため，電話でのフォローアップによる患者支援も必要となります。

## 文 献

1) 日本緩和医療薬学会 編：緩和医療薬学，南江堂，2013
2) 日本緩和医療学会緩和医療ガイドライン作成委員会 編：がん疼痛の薬物療法に関するガイドライン 2014 年版，金原出版，2014
3) 鄭陽，森田達也：WHO step Ⅱ オピオイド：弱オピオイドの使用，WHO Step Ⅲ オピオイド：オピオイドの第 1 選択．緩和ケア，22（3）：241-244，2012
4) 恒藤暁：系統緩和医療学講座　身体症状のマネジメント，最新医学社，2013
5) 日本緩和医療学会緩和医療ガイドライン作成委員会 編：がん患者の呼吸器症状の緩和に関するガイドライン 2016 年版，金原出版，2016
6) 国立がん研究センター中央病院薬剤部 編：オピオイドによるがん疼痛緩和 改訂版，エルゼビア・ジャパン，2012
7) 冨安志郎：がん疼痛治療における突出痛対策．Pharma Medica，31（9）：125-131，2013
8) 小田切拓也，森田達也：1 オピオイドのタイトレーション 2 オピオイドの経皮製剤の役割．緩和ケア，22（4）：346-349，2012

（尾関 あゆみ）

薬剤の使い方・選び方　**IV**

**❶ オピオイド**

# Q30

# オピオイドスイッチングとは？

## A

オピオイドスイッチングとは，"オピオイドの副作用により，鎮痛効果を得るだけのオピオイドを投与できないときや，鎮痛効果が不十分なときに，投与中のオピオイドから他のオピオイドに変更すること"と定義されています[1]。良好な鎮痛効果が得られる明確な機序はわかっていませんが，①各薬物のオピオイド受容体およびそのサブタイプに対する親和性に差があること，②オピオイド間には不完全な交叉耐性があり，鎮痛作用よりも副作用に対する交叉耐性のほうが高度であること——などが理由として考えられています[2]。

また，広い意味では投与経路の変更や，経済的な事情で医療費の支出を削減したい場合の変更などもオピオイドスイッチングに含まれます。

## オピオイドスイッチングの始まりと日本で使用できるオピオイド

オピオイドスイッチングは，1993年にDe Stoutz，MacDonaldらによって提唱されました[3]。オピオイドを使用しているがん患者の21〜44％でオピオイドスイッチングが行われており，オピオイドスイッチングにより50〜90％の患者で疼痛コントロールの改善や副作用の軽減ができているという報告があります[4]。

オピオイドスイッチングはオピオイドローテーションと言われること

143

もあります。現在，本邦ではモルヒネ，オキシコドン，フェンタニル，メサドン，タペンタドール，ヒドロモルフォンの6種類の強オピオイドが販売されており，オピオイドスイッチング（図）が可能となっています。

モルヒネ，オキシコドン，フェンタニルは発売後10年以上が経過しており，ジェネリック医薬品も上市されています。メサドンは2013年に発売されました。メサドンは，他のオピオイドにない特徴（表1）をもつため，「本剤の投与は，がん性疼痛の治療に精通し，本剤のリスク等について十分な知識を持つ医師のもとで，適切と判断される症例についてのみ行うこと」と添付文書の警告欄に記載されています。また，他のオピ

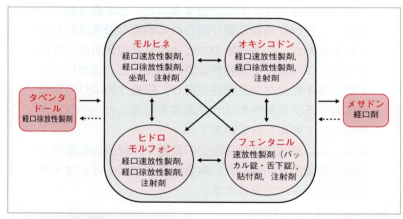

図　日本でのオピオイドスイッチング

表1　メサドンの薬理学的特徴

①μオピオイド受容体作動薬。弱いδオピオイド受容体作動性もあり
②NMDA受容体拮抗作用をもつ（耐性形成が少ない）
③血中濃度の消失半減期が長い（8〜120時間）
④活性代謝産物がない
⑤バイオアベイラビリティは約85％
⑥排泄は糞便からで，腎機能の影響を受けない
⑦他剤との相互作用が多い（主にCYP3A4，CYP2B6によって代謝される。CYP3A4，CYP2B6の誘導作用も有し，P糖蛋白の基質でもある）
⑧他のオピオイドとの換算比で一定のものがない（薬物動態による個人差が大きく，過量投与に十分な注意が必要）
⑨QT延長の可能性がある

オイドで効果が得られないときにスイッチングする薬剤として有用であるとされています[5]。

タペンタドールは2014年8月に発売されました。ノルアドレナリン再取り込み阻害作用を併せもつ薬剤であり，オキシコドンとの二重盲検無作為化比較試験において，便秘，悪心，傾眠といった副作用がやや少ない傾向にあったとされています[6]。ヒドロモルフォンの経口剤は2017年6月に，注射剤は2018年5月に発売となっています。本邦での発売は最近ですが，世界各国では古くから使用されているオピオイドです。

## オピオイドスイッチングを実施する前の確認事項

### 1 オピオイドに反応する痛みですか？

神経障害性疼痛，便秘や消化管狭窄による消化管疝痛，精神的な影響による痛みなど，オピオイドが効きにくい痛みでないことを確認します。

### 2 副作用はオピオイドによるものですか？

悪心・嘔吐，便秘，眠気，意識レベルの低下などの症状について，オピオイドが原因で生じているのか，他の要因（電解質異常，高カルシウム血症，脱水など）で起こっているのかを確認することが必要です。

### 3 患者の状態に変化はありませんか？

消化管機能低下によるオピオイドの吸収低下などがないか，腎機能低下に伴うモルヒネの活性代謝産物蓄積による副作用ではないかなど，薬物動態の変化にも十分配慮します。

### 4 相互作用は大丈夫ですか？

CYPの代謝を受けるオピオイド（オキシコドン，フェンタニル，メサドン）もあります。現在使用している薬剤や，今後使用するかもしれない抗がん剤などとの相互作用を確認します。

### 5 オピオイドの特性を理解できていますか？

現在使用できる6種類のオピオイド（表2）の体内動態や特徴を把握

表2　オピオイド製剤の特徴

| | モルヒネ | オキシコドン | ヒドロモルフォン | |
|---|---|---|---|---|
| 剤　形 | 経口製剤（速放性製剤，徐放性製剤），坐剤，注射剤 | 経口製剤（速放性製剤，徐放性製剤），注射剤 | 経口製剤（速放性製剤，徐放性製剤），注射剤 | |
| 作用部位 | $\mu$ 受容体　$\delta$ 受容体　$\kappa$ 受容体 | $\mu$ 受容体 | $\mu$ 受容体 | |
| 蛋白結合率 | 35±2% | 45〜46% | 24〜30% | |
| バイオアベイラビリティ | 22.4% | 約60% | 24% | |
| 代謝酵素 | グルクロン酸抱合 | CYP3A4　CYP2D6 | グルクロン酸抱合 | |
| 代謝産物 | M-6-G（約15%）M-3-G（鎮痛活性はないが神経毒性を有するとの報告あり） | ノルオキシコドン（活性なし）オキシモルフォン（活性はあるが微量） | ・ヒドロモルフォン-3-グルクロニド（活性はヒドロモルフォンの1/249）・ヒドロモルフォン-3-グルコシド（活性はヒドロモルフォンの1/2280） | |
| 特　徴 | ・豊富な使用経験・さまざまな製剤・ガイドラインなどで第一選択薬として推奨・腎機能低下時は活性代謝物の蓄積による副作用が起きやすい | ・モルヒネとオキシコドンの等鎮痛用量は経口では3：2だが注射剤では2：3となる。・腎機能低下時も使用しやすい | ・1920年代にドイツで開発・モルヒネ，オキシコドンと同様にがん疼痛治療の標準的薬剤・腎機能低下時も使用しやすい | |

したうえでスイッチングする薬剤を選択します。

# ■ オピオイドスイッチングの実際

## ① 鎮痛効果の改善を期待して行うオピオイドスイッチング

　同じオピオイドを長期に使用していると耐性が生じ，増量しても鎮痛効果が得られないことがあります。使用しているオピオイドの種類を変更することにより鎮痛効果が適切に発揮され，オピオイドの投与量を減らせる場合があります。また，短期間でオピオイドの増量が必要となり，疼痛コントロールもうまくいかない場合は，痛覚過敏の状態が誘導され

| フェンタニル | メサドン | タペンタドール |
|---|---|---|
| 速放性製剤，注射剤，経皮吸収型製剤 | 経口製剤 | 経口製剤（徐放性製剤） |
| $\mu$ 受容体（$\mu_1$ 受容体への親和性が高い） | $\mu$ 受容体　$\delta$ 受容体 | $\mu$ 受容体 |
| 84.4% | 89.4%（健康成人） | 20% |
| バッカル錠：約65%<br>舌下錠：約50% | 約85% | 約32% |
| CYP3A4 | CYP3A4　CYP2B6<br>CYP2C8　CYP2C9<br>CYP2C19　CYP2D6 | グルクロン酸抱合 |
| ノルフェンタニル（活性なし） | なし | タペンタドール–O–グルクロニド（活性なし） |
| ・脂溶性が高く分子量も比較的小さいので皮膚吸収が良好<br>・便秘や眠気の副作用がモルヒネよりも弱い<br>・腎機能低下時も使用しやすい | ・がん性疼痛の治療に精通し，メサドンのリスクなどについて十分な知識をもつ医師による使用が必須<br>・NMDA受容体拮抗作用あり | ・ノルアドレナリン再取り込み作用あり<br>・消化器系の副作用は他のオピオイドと比較して少ない<br>・腎機能低下時も使用しやすい<br>・不正使用防止目的のため，ハンマーを使用しても壊れない構造 |

（日本緩和医療学会緩和医療ガイドライン作成委員会　編：がん疼痛の薬物療法に関するガイドライン 2014年版，pp44-45，金原出版，2014，各インタビューフォーム，各添付文書を参考に作成）

ている可能性もあるので，異なる特徴をもつオピオイドへの変更を考慮します[4]。

　現在のオピオイドから新しいオピオイドにスイッチングする場合は，換算表（458頁，付録1「各オピオイド製剤の換算比」参照）に従い，両オピオイドの1日投与量を計算します。ただし，換算表はあくまで目安であり，個体差や各薬物の生理化学的性質の違いを考慮したものではありません。患者の状態や疼痛の状況をよく把握したうえで用量を加減する必要があります。

　痛みが適切にコントロールされている場合は，換算量の値よりも少ない用量（20〜30%減）[3]とし，一方，コントロールが不十分な場合は多い

用量を考慮します。また，現在のオピオイドが大量に使われている場合は，20〜30%ずつ数日かけて[7]症状の推移をみながらオピオイドスイッチングを行います。

また，鎮痛効果の発現時間や持続時間を考えて，新しいオピオイドの投与開始時間を決めます。このとき痛みの増強の可能性も考慮して，レスキュー薬の指示を行います。

### ② 副作用の改善を期待して行うオピオイドスイッチング

#### ①便秘の副作用で難渋する場合

がんの病態を考慮し，オピオイド製剤による腸管運動抑制をできるだけ避けたいときや下剤での調節が困難な場合はフェンタニル，場合によってはメサドンに変更することで改善するという報告があります[8]。

#### ②悪心・嘔吐の副作用で難渋する場合

十分な量の制吐薬を使用しても改善困難な悪心・嘔吐やモルヒネ不耐性による悪心の場合は，モルヒネ以外のオピオイドへの変更で改善することがあります。また，モルヒネの経口投与と比較して，直腸内投与あるいは皮下投与のほうが悪心・嘔吐が少ないとする報告もあります[8]。

#### ③強い眠気やせん妄の副作用が出現した場合

モルヒネは腎機能障害時には，その代謝産物であるモルヒネ-6-グロクロナイド（M-6-G）やモルヒネ-3-グルクロナイド（M-3-G）の蓄積により，副作用の眠気，せん妄などが出現しやすくなります。代謝産物の影響の少ないモルヒネ以外のオピオイドへのスイッチングを考慮します。

#### ④モルヒネによるミオクローヌスが出現した場合

ミオクローヌスはM-3-Gの関与が考えられているため[9]，モルヒネ以外のオピオイドにスイッチングすることで改善が期待できます。

#### ⑤瘙痒感がひどい場合

モルヒネによるかゆみが出現し，抗ヒスタミン薬の投与などでも改善しない場合は，ヒスタミン遊離作用の少ないオキシコドンやヒドロモルフォン，ヒスタミン遊離作用をもたないフェンタニルに変更することで，改善が期待できます。

## ❸ 投与経路の変更

オピオイドの経口投与が困難になった場合は，静脈内投与，皮下投与，直腸内投与，経皮投与がその代替となります。いずれの投与経路においてもその効果や副作用において大きな違いはないとされていますが，皮下投与に関しては，いくつか良いエビデンスが報告されています[10]。

ただし，それぞれ使用できる薬剤の種類・剤形には限りがありますので，個々の患者に合わせた選択が大切です（102頁，「Q21. オピオイドの剤形と投与経路による特徴は？」参照）。

### 文 献

1) 日本緩和医療学会緩和医療ガイドライン作成委員会 編：がん疼痛の薬物療法に関するガイドライン2014年版，金原出版，2014
2) Mercadante S：Opioid rotation for cancer pain：Rationale and clinical aspects. Cancer, 86（9）：1856-1866, 1999
3) 佐伯茂：オピオイド・ローテーション．ペインクリニック，33（283）：309-318, 2012
4) Mercadante S, Bruera E：Opioid switching in Cancer pain：From the beginning to nowadays. Critical Reviews in oncology/Hematology, 99：241-248, 2016
5) Leppert W：The role of methadone in cancer pain treatment--a review. Int J Clin Pract, 63（7）：1095-1109, 2009
6) 高木雄亮，有賀悦子：オピオイドの引き出しを増やす―メサドン，タペンタドール，ヒドロモルフォン―．Jpn Cancer Chemother, 45（2）：205-211, 2018
7) 櫻井宏樹，林章敏：オピオイドローテーション．Modern Physician, 32（1）：99-103, 2012
8) G Hanks, et al. ed：Oxford Textbook of Palliative Medicine Fourth Edition, pp661-698, 2011
9) 奥山慎一郎，松尾直樹，他：オピオイドの副作用と対策．Mebio, 27（8）：79-88, 2010
10) Radbruch L, et al.: Systematic review of the role of alternative application routes for opioid treatment for moderate to severe cancer pain. Palliative Medicine, 25（5）：578-596, 2011

（髙橋 浩子）

**❶ オピオイド**

# Q31
# オピオイドスイッチングでの切り替え方は？

## A

先行薬から変更薬の計算上等力価を求め，患者の状況に合わせて目標投与量を設定します。その後，先行薬の薬効が切れる時間に，変更薬の薬効が得られるように開始します。変更後は鎮痛効果や副作用の特徴が異なるので，細やかな観察と微調整が必要です。変更前後はレスキュー薬を準備しておくことも重要です。

## 切り替えの基本

切り替えのイメージを図に示します。基本は，以下の通りです。
①計算上等力価となる換算量を求める
②患者の状況に合わせて，目標とする投与量を設定する
③先行薬から変更薬への切り替えで，効果の谷間ができないようにする
④レスキュー薬を準備する
⑤鎮痛効果・副作用のモニタリングと，きめの細かい調整を行う

### 1 計算上等力価となる換算量を求める

換算表（458頁，「付録1. 各オピオイド製剤の換算比」参照）に従い，先行オピオイドと変更オピオイドの1日投与量を計算します。表1に，モルヒネ経口30 mgを基準とした場合に計算上等力価となるオピオイド換算量を示します。

150

薬剤の使い方・選び方 IV

Q31 オピオイドスイッチングでの切り替え方は？

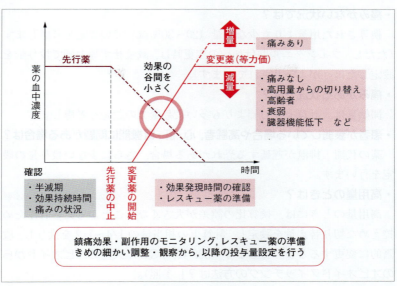

図　オピオイドスイッチングの切り替えのイメージ

表1　モルヒネ経口 30 mg を基準とした換算表

|  | 静脈内投与・皮下投与 | 経口投与 | 直腸内投与 | 経皮投与 |
|---|---|---|---|---|
| モルヒネ | 10〜15mg | 30mg | 20mg |  |
| コデイン |  | 200mg |  |  |
| トラマドール |  | 150mg |  |  |
| オキシコドン | 15mg | 20mg |  |  |
| フェンタニル | 0.2〜0.3mg |  |  | 12.5 μg/hr 製剤 |

(日本緩和医療学会緩和医療ガイドライン委員会 編：がん疼痛の薬物療法に関するガイドライン2014年版, p50, 金原出版, 2014より改変)

## 2 患者の状況に合わせて，目標とする投与量を設定する

①換算比はあくまでも「目安」であること，②オピオイド間の不完全な交叉耐性があること，③薬物に対する反応は個人差が大きいこと――に注意します。痛みの有無と全身状態を把握したうえで，投与量を設定します。

**・痛みがない状況では？**

換算された用量よりも少ない量（20〜30％減）での設定を考慮します（ただし，フェンタニル貼付剤への変更時は，減量せず等力価で投与量を設定したほうがよいとされています）。

**・痛みがある状況では？**

開始量は，計算上等力価よりも多い投与量での設定を考慮します。

**・患者が衰弱している場合や高齢者，心・肝・腎機能に問題がある場合は？**

薬の代謝・排泄が遅延する恐れがある場合，さらに少ない投与量の設定を行います。

**・高用量のときは？**

高用量のときには，換算比の誤差が大きくなることが考えられるため，控えめな切り替え量を設定し，計算上の相当量の1/4〜1/2を投与し，段階的に変更するとよいでしょう（308頁，「Q61. 大量のオピオイドからのオピオイドスイッチングの方法は？」参照）。

### 3 先行薬から変更薬への切り替えで，効果の谷間ができないようにする

各オピオイドの特徴，投与経路，製剤の特徴を把握します。そして，先行薬の半減期と効果持続時間を考慮し，先行薬の薬効が切れる時間に変更薬の薬効が得られるように，変更薬の投与開始時間と投与間隔を設定します（表2）。

**・フェンタニル貼付剤に変更する場合は？**

フェンタニル貼付剤は，貼付開始から十分な鎮痛効果を得るまでに時間がかかるため，先行薬の効果が12時間は持続するように配慮します。

### 4 レスキュー薬を準備する

変更前後は鎮痛効果が不安定になりやすいので，レスキュー薬を準備します。変更薬の血中濃度が安定するまで，レスキュー薬の使用方法について指導するのも大切です。

**・注射剤からフェンタニル貼付剤に変更する場合は？**

フェンタニル貼付剤の吸収速度は個人差があるので，血中濃度が安定するまでは注射剤のポンプを外さずに，レスキュー薬として用いるのも

薬剤の使い方・選び方　Ⅳ

表2　オピイド鎮痛薬の投与経路（製剤）の変更例

| 先行薬 | 変更薬 | 変更方法 |
|---|---|---|
| モルヒネ12時間徐放製剤<br>オキシコドン徐放製剤（経口）<br>タペンタドール12時間徐放製剤 | モルヒネ24時間徐放製剤（経口）<br>オキシコドン徐放製剤（経口）<br>モルヒネ坐剤<br>モルヒネ持続皮下注・静注 | 先行薬の最終投与の12時間後を目安に変更薬を開始 |
| | フェンタニル貼付剤 | 先行薬と同時に貼付し，次回より変更薬のみ |
| モルヒネ24時間徐放製剤（経口） | モルヒネ12時間徐放製剤（経口）<br>オキシコドン徐放製剤（経口）<br>モルヒネ坐剤<br>モルヒネ持続皮下注・静注 | 先行薬の最終投与の24時間後を目安に変更薬を開始 |
| | フェンタニル貼付剤 | 先行薬の最終投与の12時間後を目安に変更薬を開始 |
| モルヒネ坐剤 | モルヒネ12時間徐放製剤（経口）<br>モルヒネ24時間徐放製剤（経口）<br>オキシコドン徐放製剤（経口）<br>モルヒネ持続皮下注・静注 | 先行薬の最終投与の8時間後を目安に変更薬を開始 |
| | フェンタニル貼付剤 | 先行薬の最終投与と同時に貼付し，次回より先行薬のみ |
| モルヒネ持続皮下注・静注 | モルヒネ12時間徐放製剤（経口）<br>モルヒネ24時間徐放製剤（経口）<br>オキシコドン徐放製剤（経口）<br>モルヒネ坐剤 | 変更薬の開始2時間後を目安に先行薬の減量〜中止 |
| | フェンタニル貼付剤 | 貼付6〜12時間後を目安に先行薬の減量〜中止 |
| フェンタニル貼付剤 | モルヒネ12時間徐放製剤（経口） | 先行薬（貼付）を剝がして12時間後を目安に変更薬を開始 |
| | モルヒネ24時間徐放製剤（経口） | 先行薬（貼付）を剝がすと同時に変更薬を開始 |
| | オキシコドン徐放製剤（経口）<br>モルヒネ坐剤<br>モルヒネ持続皮下注・静注 | 先行薬を剝がして12時間後を目安に変更薬を開始 |

（厚生労働省医薬・生活衛生局監視指導・麻薬対策課：医療用麻薬適正使用ガイダンス—がん疼痛及び
慢性疼痛治療における医療用麻薬の使用と管理のガイダンス，p36，平成29年4月より引用）

ひとつの方法です。

## 5 鎮痛効果・副作用のモニタリングと，きめの細かい調整を行う

　オピオイドスイッチング後の痛みの状況や，副作用の症状，レス
キュー薬の使用頻度をモニタリングしながら，投与量変更の必要性を判

断し，以降の投与量を設定します。

　オキシコドンやフェンタニルからモルヒネに変更する患者で，腎機能障害のある場合は，副作用が生じる可能性があるため，少量より投与して十分に観察します。また，モルヒネからフェンタニルへの変更では，腸蠕動の亢進が起こり，緩下剤の減量などが必要になる場合があります。各オピオイドは代謝や排泄など薬物動態の特徴が異なるため，栄養状態や併用薬との薬物相互作用（CYPなど）にも注意が必要です。

## おわりに

　オピオイドスイッチングでの換算，投与量の設定，変更のタイミングは，あくまでも目安です。変更前後の患者の状態を注意深く観察し，評価する必要があります。

### 文 献

1) 厚生労働省，日本医師会：がん緩和ケアに関するマニュアル 改訂第3版，日本ホスピス・緩和ケア研究振興財団，2010
2) Twycross R, 他 編，武田文和，鈴木勉 監訳：トワイクロス先生のがん緩和ケア処方薬第2版，医学書院，2017
3) 日本緩和医療学会 編：専門家をめざす人のための緩和医療学，南江堂，2014
4) 日本緩和医療学会緩和医療ガイドライン委員会 編：がん疼痛の薬物療法に関するガイドライン 2014年版，金原出版，2014
5) 厚生労働省医薬・生活衛生局監視指導・麻薬対策課：医療用麻薬適正使用ガイダンス—がん疼痛及び慢性疼痛治療における医療用麻薬の使用と管理のガイダンス，平成29年4月
6) Fine PG, Portenoy RK：Establishing "best practices" for opioid rotation：conclusions of an expert panel. J Pain Symptom Manage, 38（3）：418-425, 2009

（川出 義浩）

## ❶ オピオイド

# Q32
## PCAポンプの種類と特徴は？

**A**
PCA（Patient-Controlled Analgesia；自己調節鎮痛法）ポンプとは，薬剤を一定の流量で持続的に静脈内あるいは皮下組織に注入し，患者が痛みを感じたときに自身の判断でスイッチを押してレスキュー薬を自己注入できる方法です。自分でスイッチを押し，薬を注入し痛みをコントロールすることで，自己効力感も高まります。投与経路は，静脈内や皮下，硬膜外で使用します。機械式ポンプと携帯型ディスポーザブルポンプがあります。

## 機械式ポンプの特徴

　PCAポンプには，機械式ポンプと携帯型ディスポーザブルポンプがあります（表1）。

表1　PCAの特徴

|  | 機械式 | 携帯型ディスポーザブル |
|---|---|---|
| 注入速度 | 一定 | 条件により変化 |
| 注入速度の設定 | 変更可 | 変更可/不可 |
| ロックアウト時間 | あり | あり |
| ボタン | 押しやすい | ― |
| 操作記録 | あり/なし | なし |
| アラーム | あり | なし |
| 電源 | 必要 | 不要 |
| メンテナンス | 要 | 不要 |
| コスト | 購入・維持コストがかかる | 保険償還できる |

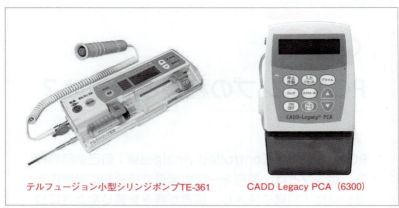

テルフュージョン小型シリンジポンプTE-361　　CADD Legacy PCA（6300）

**図1　機械式 PCA ポンプ**

　機械式ポンプでよく目にするのは，テルモ製の小型シリンジポンプ「テルフュージョン小型シリンジポンプ TE-361」とスミスメディカル製の「CADD Legacy PCA（6300）」です（図1）。機械式ポンプの利点はロックアウト時間（PCA を次に使用するまでの時間）の設定により，患者が何度もスイッチを押したとしても一定時間内の再投与ができないため，過量投与を防げるということです。

　デメリットはコストの問題です。本体を購入するためのイニシャルコストに加え，専用のメディケーションカセットやエクステンションチューブセットなどの消耗品にもランニングコストがかかります。これらは特定保険医療材料ではないため，すべて病院負担になります。

### ■1 「テルフュージョン小型シリンジポンプ TE-361」の特徴

　テルモ製の小型シリンジポンプは，5mL または 10mL の同社製もしくは専用のシリンジを装着し，流量と不応期（0.25〜2 時間）をセットするのみで，操作が比較的単純です。病院で管理するときは PCA スイッチを装着しないことが多く，外出などの際は PCA スイッチを装着して使用しているケースが多いかと思われます。外出時は，麻薬が取り出せないようにセーフティロック式のカバー（別売）を装着しなくてはなりません。

　メリットは看護師・患者にとって操作が単純であることですが，デメリットとして，レスキューの設定は投与速度のみになる点と，一度警告

アラームが鳴るとカバーのロックを外さないと操作ができない点が挙げられます。

### 2 「CADD Legacy PCA（6300）」の特徴

スミスメディカル製の CADD Legacy は，50mL，100mL，250mL と異なる用量のカセットを取り付けて投与することができます。持続投与速度（0.1〜50.0mL/時間で設定），PCA ドーズ（1 回で投与される薬液量），ロックアウト時間，時間有効回数（1 時間当たりに有効な PCA 投与回数）を設定します。

メリットは，PCA 履歴を確認できるほか，本体のデータ履歴（PCA 設定，総投与量，PCA 有効回数，PCA 無効回数など）を分析することができます。デメリットは，操作に慣れるまでに少し時間が掛かります。

## 携帯型ディスポーザブルポンプの特徴

携帯型ディスポーザブルポンプには，バルーン方式と大気圧（真空陰圧）方式があります（図 2）。

携帯型は持続投与量が固定され，1 回投与量の上限が設定されています。ロックアウト時間を設定できない代わりに，PCA スイッチは何度でも押せますが時間当たりの充填量が決められています。また，機械式と違い持続投与が大前提であり，機械音がなく静かなのがメリットです。一方，患者の状態に合わせた細かい調節がしにくいのがデメリットです。

### 1 バルーン方式の特徴

シリコンバルーンに薬液を充填し，風船の収縮力を利用して注入する持続注入機であり，PCA スイッチ付きのものを利用します。デメリットとしては，風船の収縮力に頼るため注入速度が不安定になることがあります。残量を確認するのが難しく，閉塞や薬液不足の際に警告音が鳴らないため注意が必要です。

### 2 大気圧方式の特徴

バルーン方式との違いは，流量の変化が残量の影響を受けることが少

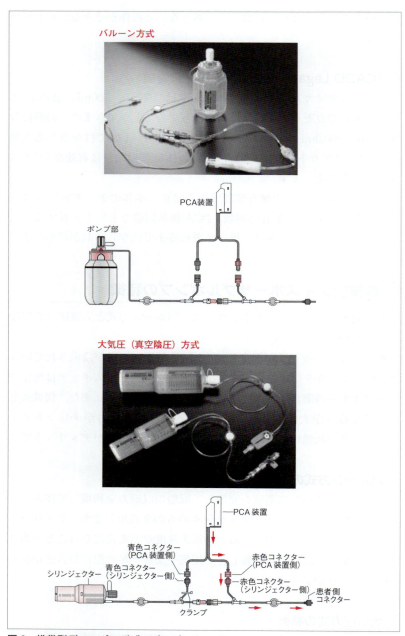

図2 携帯型ディスポーザブルポンプ

なく，最後までほぼ同じ流量が得られます。しかし，落下などで破損してしまうと陰圧が掛からなくなり，使用不能となるため注意を要します。また，薬液の抜き取りができない構造になっており，薬液残量を正確に把握することができるため，麻薬帳簿または破棄用の補助簿，調剤済麻薬破棄届への破棄数量の記載が容易になります。

## PCAポンプ使用時の注意点

　PCAポンプをつなげることで拘束感が強くなる場合や，認知機能低下やせん妄など意識障害のある患者で，痛み止めの機械が付いていることを理解できず，針を抜いたり延長チューブを抜いたりする場合には，使用が難しいかもしれません。

　病院でテルモ製の小型シリンジポンプを使用する場合は，PCAスイッチを装着せずに看護師管理となることが多いようです。その場合は，ナースコールが押された後に指示の確認やダブルチェックなどが行われるため，注射薬で投与するメリットが失われ投薬が遅れる場合がある点に注意が必要です（図3）。また，不安が強い場合に痛みと関係なくスイッチを押してしまい，過量投与となる危険性があるのが難点です。

　病院外で医療用麻薬を使用する際は，薬液を抜くことができないように必ずロックを掛けなければなりません。また，携帯型ディスポーザブルポンプを使用する際は，必ず流量が固定式のものを使用します。そし

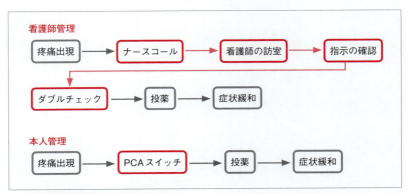

図3　看護師管理と本人管理の違い

て，温度が高いと流量が速くなり，温度が低いと流量が遅くなり投与量が一定しないため，使用環境に留意することも必要です。

### 文 献

1) テルモ：「テルフュージョン小型シリンジポンプ TE-361」資料
2) 大友重明, 他：PCA ポンプの特徴と使い方 — CADD Legacy® （スミスメディカル社）—. 日臨麻会誌, 30（5）：842-848, 2010
3) 白石義人：PCA ポンプの特徴と使い方 —シリンジェクター® （大研医機器株式会社）—. 日臨麻会誌, 30（5）：830-835, 2010
4) 厚生労働省医療食品局 監視指導・麻薬対策課：病院・診療所における麻薬管理マニュアル, 平成 23 年 4 月

（竹井 清純）

# ❶ オピオイド

## Q33 持続皮下注入法とは？

**A** 持続皮下注入法（Continuous Subcutaneous Infusion；CSI）とは，薬剤を皮下から24時間持続的に微量投与する方法です．最近では小型のシリンジポンプを保有する在宅診療所や保険薬局も増え，在宅管理でも使用されることが多くなってきています．

## CSIの特徴と目的

CSIは持続静注と比べ侵襲が少なく，安全で簡便な投与経路です．投与量の変更が迅速に行えるため，疼痛コントロールが不良である場合のほか，急速な用量調節を必要とする場合や，終末期に経口オピオイドが服薬困難な場合に良い適応となります（表1）．

表1　持続皮下注入法の長所と短所

| 長所 | 短所 |
| --- | --- |
| ・内服薬投与困難な患者に対して使用できる | ・人によっては拘束感が出現する |
| ・投与速度や投与量を容易に変更できる | ・注射部位1カ所で1mL/h以上の吸収には限界があるため，大量投与には不適 |
| ・確実性をもって薬物を投与できる | ・皮膚刺激の強い薬剤では，疼痛や壊死の危険性がある |
| ・患者による投薬忘れや誤投薬をなくすことができる | ・刺入部の発赤・硬結ができた場合は刺し直しが必要 |
| ・穿刺部での感染が生じにくい | ・皮下脂肪が薄い人や浮腫が強い人には不向き |
| ・経口薬に比べ，便秘などの副作用が生じにくい | ・外出時に機械式ポンプのエラーが出現した場合に，患者・家族での対応が困難 |
| ・留置針が抜けても大きな出血には至らない | |

目的は，内服困難な患者に対し速やかに症状コントロールを行うことですが，急激な疼痛出現時に，短期間での至適用量確認を目的として使用されることもあります。そのほか，鎮痛のみならず，呼吸困難，鎮静，死前喘鳴，悪心・嘔吐，鎮痙の目的で使用することもあります。

## CSIの流れ

### 1 準備

準備するものは図1の通りです。以下に示します。
- 精密ポンプ
- 薬剤入りシリンジ
- 50cm エクステンションチューブ 4Fr（1本約0.5mLの死腔）
- 27G 翼状針または 24G 静脈留置針（サーフロー）
- フィルムドレッシング（刺入部の観察ができるように透明のものを使う）
- 固定用テープ，アルコール綿，クロルヘキシジングルコン酸塩綿　など

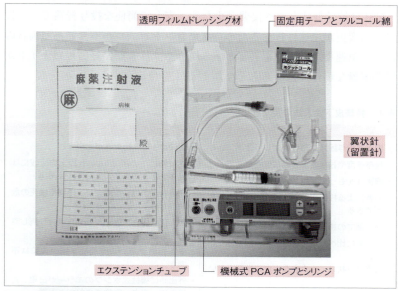

図1　持続皮下注入法で準備するもの

## 2 穿刺部位と方法

　穿刺部位は，前胸部や腹部，上腕内側，大腿外側部など，皮下脂肪組織が厚く，平坦で固定しやすく，浮腫や炎症がない部位を選択します。側臥位への体位交換を行う患者や，腹部に穿刺している患者が座位になる場合などでは針先への刺激を避けるために，穿刺方向に注意します（図2）。

　穿刺部位が決まったら，消毒した後で皮膚をつまみ，血管を避けて針を45°で挿入します。その際，針が筋肉に到達しないように注意します。穿刺後は，翼状針またはサーフローの突出部が皮膚に当たる場合は，潰瘍予防のため保護材を貼ります。また，ルートは遊びでループを作りフィルムドレッシング材で固定をします。

　ポンプは，起動を確認してから安全な場所に設置します。レスキューの使用状況によっては，真夜中に終了アラームが鳴り睡眠を妨げることがあるため，そういったことが予測できる場合は，早めに薬剤を追加もしくは交換し，なるべくアラームが鳴らないように配慮します。

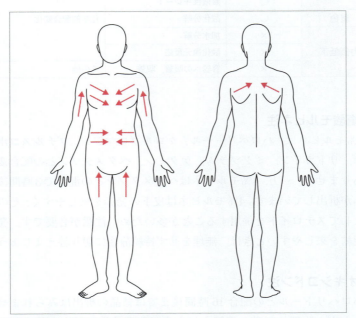

**図2　持続皮下注入法の穿刺部位**

## 3 モニタリング

モニタリングでは，薬剤が適切に減っているかを確認するため定期的に残量をチェックし，刺入部に発赤，腫脹，感染，硬結がみられないか観察します。腫脹・硬結がある場合は，十分に薬剤が吸収されていない可能性があるため，なるべく速やかに別部位への刺し替えを行います。記録用紙を作り，訪問ごとに記録していくとよいでしょう。

## 配合変化

オピオイドは pH が不安定であるため，冷却や衝撃のほか，他薬剤との混合で配合変化を起こし，変色や析出物が出ることがあります（表2）。

**表2　配合変化の分類**

| 配合変化 | 外観変化 | 配合変化の原因 | 機序分類 |
|---|---|---|---|
| 混濁・沈殿 | ○ | 溶解度の低下 | 物理的配合変化 |
| | ○ | 難溶性塩 | 化学的配合変化 |
| | ○ | 難溶性キレート | |
| 着色 | ○ | 酸化分解 | |
| 力価低下 | × | 加水分解 | |
| | × | 酸化還元反応 | |
| | × | 容器への吸着，収着 | その他 |

## 1 塩酸モルヒネ注

1%モルヒネは，ハロペリドール，クロルプロマジン，ブチルスコポラミン，リドカイン，ミダゾラム，ケタミン，ベタメタゾンとの配合変化はありません。一方，4%モルヒネはベタメタゾンとの混合で3時間後に結晶が析出しています。4%モルヒネは皮下の発赤を来しやすく，その対策としてステロイドを併用することが多いため，注意が必要です。発赤や硬結を来しやすいときは，無理をせず持続静注に切り替えましょう。

## 2 オキシコドン注

ハロペリドールとの配合16時間後までは結晶の析出はみられませんでしたが，物理的刺激や衝撃を加えることで結晶の析出を認めたため，

配合を避けたほうがよいと思われます。

　そのほか，塩酸メトクロプラミドとの配合では，配合直後より pH の低下と初期含量値の低下が指摘されているため注意が必要です。また，フロセミドとは配合直後より結晶の析出が認められていますが，フェンタニル，モルヒネ，ケタミンとは配合変化は認められていません。

### ❸ ケタミン注

　ミダゾラム，キシロカインとは配合変化はありませんでした。ベタメタゾン，デキサメタゾンとは配合により白濁が，ジアゼパムとの配合で黄色油状沈殿が認められたことから，これらとは配合しないほうがよいでしょう。

## CSI の注意点

　CSI を行う際の注意点を以下にまとめます。
・オピオイドは pH が不安定なため，何かしらの刺激，振動で析出物が出ることがあります。その場合は，速やかに他の薬剤に変更してください。特にハロペリドールとの配合は，衝撃により析出物が出やすくなるだけでなく，錐体外路症状も出やすいため，なるべく避けるようにしてください。
・薬物の刺激により刺入部の皮膚が発赤・硬結しやすい場合は，少量のステロイドの併用で予防できることがありますが，一方，配合変化を起こす可能性もありますので，結晶の析出物がみられる場合は速やかに持続静注に変更することをお勧めします。
・機械式ポンプを使用しながらの入浴は感電を来すことがあるため，入浴は予防的レスキュー施行後に，抜針もしくはポンプを外してから行ってください。
・フェノバルビタールは強い脂溶性のため，プラスチック製の部品がある場合は，同薬の使用により溶解し液漏れすることがあるため注意してください。

## 文 献

1) 日本緩和医療学会 緩和医療ガイドライン委員会 編：がん疼痛の薬物療法に関するガイドライン 2014 年版，金原出版，2014
2) 日本緩和医療薬学会 編：臨床緩和医療薬学，真興交易医書出版部，2008
3) テルモ：医療機器製品情報
4) 塩野義製薬：オキファスト注 10mg・50mg 配合変化表
5) 塩野義製薬：塩酸モルヒネ塩酸塩注射液配合変化表
6) 第一三共製薬：ケタラール静注用 200mg 配合変化表

（竹井 清純）

## ❶ オピオイド

# Q34
# 経口オピオイドから持続皮下注入法への変更方法は？

嚥下困難や便秘，イレウス，疼痛の増悪，体性痛のコントロール不良の際は，投与経路を持続皮下注入法に変更していきます．変更にあたっては，経口剤と等力価となる換算量（1日総投与量）を設定し，投与速度を設定します．全身状態や疼痛の状況に合わせて，やや少なめ～やや多めに投与量を設定していきます．

投与の開始は，先行オピオイドの半減期および効果持続時間と変更後の注射薬の効果発現時間を把握し，効果の谷間がなるべくできないようにします〔Q31「オピオイドスイッチングでの切り替え方は？」の図（150頁）参照〕．

## 投与経路変更を検討する場合

　経口オピオイドから持続皮下注入法への投与経路変更を考慮する状況を表1に示します．変更時は，内服剤と同種のオピオイドの注射剤を選ぶのが基本ですが，合併症（便秘，悪心・嘔吐，せん妄など）やオピオイド抵抗性，臓器障害（特に腎機能障害），呼吸困難，咳嗽などがみられる場合は，変更理由に応じて他の強オピオイドへのスイッチングを検討します（図）．

表1　経口オピオイドを持続皮下注入法に変更するケース

- がんの進行，衰弱に伴う嚥下困難により内服ができないとき
- 食事量や摂取時間が不安定で，服薬コンプライアンスを維持できないとき
- 内服薬による副作用を改善したいとき
- end-of-dose failure（鎮痛薬の切れ目の痛み）など，血中濃度が安定せず疼痛コントロールが不安定なとき
- 内服が難しく，身体的な理由（肛門部病変，下痢，肛門閉鎖などの術後，体位保持困難など）で坐剤が使用できないときや坐剤の使用を好まないとき
- 疼痛の急激な増悪に対し，疼痛コントロールを急ぐとき
- 体性痛のコントロールが不良のとき
- レスキューの効果発現時間をなるべく短縮したいとき

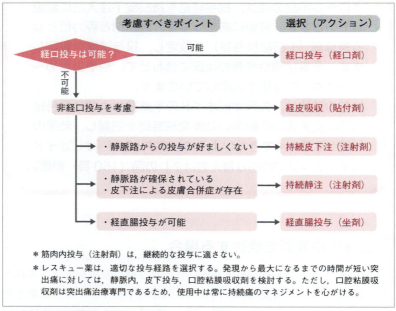

図　投与経路（製剤）選択の考え方

## 注射剤の投与量の設定

　一般的に用いられているオピオイドの換算表（表2）をもとに，経口オピオイドの投与量から注射剤の投与量を決定します。オピオイド間の不完全な交差耐性や，薬物に対する反応の個体差があることから，疼痛

薬剤の使い方・選び方　**IV**

**表2　等力価換算表（目安）**

| | 内服剤 | 注射剤 |
|---|---|---|
| モルヒネ | 60mg | 20〜30mg |
| オキシコドン | 40mg | 30mg |
| ヒドロモルフォン | 12mg | 2.4mg* |
| フェンタニル | — | 0.6mg |
| タペンタドール | 200mg | — |
| トラマドール | 300mg | — |
| コデイン | 400mg | — |

＊内服薬の1/5換算で表示

コントロールが安定している場合は75％の力価で換算・変更し，その後の痛みの状況をみながら調節するのが安心です。疼痛コントロールが不良の場合は，やや多めに設定して変更することもあります。

## 注射剤開始のタイミング

　内服剤の効果持続時間（12時間製剤か24時間製剤か）によって，注射剤の開始時間は異なります。

　12時間製剤から変更する場合は，最終内服の12時間後（次の内服予定時刻）に持続皮下注入を開始します。万が一，end-of-dose failure（オピオイドの切れ目の痛み）が出てくるときは十分な早送りを行い，持続皮下注入を早めに開始します。一方，24時間製剤から変更する場合は，最終内服の24時間後に持続皮下注入を開始します。

　また，12時間製剤を8時間おきに，または24時間製剤を12時間おきに内服している場合は，次の内服予定時刻に合わせて持続皮下注入を開始するとよいでしょう（表3）。

## レスキュー薬の設定

　患者の全身状態や苦痛の程度に合わせて，投与速度の1〜3時間量の範囲で設定を行います。ロックアウト時間（不応期）は皮下注入時の最高血中濃度到達時間が0.2〜0.3時間であることから，15〜30分の間で設定を行います。

169

表3　経口剤から注射剤へのスイッチング

| 先行薬 | 変更薬 | 変更方法 |
|---|---|---|
| 12時間徐放性製剤 | 持続皮下注・静注 | 先行薬の最終内服12時間後（次回の内服予定時刻に合わせて）開始<br>←12時間→ |
| 12時間徐放性製剤<br>（切れ目の痛み） | 持続皮下注・静注 | 先行薬の最終内服12時間後を目標に，強い痛みが出た時点で早送り後に開始<br>←10〜11時間→ |
| 24時間徐放性製剤 | 持続皮下注・静注 | 先行薬の最終内服24時間後（次回内服の予定時刻に合わせて）開始<br>←24時間→ |
| 24時間徐放性製剤<br>（切れ目の痛み） | 持続皮下注・静注 | 先行薬の最終内服24時間後を目標に，強い痛みが出た時点で早送り後に開始<br>←22〜23時間→ |
| 12時間徐放性製剤<br>（8時間投与） | 持続皮下注・静注 | 先行薬の最終内服8時間後（次回の内服予定時刻に合わせて）開始<br>←8時間→ |
| 12時間徐放性製剤<br>（12時間投与） | 持続皮下注・静注 | 先行薬の最終内服12時間後（次回の内服予定時刻に合わせて）開始<br>←12時間→ |

◆早送り：投与速度の1〜2時間量

# 持続皮下注入開始後の観察

## ■1 機械動作の確認

　チューブが固定されているか，留置針刺入部の発赤や硬結はないか，薬液が予定通り注入できているかをチェックするほか，薬液の残量を定期的に確認します。また，早送りのたびに同様の確認を繰り返します。

## ■2 患者の状態の確認

　鎮痛効果や眠気・脈拍数・呼吸回数・縮瞳の有無などを観察します。疼痛コントロールが不安定のときは，NRSなど患者の苦痛症状やレスキュー量に応じて12時間ごとに評価を行い，30〜50％量を増量していきます。ただし，レスキュー薬を予防的に使用している場合や，過度の不

安がある場合，安静時痛はコントロールされているものの体動時痛でレスキュー薬が頻繁に投与されている場合は，増量により過量投与となる恐れがあるため，レスキュー薬の使用状況をしっかりと確認したうえで増量していくことが重要です。

## 過量投与への対応

オピオイドが投与された患者に眠気が発現した場合は，オピオイドの過量投与の兆候の可能性があるため，投与量が適切かをまず確認します。通常の投与量で呼吸抑制を来すことはありませんが〔「Q54. オピオイドで呼吸抑制が生じたら？」の図（281 頁）参照〕，腎機能障害や肝血流の低下など，急激なクリアランス低下や激痛に伴う短期間での頻繁なレスキュー使用，フェンタニル製剤の過量投与（高熱時のフェンタニルパッチ使用など）が考えられるときは注意が必要です。

過量投与が疑われる場合は，各オピオイドの半減期を考慮しつつ投与量を半減するか，投与の一時中断を検討します。必要であれば気道確保に努めます。

意識障害が遷延し呼吸回数が5回/分以下の場合は，ナロキソンの投与を検討します。投与時はナロキソン（0.2mg/1mL）1A＋生食9mLと10倍希釈で，1回1mL（0.02mg）を静注します。静注は，呼吸回数が10回/分以上になるように繰り返します。モルヒネとオキシコドンでは12時間以上，フェンタニルでは17時間以上の観察が必要です。意識状態が改善すれば投与量を減量し再開します。

### 文 献

1) 厚生労働省医薬・生活衛生局 監視指導・麻薬対策課：医療用麻薬適正使用ガイダンス，平成29年4月
2) 的場元弘：がん疼痛治療のレシピ，春秋社，2006
3) 日本緩和医療学会緩和医療ガイドライン委員会 編：がん疼痛の薬物療法に関するガイドライン2014年版，金原出版，2014
4) 鈴木勉：モルヒネの低用量投与では，なぜ副作用しかでないのか？．オピオイド治療—課題と新潮流—（鎮痛薬・オピオイドペプチド研究会 編），エルゼビア・サイエンスミクス，pp25-34，2001

（竹井 清純）

## ❷ 非オピオイド鎮痛薬

# Q35
## 非オピオイド鎮痛薬の種類と特徴は？

### A
非オピオイド鎮痛薬の種類には，非ステロイド性消炎鎮痛薬とアセトアミノフェンがあります。薬剤個々でさまざまな特徴があり，効果や副作用などを理解して上手に使い分けることが必要です。

## がん疼痛治療での位置付け

　非オピオイド鎮痛薬は，WHO方式がん疼痛治療法3段階除痛ラダーの第1段階に位置しています（70頁，「Q16. WHO方式がん疼痛治療とは？」参照）。非オピオイド鎮痛薬は，オピオイド鎮痛薬とは作用機序が異なるため，3段階除痛ラダーの第2段階から第3段階のどの時期においても幅広く使用される鎮痛薬です。がんの種類や疼痛の機序により，オピオイド鎮痛薬と併用することで相加効果が期待できます。

## 非オピオイド鎮痛薬の種類

　非オピオイド鎮痛薬の種類には，非ステロイド性消炎鎮痛薬（Non-Steroidal Anti-Inflammatory Drugs；NSAIDs）と，抗炎症作用の弱い解熱鎮痛薬アセトアミノフェンがあります。

### ■1 非ステロイド性消炎鎮痛薬（NSAIDs）
　NSAIDsはさまざまな種類に分類されます。大別すると酸性，中性，

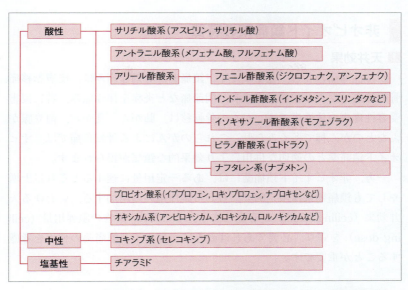

(「浦部晶夫,島田和幸,川合眞一 編:鎮痛薬(非ステロイド抗炎症薬など),今日の治療薬2019年版,p291,2019,南江堂」より許諾を得て転載.)

図 化学構造によるNSAIDsの分類

塩基性の3種類に分けられます(図)。塩基性NSAIDsは,鎮痛および抗炎症作用が弱いといわれており,そのため副作用などで酸性NSAIDsが使用できない場合に選択します。

一方,NSAIDsの大部分は酸性に分類され,基本化学構造により,さらに多くの種類に分けられています。酸性NSAIDsは,いずれも強いシクロオキシゲナーゼ阻害作用を有するため,鎮痛・抗炎症・解熱作用が強く,その鎮痛活性は薬剤個々で異なることが知られています。

## 2 アセトアミノフェン

アセトアミノフェンは,塩基性NSAIDsに類似した薬物です。中枢神経系に作用し,プロスタグランジン系への影響が少ないのが特徴です。欧米では安価で,副作用も少ないことから汎用されています。鎮痛目的では,NSAIDsの使用ができない場合に使われたり,NSAIDsと併用することがあります。

## 非オピオイド鎮痛薬の特徴

### 1 天井効果

がん性疼痛のうち，非オピオイド鎮痛薬が有効な痛みは，皮膚転移痛，骨転移痛，がんの軟部組織浸潤，関節痛など炎症を伴う痛み，特に侵害受容性疼痛の体性痛です。がんの骨転移は，肺がん，乳がん，前立腺がんなどのがん種で多くみられ，これらのがんによる骨転移痛では，オピオイド鎮痛薬との適切な併用により効果的な鎮痛が得られます。

一方，非オピオイド鎮痛薬には，ある一定用量に達するとそれ以上増やしても鎮痛効果は限定的で，むしろ副作用のみ増加する，いわゆる天井効果（ceiling effect）が存在します。そのため，薬物の限界用量（ceiling dose）を守り，必要であれば直ちにオピオイド鎮痛薬の使用を考慮することが重要です。

### 2 オピオイド併用による鎮痛効果

疼痛を有する進行がん患者の多くは，非オピオイド鎮痛薬に加えオピオイド鎮痛薬を追加する時期が来ます。非オピオイド鎮痛薬が先行投与されている患者にオピオイド鎮痛薬を開始する際，非オピオイド鎮痛薬を中止した場合と，中止せずに併用した場合でどちらのほうが鎮痛効果が高いかは不明です。しかしながら，本邦ガイドラインでは，非オピオイド鎮痛薬で十分な鎮痛効果が得られない患者の痛みに対して，オピオイド鎮痛薬を開始するときは，非オピオイド鎮痛薬を中止せずに併用することを推奨しています。

ただし，両鎮痛薬の併用は，長期投与に伴い副作用の出現頻度が高くなる可能性もあります。そのため，鎮痛効果と副作用を定期的に評価して，非オピオイド鎮痛薬の要否を継続的に評価することが重要です。

## 非オピオイド鎮痛薬の副作用

### 1 非ステロイド性消炎鎮痛薬（NSAIDs）

NSAIDs は，胃腸障害，腎機能障害，肝機能障害，出血，心血管系イベントなどの副作用を起こすことがあります（**表**）。

薬剤の使い方・選び方　**IV**

表　NSAIDs の主な副作用

| 部位など | 症状 | 考えられる機序の一部，備考 |
|---|---|---|
| 胃腸 | 腹痛，悪心，食欲不振，胃びらん・潰瘍，胃腸管出血，穿孔，下痢 | 胃粘膜上皮細胞での COX1 の阻害による $PGI_2$，$PGE_2$ などの減少 |
| 腎臓 | 水・電解質貯留，高 K 血症，浮腫，間質性腎炎，ネフローゼ症候群 | 腎における COX の阻害による PG 減少に伴う腎血流量と糸球体濾過速度の減少 |
| 肝臓 | 肝機能検査値異常，肝不全 | ジクロフェナク，スリンダクなどは特に注意 |
| 血小板 | 血小板活性化阻害，出血の危険増加 | 血小板での COX1 阻害による $TXA_2$ の減少に伴う血小板凝集能の低下 |
| 不耐（過敏）症 | 血管（運動）神経性鼻炎，血管浮腫，喘息，じんま疹，気管支喘息，潮紅，低血圧，ショック | COX 阻害に伴う LT 類の合成増加など |
| 中枢神経系 | 頭痛，めまい，錯乱，抑うつ，痙攣の闘値低下 | 痙攣の闘値低下：脳内での GABA の受容体結合阻害 |
| 皮膚・粘膜 | 皮疹，光過敏症（特にフェニルプロピオン酸系），皮膚粘膜眼症候群，中毒性表皮壊死症 | 光毒性<br>免疫・アレルギー的反応など |
| 妊娠時 | 妊娠期間の延長，分娩阻害<br>胎児の動脈管閉鎖 | COX の阻害に伴う $PGE_2$，$PGF_{2a}$ の減少<br>妊娠後期では，NSAIDs 禁忌 |

（日本緩和医療学会緩和医療ガイドライン委員会 編：がん疼痛の薬物療法に関するガイドライン 2014 年版，p75，金原出版，2014 より引用）

## 2 アセトアミノフェン

　アセトアミノフェンは，一般的に副作用は少ないといわれ，まれに発疹，アレルギー様症状，過敏症，肝機能障害などを起こします。最も重篤な副作用として，致命的となる肝臓壊死があります。成人では 150～250mg/kg のアセトアミノフェンを一度に大量服用した場合に肝臓毒性が現れるといわれており，それ以上では致死的となる可能性もあります。

### 文 献

1) 日本緩和医療学会緩和医療ガイドライン委員会 編：がん疼痛の薬物療法に関するガイドライン 2019 年版，金原出版，2019
2) 日本緩和医療薬学会企画委員会 編：臨床緩和医療薬学，真興交易医書出版部，2008

**（佐野 元彦）**

## ❷ 非オピオイド鎮痛薬

# Q36
# 非オピオイド鎮痛薬の
# 作用機序は？

## A

非ステロイド性消炎鎮痛薬（NSAIDs）とアセトアミノフェンの作用機序は異なります。NSAIDs の主な作用機序は，シクロオキシゲナーゼの阻害によりプロスタグランジン E 系統の産生を抑制することで，抗炎症作用と鎮痛作用を発揮します。一方，アセトアミノフェンは，中枢に作用して，発汗と痛覚閾値の上昇作用により解熱鎮痛作用を発揮します。

## アラキドン酸カスケードと炎症

　炎症部位では，さまざまな炎症性化学伝達物質（ブラジキニンなど）が放出されており，神経細胞を放電させ，刺激に対する感受性を増強させます。一方，プロスタグランジン類の生成には，アラキドン酸が関与しています（図1）。

　アラキドン酸は，細胞膜リン脂質や他の複合脂質にエステル化をして存在しています。活性ホスホリパーゼ A またはホスホリパーゼ C の作用により遊離すると，アラキドン酸の一部は特有の酵素系のシクロオキシゲナーゼ（COX）などにより，素早く酸化物へと代謝されます。

　プロスタグランジン類やトロンボキサン類は，COX 回路による産物です。COX には 2 種類の亜型が存在しており，2 つの異なる遺伝子から作られ COX1 と COX2 として知られています。

　COX1 は刺激により誘導されることはなく，主に生体の恒常性維持に

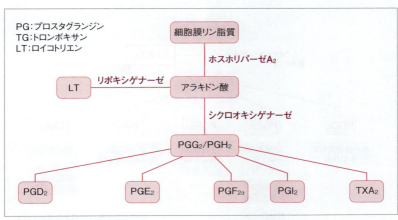

図1　アラキドン酸カスケード

関与しており，ホルモンや成長因子により活性化を受けます。特に，胃と十二指腸の粘膜の健全性を保持するのに重要な役割を担っています。COX2は誘導酵素で，平常時にはほとんど存在せず，ある種の血清因子，サイトカインや成長因子により誘導され，糖質コルチコイドの処置により誘導は阻害されます。

## 非ステロイド性消炎鎮痛薬（NSAIDs）の作用機序

　NSAIDsの主な作用機序は，COX活性を阻害し，マクロファージ，好中球や血管内皮細胞でのプロスタグランジン産生を抑制することで抗炎症作用と鎮痛作用を発揮します（図2）。プロスタグランジン自体には直接的な発痛作用はありません。生体内で最も強い発痛物質であるブラジキニンへの知覚神経感受性を高めて，痛覚閾値を下げる働きがあります。

　本邦で上市されているNSAIDsは，非選択的COX阻害薬と選択的COX2阻害薬に大別されます。さらに，選択的COX2阻害薬は，優先的COX2阻害薬および特異的COX2阻害薬の2つに分類できますが，いずれも程度の差はあるもののCOX1およびCOX2のどちらの活性も抑制します。

　がんによる慢性的な疼痛に対しては，NSAIDsの投与が長期間に及ぶ

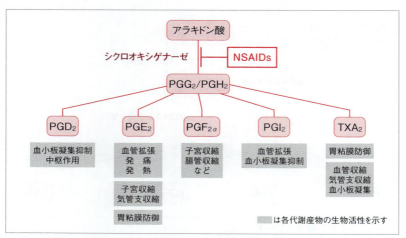

図2 アラキドン酸カスケード代謝産物の生物活性と NSAIDs の作用点

ため，特異的 COX2 阻害薬（セレコキシブ）＞優先的 COX2 阻害薬（メロキシカム，エトドラク）＞非選択的 COX 阻害薬（その他 NSAIDs）の選択順で使用することにより，胃腸障害などの副作用リスクを軽減することができます。

## アセトアミノフェンの作用機序

　アセトアミノフェンの作用機序は，中枢性で体内の水分移動と末梢血管拡張が相まって起こる発汗を伴う解熱作用と，視床と大脳皮質の痛覚閾値の上昇作用によるものと考えられています。体温中枢に関与するプロスタグランジンの生合成阻害効果はアスピリンと同程度とされていますが，末梢での生合成阻害効果はアスピリンに比べて極めて弱いとされています。

　アセトアミノフェンは，平熱時にはほとんど体温に影響を及ぼさず，発熱時には投与後3時間程度で最大の効果を発揮するといわれています。投与したほぼ全量が消化管から吸収されますが，末梢の COX1 および COX2 の阻害作用はほとんどないことが報告されています。

　2002年にイヌの脳で COX のサブタイプとして COX3 の存在がクロー

ズアップされ，アセトアミノフェンはCOX3を特異的に阻害することで薬理作用を示すのではないかと大きな話題となりました。しかしながら，その後，ヒトでのCOX3と消炎鎮痛作用との関係性は立証されておらず，残念ながら今もなお，アセトアミノフェンの作用機序については一定の見解が得られていません。

### 文 献

1) 日本緩和医療薬学会企画委員会 編：臨床緩和医療薬学，真興交易医書出版部，2008

（佐野 元彦）

## ❷ 非オピオイド鎮痛薬

# Q37

## 非オピオイド鎮痛薬を剤形によって使い分けるポイントは？

## A

非オピオイド系鎮痛薬の投与経路には，経口投与，静脈内投与，直腸内投与，経皮投与があり，患者さんの状態やニーズにより適宜使い分ける必要があります。剤形の選択にあたっては，内服しやすさや効果発現の速さ，副作用リスクなど各薬剤の特徴に加え，注射剤のなかには在宅で処方できないものがあることも理解しておきましょう。また，薬剤によっては剤形を変更することが可能なものもあり，可能な限り患者さんに苦痛を及ぼさない形態で投与することを心がけてください。

### 食事も難しい状況で選択すべき剤形は……

　非オピオイド系鎮痛薬（NSAIDs，アセトアミノフェン）の適切な使用を考えるにあたっては，効果はもちろん，薬剤の大きさや形にも気を配る必要があります。例えば，カロナール 500mg 錠の長径は 17.5mm，約 2cm です。容易に飲める方なら問題はありませんが，食欲がなく，やっと水分と薬が飲めるという患者さんにとって，大きさ 2cm の薬剤は脅威です。

　そこで医療者は，「300mg 錠と 200mg 錠の 2 個にすれば飲めるのか？」，あるいは「坐剤のほうが苦痛なく使用できるのか？　注射剤は？」と考えることになります。また，血中半減期や代謝機能のほか，1 日何回の服用が可能な環境で生活しているのか，によっても剤形の工夫が必要と

なる場合があります。さらに，在宅へ移行する患者さんでは，訪問診療で使用可能な剤形を検討する必要もあります。

## 内服剤の特徴

### 1 NSAIDs

NSAIDs の内服剤は多くの種類が販売されており，分割や簡易懸濁，粉砕が可能な商品もあるため，患者さんの状態に合わせて比較的調整しやすい薬剤といえます（**表1**）。

表1　NSAIDs・アセトアミノフェン内服剤の分割，簡易懸濁，粉砕の可否

| 一般名 | 商品名 | 剤形 | 可否 | | | 半減期<br>（時間） | 8Fr<br>チューブ<br>通過性 |
|---|---|---|---|---|---|---|---|
| | | | 分割*1 | 簡易懸濁*2 | 粉砕 | | |
| ロキソプロフェン | ロキソニン | 錠剤 | 可 | 破壊で可 | 可 | 1.3 | 可 |
| セレコキシブ | セレコックス | 錠剤 | 可 | 破壊で可 | 遮光で可 | 7 | 可 |
| ナプロキセン | ナイキサン | 錠剤 | 困難 | 可 | 可 | 14 | 可 |
| ロルノキシカム | ロルカム | 錠剤 | 不可 | 溶けにくい | 防湿保存で可 | 2.3 | 可 |
| ジクロフェナクナトリウム | ボルタレン錠 | 錠剤 | 困難 | 破壊で可 | 粉砕後速やかに内服で可 | 1.2 | 可 |
| | ボルタレンSRカプセル | カプセル | 脱カプセル可 | 脱カプセルで可 | 不可<br>（コーティング顆粒） | 1.5 | 12Fr必要 |
| ナブメトン | レリフェン | 錠剤 | 困難 | 可 | 可 | 21 | 可 |
| アセトアミノフェン | カロナール錠 | 錠剤 | 可 | 溶けにくい | 可 | 2.4 | 可 |
| | カロナールシロップ | シロップ | 可 | — | — | 2.6 | 可 |

＊1 困難：割線なしまたはコーティング錠であり，粉砕しての分割は可能
＊2 破壊で可：軽く潰してから懸濁可能
　　溶けにくい：10分ほどかかるが懸濁可能。飲みやすくなる，チューブを通るようになるなどの有益性はある

（藤島一郎 監，倉田なおみ 編：内服薬経管投与ハンドブック第3版，じほう，2015，
簡易懸濁法研究会：簡易懸濁可否情報共有システム，
佐川賢一，木村利美 監，佐川賢一，伊東俊雅 編：
錠剤・カプセル剤粉砕ハンドブック第7版，じほう，2015を参考に作成）

血中半減期もさまざまですが，一概に半減期の長いものが良いわけではなく，蓄積作用や副作用の面から考えると，年齢や腎機能を踏まえ使い分ける必要があります。また，シクロオキシゲナーゼ（COX）のサブタイプCOX-1の阻害作用をもつ薬剤では，胃腸障害の副作用がより出現しやすいことに注意します。

## 2 アセトアミノフェン

アセトアミノフェンは剤形が多様であるため，必ずしも内服剤を選択する必要はありませんが，内服できるうちは，やはり点滴や坐剤よりも内服剤が好まれます。内服剤の粉砕や懸濁は，苦味が強くなることもあるためあまり推奨されませんが，患者さんが内服を強く希望する場合や，胃瘻や経鼻胃管チューブであれば投与可能な場合は，剤形変更は比較的容易です。

## 注射剤の特徴

注射剤の使用にあたって問題となるのは，在宅移行後に訪問診療所が処方できる薬剤かということです（表2）。1日に複数回使用する場合は，患者家族が使用しやすい坐剤に適宜切り替えます。

表2　NSAIDs・アセトアミノフェン注射剤の特徴

| 一般名 | 商品名 | 特徴 | 在宅での使用の可否 | 半減期（時間） |
| --- | --- | --- | --- | --- |
| フルルビプロフェンアキセチル | ロピオン | 適応は，がん疼痛と術後鎮痛のみ | 可 | 5.8 |
| ケトプロフェン | カピステン | 筋注剤 | 不可 | 1.3 |
| アセトアミノフェン | アセリオ | 規格は1,000mgのみ。用量を調整して使用 | 不可 | 2.72 |

薬剤の使い方・選び方　**IV**

## 坐剤の特徴

### **1** NSAIDs

　経口剤が腸の支配血管から門脈を通り肝臓で代謝（初回通過効果）されるのに対し，NSAIDsの直腸内投与は，一部が直腸から門脈を通過しない経路を通ることから，より低用量で効果が得られやすく，また胃粘膜に直接接触しないことから胃腸への負担はより小さいとされています。しかし，プロスタグランジンの生成阻害作用がなくなるわけではなく，そのためPPIの併用が推奨されています。

### **2** アセトアミノフェン

　アセトアミノフェンの坐剤には従来200mgを超える規格はありませんでしたが，2015年にカロナール坐剤400mgが発売となったため，アセトアミノフェン使用時に剤形で悩むことは少なくなりました（**表3**）。

## 貼付剤・塗布剤の特徴

　非オピオイド鎮痛薬の貼付剤・塗布剤としては，NSAIDsが局所作用を期待して処方されますが，やはり副作用が起こる可能性はありますので注意が必要です。

**表3　NSAIDs・アセトアミノフェン坐剤の特徴**

| 一般名 | 商品名 | 特徴 | 半減期（時間） |
|---|---|---|---|
| ジクロフェナクナトリウム | ボルタレン | ― | 1.3 |
| インドメタシン | インテバン | ― | ― |
| ケトプロフェン | カピステン | ― | 1.7 |
| ピロキシカム | フェルデン | 半減期が長いため蓄積に注意。解熱のみの適応なし | 48 |
| アセトアミノフェン | カロナール | 作用時間が比較的短いため，定時投与の場合は1日4回の投与が必要 | 2.7 |

Q 37

非オピオイド鎮痛薬を剤形によって使い分けるポイントは？

183

表4　主な NSAIDs 貼付剤・塗布剤

| 一般名 | 貼付剤 | 塗布剤 |
|---|---|---|
| インドメタシン | カトレップテープ/パップ | インテバン軟膏/クリーム |
| ケトプロフェン | モーラスパップ/テープ | セクターローション/ゲル/クリーム |
| ジクロフェナク | ボルタレンテープ | ボルタレンゲル/ローション |
| フェルビナク | セルタッチパップ/テープ | ナパゲルン軟膏/クリーム/ローション |
| ロキソプロフェン | ロキソニンパップ/テープ | ロキソニンゲル |
| フルルビプロフェン | アドフィードパップ | ― |

　貼付剤のうちパップ剤は粘着部に水分が多く含まれ，いわゆる湿布の効果をもつのに対し，テープ剤は粘着部が親油性のものが多く，テープ自体の伸びが良いため可動部に貼付しやすいのが特徴です（表4）。なお，医療用の湿布薬のなかでも外皮用配合薬（MS冷シップなど）にはNSAIDsは配合されていません。同薬はサリチル酸メチルで皮膚に刺激を与え，カンフルで血管拡張を促す作用をもちます。

## おわりに

　がん性疼痛治療の中心はやはりオピオイドになりますが，オピオイドの効きにくい痛みに対し，非オピオイド鎮痛薬の併用が非常に効果的な場面は多くみられます。薬剤の投与自体が患者さんにとって苦痛となることのないよう，投与経路の工夫に関しても十分な気配りと愛情が必要です。

（矢野 有紀）

薬剤の使い方・選び方　**IV**

**❷ 非オピオイド鎮痛薬**

# Q38

## 非オピオイド鎮痛薬の
## 血中半減期による使い分けは？

**A**

非オピオイド鎮痛薬には，血中半減期の長いものと短い
ものがあります。血中半減期の長い薬は服用回数が少な
いため，服薬コンプライアンスの向上につながります。
しかし，血漿中から薬物が消失しにくいため，肝・腎臓
に疾患がある人や高齢者に投与する際には，副作用増強
に注意が必要です。

## 血中半減期の長さと薬剤選択

表に，主な NSAIDs の血中半減期による分類を示します。一般的に，
血中半減期の長い薬物は患者の服薬コンプライアンスを上げる利点があ
る一方，血漿中から薬物が消失しにくいため，肝・腎臓に疾患がある人
や高齢者への投与では，副作用が増強することもあるので，十分な注意
が必要です。

## 血中半減期が長い薬（メロキシカムなど）

**1 メロキシカム**

1日1回で汎用される代表的な非オピオイド鎮痛薬は，メロキシカムです。
メロキシカムは，COX2 選択性が高く，経口で速やかに吸収され，生
物学的利用率は89％と高い薬です。血漿蛋白質との結合率は99％以上で，

185

表　血中半減期による使い分け

| 効果持続時間 | 一般名 | 代表的な商品名 | 血中半減期（時間） | 用法 |
|---|---|---|---|---|
| 長　い | ピロキシカム | バキソ | 48 | 分1 |
| | メロキシカム | モービック | 28 | 分1 |
| | ナブメトン | レリフェン | 21 | 分1 |
| 中程度 | スリンダク | クリノリル | 18 | 分2 |
| | ナプロキセン | ナイキサン | 14 | 分2〜3 |
| | エトドラク | ハイペン | 7 | 分2 |
| | セレコキシブ | セレコックス | 7 | 分2 |
| 短　い | ロルノキシカム | ロルカム | 2.5 | 分3 |
| | アセトアミノフェン | カロナール | 2.4 | 分3 |
| | チアプロフェン酸 | スルガム | 2 | 分3 |
| | イブプロフェン | ブルフェン | 1.8 | 分3 |
| | ロキソプロフェン | ロキソニン | 1.3 | 分3 |
| | ジクロフェナク | ボルタレン | 1.3 | 分3 |

最高血漿中濃度に到達する時間は4〜5時間ですが，腸管循環を受けていることから12〜14時間後に第2ピークを示します。血中半減期は約28時間と長く，肝臓で4つの不活性代謝物を生じ，主にCYP2C9で代謝され，一部CYP3A4も代謝を担っています。尿中に約43％と糞中に約47％が排泄されます。

### 2 臨床での使われ方

　血中半減期が長い薬は，患者の服薬コンプライアンスを上げる利点があり，1日の服用回数が多い患者では服用の負担を軽減できます。特に痛みが安定している患者では有効です。一方，血漿中から薬物が消失しにくいため，腎機能障害患者や高齢者など薬物の蓄積が懸念される患者では不向きです。

## 血中半減期が中程度の薬（ナプロキセン，エトドラクなど）

### 1 ナプロキセン

　1日2回服用で汎用される非オピオイド鎮痛薬の代表は，ナプロキセン，

エトドラク，セレコキシブです。

ナプロキセンは経口投与した場合，完全に吸収されて約99％が血漿蛋白と結合します。吸収量は違いますが，吸収速度は胃での食物の存在により影響を受けます。血漿での最高血中濃度到達時間は2〜4時間以内です。ナプロキセンは直腸からも吸収されますが，血漿最高濃度到達は経口に比べ遅くなる傾向があります。血漿での半減期は約14時間で，高齢者では約2倍に延長するとの報告があります。

分布容積は8.3 Lであり，肝臓のCYP2C9にて代謝され，腎臓より排泄されます。代謝物は，ほとんど完全に尿中に排泄されます。ナプロキセンは胎盤を通過し，母乳中には母親の血漿濃度の約1％が現れます。排泄は，経口投与後72時間内で投与量の95％が尿中に排泄されます。

## 2 エトドラク

エトドラクは経口で速やかに吸収され，食事による吸収への影響はほとんどありません。血漿蛋白結合率は約99％で，最高血漿中濃度到達時間は服用後1〜2時間で腸管循環を受け，血中半減期は約7時間です。全身クリアランスおよび分布容積は，200mg単回経口投与時にそれぞれ54.5mL/kg/hr，9.67 Lです。

肝臓でグルクロン酸化や水酸化を受け，種々の代謝物に能動的に代謝されます。73％が尿中に，14％が糞中に排泄されます。

## 3 セレコキシブ

セレコキシブは経口でよく吸収されます。高脂肪食とともに摂取すると吸収が遅れますが，生物学的利用率は約40％上昇します。血漿蛋白結合率は約97％です。最高血漿中濃度到達時間は約2時間で，血中半減期は約7時間です。経口投与時のクリアランスは21.2 L/時，見かけの分布容積は335 Lと推定されています。

肝臓で代謝され，主にCYP2C9によって不活性代謝物となります。また，CYP2C9より寄与は少ないもののCYP3A4の関与する可能性も確認されています。尿中に約27％，糞中に約58％が少なくとも3％未満の未変化体を伴って排泄されます。

## 4 臨床での使われ方

　血中半減期が中程度の薬は，1日1回服用薬と同様に患者の服薬コンプライアンスを上げる利点があり，患者服用数を軽減できる可能性があります。

　臨床でよく経験する例としては，1日2回タイプの非オピオイド鎮痛薬を朝・夕食後に服用して，オキシコドンを8時と20時に服用している患者です。そのような患者に生活リズムと服薬の様子を詳しく聞くと，朝6時ごろと夕方17時ごろに食事をしている場合があります。すなわち，鎮痛薬だけで1日4回服用していることとなります。この場合，非オピオイド鎮痛薬をオキシコドンの8時と20時に合わせて服用するように提案するだけで，鎮痛薬を1日4回から1日2回に減らすことができます。

　一方，1日2回タイプの非オピオイド鎮痛薬を服用している患者で，次回服用前に疼痛が出現することがあります。この場合は1日3回のNSAIDs に変更したり，アセトアミノフェンをレスキュー薬として使用するなどの工夫が必要です。

## ▌ 血中半減期が短い薬 （ロキソプロフェン，アセトアミノフェンなど）

### 1 ロキソプロフェン

　ロキソプロフェンナトリウムは経口投与後，速やかに吸収され，血中にはロキソプロフェン（未変化体）のほか，trans-OH 体（活性代謝物）の型で存在します。最高血漿中濃度到達時間は，ロキソプロフェンで約0.5 時間，trans-OH 体で約1時間，血中半減期はいずれも約1.3 時間と短いです。血漿蛋白結合率は，ロキソプロフェン97.0％，trans-OH 体92.8％です。尿中への排泄は速やかで，大部分がロキソプロフェンまたは trans-OH 体のグルクロン酸抱合体として排泄されます。

### 2 アセトアミノフェン

　アセトアミノフェンは経口でほぼ完全に吸収されます。最高血漿中濃度到達時間は 30〜60 分で，血中半減期は 2.4 時間です。全身クリアランスは 5 mL/分/kg，見かけの分布容積は 0.95 L/kg と推定されています。

血漿蛋白結合率は変動しやすく，急性中毒時でも20〜50％が結合しているのみで，NSAIDsより低いとされています。主に肝臓で代謝されて，グルクロン酸，硫酸，またはシステインと抱合された後に尿排泄されます。

また，2013年11月にアセトアミノフェン静注液が上市されました。同剤は1回300〜1,000mgを15分かけて静脈内投与し，投与間隔は4〜6時間とされています。なお，1日総量は4,000mgです。

### 3 臨床での使われ方

臨床では1日3回服用の非オピオイド鎮痛薬が最も使用されます。ただし，血中半減期が短い薬は，腎機能障害患者や高齢者など薬物の蓄積が懸念される患者などでは使用しやすいのですが，その一方で，定時鎮痛薬の切れ目の痛みを経験することも多いのが特徴です。

また，血中半減期が短い薬は，急性痛などのレスキュー薬としても使用しやすいです。このような特徴を利用して，例えば，痛みの原因が体性痛と内臓痛のどちらも原因として考えられ，オピオイド鎮痛薬のレスキュー薬では眠気が強く出現する場合には，オピオイドのレスキュー薬と非オピオイド鎮痛薬（アセトアミノフェン600〜800mg/回）を交互に服用してもらい，どちらの薬のほうがより疼痛を緩和できたかをモニタリングします。その結果，非オピオイド鎮痛薬で効果をより実感できた場合には，頓用から定期服用にしたり，非オピオイド鎮痛薬のベース量を増やしたりすることで疼痛コントロールを図れることがあります。

### 文 献

1) 日本緩和医療薬学会企画委員会 編：臨床緩和医療薬学，真興交易医書出版部，2008
2) 浦部晶夫，他 編：今日の治療薬 2019 解説と便覧，南江堂，2019

（佐野 元彦）

**❷ 非オピオイド鎮痛薬**

# Q39

## 腫瘍熱に対する非オピオイド鎮痛薬の選択のポイントは？

### A

腫瘍熱への対症療法として，非オピオイド鎮痛薬は有効な手段です。慣習的にはナプロキセンが選択されますが，他の非オピオイド鎮痛薬に比べて優位性が示されているわけではありません。そのため，腫瘍熱に対する非オピオイド鎮痛薬投与では，患者に合わせた剤形や服用方法を選択することが重要です。

## 腫瘍熱とは

### 1 がん患者の発熱と腫瘍熱

がん患者の発熱は，感染症をはじめ中枢神経転移，治療関連，血管系疾患など，さまざまな要因が考えられます（**表1**）。発熱は基本的に生体防御反応の一つであり，高体温時は病原菌の増殖を抑制し，宿主側の免疫系細胞の活動を高めることで生体を防御します。腫瘍熱は英語で「neoplastic fever」または「tumor fever」と呼ばれます。がん患者の発熱の5〜27％を占め，急速に腫瘍が増大する場合や，転移部位が多いほど起こりやすいといわれています。

### 2 発生機序

腫瘍熱の発生機序は十分には明らかにされていませんが，宿主マクロファージまたは腫瘍細胞から産生される腫瘍壊死因子，インターロイキ

190

表1　がん患者の発熱の原因

| 原因 | 例 |
|---|---|
| **感染症** | |
| 　起因菌 | 細菌，ウイルス，真菌，寄生虫 |
| 　感染部位 | 全身性（敗血症），呼吸器系，消化器系，尿路系，中枢神経系　など |
| **腫瘍熱** | 腎細胞がん，急性白血病，ホジキンリンパ腫，肝細胞がん　など |
| **中枢神経転移** | がん性髄膜炎，視床下部転移　など |
| **治療関連** | |
| 　薬物 | 殺細胞性抗がん剤（ブレオマイシン，ドセタキセルなど）<br>分子標的薬（リツキシマブ，ゲフィチニブなど）<br>その他（G-CSF，インターフェロン，IL-2など） |
| 　輸血 | 血小板輸血，赤血球輸血，新鮮凍結血漿 |
| 　放射線照射 | 放射線肺臓炎，放射線心外膜炎 |
| 　副腎クリーゼ | ステロイドによる副腎機能低下 |
| **血管系疾患** | 深部静脈血栓症，肺塞栓症，腎梗塞，脳梗塞，TTP　など |

〔Zell JA, et al: Neoplastic fever：a neglected paraneoplastic syndrome.
Support Care Cancer, 13（11）：870–877, 2005 より改変〕

ン（IL）-1, IL-6, インターフェロンなどのサイトカインが血流で視床下部近傍の内皮細胞に運ばれ，そこでプロスタグランジン $E_2$ 産生が誘導され，視床下部の体温中枢に作用してセットポイントを上昇させる結果，血管収縮が起こり，それに伴う熱放散抑制と熱産生促進により，発熱に至ると考えられています。

　腫瘍熱は，造血器腫瘍，腎細胞がん，肝細胞がんなどでの発現が多く報告されていますが，あらゆるがん種で起こる可能性があります。

## 3 診断基準と鑑別

　腫瘍熱の診断基準としては，Zell らの基準が有名です（**表2**）。がん患者で発熱がみられた場合は，基本的には感染症を疑うため，一般診療で腫瘍熱は除外診断となります。また，細菌感染時の鋭敏なバイオマーカーであるプロカルシトニンが腫瘍熱と細菌感染の鑑別に有効であるとの報告もあります。免疫チェックポイント阻害薬の登場により，今後は免疫関連有害事象としての発熱も増えてくると考えられるため，感染症や腫瘍熱以外にも十分な鑑別診断が必要です。

表2　腫瘍熱の診断基準

- 1日に少なくとも1回の37.8℃以上の発熱
- 2週間以上継続する発熱
- 感染症徴候を認めない
    - 身体所見
    - 各種培養検査（喀痰，血液，尿，便，髄液など）
    - 画像検査（胸部単純X線，CT）
- 薬物，輸血，放射線などに対するアレルギー反応なし
- 少なくとも7日間の経験的十分な抗菌薬治療が無効
- ナプロキセンテストに反応して解熱し，ナプロキセン服用で正常体温維持

〔Zell JA, et al: Neoplastic fever：a neglected paraneoplastic syndrome.
Support Care Cancer, 13（11）：870–877, 2005 より引用〕

## ナプロキセンに関する報告

　Chang らにより1984年，腫瘍熱に対するナプロキセンの有効性に関する報告がなされました。それによると，抗菌薬で解熱しなかった15例中14例において，ナプロキセンの投与により発熱は完全に消失し，投与中は完全に発熱が制御されました。また，発熱は24時間以内に完全に消失し，副作用も問題とはなりませんでした。

　さらにChang らは1987年，腫瘍熱鑑別のためのナプロキセンテストについて報告しました。このテストは，ナプロキセン250mg 1日2回投与で12時間以内に解熱するかをみる方法で，感度92％，特異度100％で診断できると報告されました。ただし，この感度と特異度の高さは診察前に十分な除外検査が行われたためともいわれているため，腫瘍熱と診断する前には十分な鑑別診断が必要です。

## ナプロキセン以外の有効性

　ナプロキセン以外の非オピオイド鎮痛薬の効果はどうかというと，インドメタシン，プラノプロフェン，イブプロフェン，ジクロフェナクなどで腫瘍熱に有効との報告があり，アセトアミノフェンについては一部有効であるといわれています。特にプロピオン酸系のNSAIDsで有効とする報告が多いようです。

これらの報告と前述した腫瘍熱の発生機序を併せて考慮すると，必ずしもナプロキセンにこだわる必要はないように思われます。一方，がん患者の症状緩和にしばしば用いられる副腎皮質ステロイドについては，腫瘍熱に対する効果は低いとする報告も散見されるため，感染症による発熱や副作用の可能性などを考慮すると，腫瘍熱への使用は控えるべきでしょう。

発熱は，がん患者の身体的・心理的側面に大きな影響を与え，患者QOLを低下させます。そのため腫瘍熱と診断する場合は，詳細な病歴聴取と注意深い患者観察により，発熱以外の随伴症状も十分に把握した除外診断が求められます。そのうえで，個々の患者に合わせた剤形や服用方法を考慮し，最適な非オピオイド鎮痛薬を選択することが重要です。

### 文献

1) Zell JA, et al.: Neoplastic fever : a neglected paraneoplastic syndrome. Support Care Cancer, 13（11）: 870–877, 2005
2) Chang JC : Chang JC. How to differentiate neoplastic fever from infectious fever in patients with cancer : usefulness of the naproxen test. Heart Lung, 16（2）: 122-127, 1987
3) Chang JC, Gross HM : Utility of naproxen in the differential diagnosis of fever of undetermined origin in patients with cancer. Am J Med, 76（4）: 597-603, 1984
4) 今西大介, 宮崎泰司：悪性腫瘍. 臨床と研究, 90（8）: 63-66, 2013
5) 小田切卓也, 他：後ろ向き研究による，ホスピス入院患者における腫瘍熱と感染症の鑑別に寄与する因子の同定. Palliative Care Research, 8（2）: 273-279, 2013
6) Yaegashi H, et al.: Differential diagnosis between bacterial infection and neoplastic fever in patients with advanced urological cancer : The role of procalcitonin. Inter J Urology, 21 : 104-106, 2014

（佐野 元彦）

**❸ 鎮痛補助薬**

# Q40

## 鎮痛補助薬の選び方と留意点は？

### A

鎮痛補助薬とは，主たる薬理作用が鎮痛ではないが，ある種の疼痛状態において鎮痛効果を発揮する薬剤のことです。痛みのメカニズムを評価し，患者さんの全身状態を把握したうえで，その投与を検討します。また，使用したい薬剤が痛みの適応をもっているとは限らず，適応外使用となる場合は施設のルールを遵守し，十分な説明を行ったうえで開始する必要があります。

## はじめに

　鎮痛補助薬（adjuvant analgesics または co-analgesics）は「主たる薬理作用が鎮痛ではないが，ある種の疼痛状態において鎮痛効果を発揮する薬剤」と定義され[1]，多目的で用いられるものと，特殊な病態のみに用いられるものに分けられます。

　投与にあたっては，痛みの原因やメカニズム，鎮痛薬の効果を評価したうえでその適応を検討し，患者さんの全身状態や治療のゴールについて話し合ったうえで，選択する薬剤の種類と投与量を決定します。投与開始後は効果と副作用を定期的に評価します[2]（図）。

## 鎮痛補助薬選択時の包括的評価

### 1 痛みの評価

　鎮痛補助薬には，痛みの原因に作用するものと，メカニズムに作用し

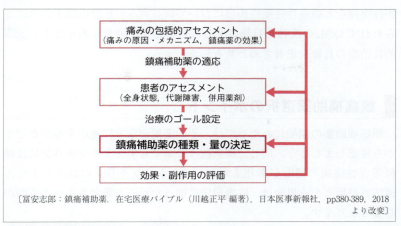

〔冨安志郎：鎮痛補助薬. 在宅医療バイブル（川越正平 編著），日本医事新報社，pp380-389，2018 より改変〕

**図　鎮痛補助薬の種類・量の選択プロセス**

て鎮痛効果を発揮するものがあります。

　例えば，骨転移痛に対して使われるビスホスホネート系製剤は，痛みの原因となる破骨細胞活性を抑制することで，プロトン産生と骨の脆弱性の進行を抑え，痛みを緩和します。一方，神経障害性疼痛に対して使われる抗うつ薬や抗痙攣薬などは，異所性神経活動や二次ニューロンの活性化，下行性疼痛抑制系機能低下といった痛みのメカニズムに作用することで鎮痛効果を発揮します。痛みの原因とメカニズムを理解したうえで，痛みを評価することが適切な鎮痛補助薬の選択につながります。

### 2 患者さんの評価

　患者さんの全身状態を評価します。高齢や衰弱のために転倒リスクのある場合は，中枢神経作用の少ない薬剤の選択や，少ない投与量での開始を検討します。また，鎮痛補助薬の代謝に影響を及ぼす肝・腎機能異常の有無や併用薬の使用状況を把握し，副作用の発生を回避するように心がけましょう。

### 3 痛みの継続評価

　原因の改善・悪化や痛みの質の経時的変化によって，薬剤の効果や副作用は経時的に変化するため，痛みの定期的な評価が必要です。神経障

害性疼痛などの慢性疼痛性疾患においては，痛みの程度の低下のみにとらわれず QOL の改善を目標にすることが必要な場合もあります。定期的に治療の目標を患者さんと共有しましょう。

## ■ 鎮痛補助薬選択のポイント

鎮痛補助薬の開始にあたっては，その薬剤が痛みに適応をもつかどうかを確認しましょう。同じ三環系抗うつ薬でもアミトリプチリンには神経障害性疼痛の適応がありますが，ノルトリプチリンにはありません。適応外使用となる場合は，院内規定に則った対応や患者さんへの説明が必要となります。

痛みに対する投与量が主たる薬理作用における使用量とは異なる場合があるため，開始時の用量に注意しましょう。また，オピオイドと併用する場合，中枢神経作用のある薬剤は眠気やふらつきなどの副作用が強くなる可能性があることを念頭に開始しましょう。

代謝を肝臓の CYP に依存する薬剤の場合は，薬物間相互作用に留意します。抗痙攣薬のなかでもカルバマゼピンなどは CYP3A4 誘導作用をもち，オピオイドの鎮痛効果を減弱させる可能性があります。

がん患者において鎮痛補助薬が必要となる病態と，それぞれで想定される鎮痛補助薬を**表1**に示します。鎮痛補助薬には，非特異的に多目的で用いられる薬剤と，特殊な病態の痛みに用いられる薬剤があります。

**表1　がん患者において鎮痛補助薬が必要と考えられる病態**

| 病態 | 考慮される鎮痛補助薬 |
| --- | --- |
| **神経障害性疼痛**<br>・がんの神経浸潤（脳～末梢神経）<br>・化学療法誘発末梢神経障害<br>・術後痛（開胸，乳房・頸部切除） | 抗うつ薬<br>抗痙攣薬<br>副腎皮質ステロイドホルモン<br>抗不整脈薬<br>NMDA 受容体拮抗薬 |
| **がんの骨転移に伴う痛み** | ビスホスホネート系製剤，デノスマブ<br>副腎皮質ステロイドホルモン |
| **悪性消化管閉塞に伴う痛み** | 酢酸オクトレオチド<br>副腎皮質ステロイドホルモン<br>抗コリン作動薬 |
| **筋・骨格の異常に伴う痛み**<br>・がんの筋刺激（悪性腸腰筋症候群など）<br>・既存の筋膜痛・変形性関節症など | ベンゾジアゼピン系抗不安薬<br>副腎皮質ステロイドホルモン<br>抗うつ薬<br>抗痙攣薬 |

薬剤の使い方・選び方 **IV**

## 多目的で用いられる鎮痛補助薬の種類と適応

### 1 抗うつ薬

　さまざまな神経障害性疼痛，線維筋痛症，複合性局所疼痛症候群などの慢性疼痛症候群に有効性が期待されます。鎮痛メカニズムは，①セロトニンとノルアドレナリンの再取り込み阻害による下行性疼痛抑制系の増強，②電位依存性 $Na^+$ チャネルの遮断などが考えられています。

　神経障害性疼痛に対しては，三環系抗うつ薬やセロトニン・ノルアドレナリン再取り込み阻害薬（SNRI）のデュロキセチンが第1選択薬に挙げられています（336頁，「Q66．神経障害性疼痛の治療の進め方は？」参照）。複数の抗うつ薬の併用や，トラマドールなどセロトニン作用を増強する薬剤との併用は，セロトニン症候群*を発症する危険性があるため禁忌です。

＊セロトニン症候群：セロトニンの脳内濃度上昇に伴って引き起こされる一連の症候。吐き気・発熱・異常発汗・下痢などの自律神経症状，筋攣縮・硬直などの骨格筋症状，錯乱・昏睡などの中枢神経症状がみられる。原因薬剤の中止とともに対症療法で対応する。

### 2 副腎皮質ステロイドホルモン

　神経の圧迫に起因する神経障害性疼痛，反射性交感神経性ジストロフィー，頭蓋内圧亢進に伴う頭痛，管腔臓器の閉塞による痛みなどに対して投与が考慮されます。鎮痛メカニズムは，①炎症性メディエーターの抑制，②障害神経における異所性発火の緩和，③腫瘍周囲の浮腫軽減による神経・消化管圧迫の解除などが考えられています。

　長期投与となる場合は，鉱質コルチコイド作用の弱いデキサメタゾンやベタメタゾンなどが好まれます。投与量は0.5～8mg/日の範囲で状況に応じて漸増/漸減されます。慢性投与後に退薬や減量を行うことで偽リウマチや，ステロイドによって抑制されていた症状が再燃することがあり，そのような可能性がある状況では減量は緩徐に行うことが推奨されます。

### 3 ワクシニアウイルス接種家兎炎症皮膚抽出液含有製剤

　腰痛症，頸肩腕症候群，肩関節周囲炎，変形性関節症などの筋骨格疾患や，帯状疱疹後神経痛などの神経障害性疼痛に用いられます。神経障

害性疼痛においてはガイドライン上第2選択の薬剤です。鎮痛メカニズムは，①下行性疼痛抑制系神経の活性化，②侵害刺激局所におけるブラジキニンの遊離抑制，③末梢循環改善作用などが考えられています。重篤な副作用や薬物相互作用がみられず忍容性が高いのが特長です。

## 特殊な病態の痛みに用いられる鎮痛補助薬の種類と適応

### 1 神経障害性疼痛に用いられる鎮痛補助薬

神経障害性疼痛は，体性感覚神経系の病変や疾患によって引き起こされる痛みです（336頁，「Q66．神経障害性疼痛の治療の進め方は？」参照）。異所性神経活動，感作，下降性疼痛抑制系の機能低下などが痛みのメカニズムと考えられています。

治療薬として，抗うつ薬，ワクシニアウイルス接種家兎炎症皮膚抽出液含有製剤や$Ca^{2+}$チャネル$\alpha_2\delta$リガンド，オピオイドを選択することが推奨されています[3]。

#### ①$Ca^{2+}$チャネル$\alpha_2\delta$リガンド

GABAの誘導体の一つであり，電位依存性$Ca^{2+}$チャネルの$\alpha_2\delta$サブ

表2　神経障害性疼痛に用いる主な鎮痛補助薬の特徴

| | 薬剤名 | 初期投与量 | 維持量 | 代謝 | |
|---|---|---|---|---|---|
| 抗うつ薬 | アミトリプチリン | 1回10〜25mg 1日1回（夕/就寝前） | 1回10〜25mg 1日1〜3回 | 肝 CYP2D6 | |
| | デュロキセチン | 1回20mg 1日1回 朝食後 | 1回20〜60mg 1日1回（朝食後） | 肝 CYP1A2 肝 CYP2D6 | |
| 抗痙攣薬 | プレガバリン | 1回25〜75mg 1日1〜2回 | 1回75〜300mg 1日2回 | 受けない | |
| | ガバペンチン* | 1回100mg 1日1〜3回 | 1回400〜800mg 1日2〜3回 食後，就寝前など | 受けない | |
| | カルバマゼピン | 1回100〜200mg 1日2回 朝・夕（就寝前） | 1日200〜600mgを2〜3回に分割 | 肝 CYP3A4 | |
| その他 | ワクシニアウイルス接種家兎炎症皮膚抽出液含有製剤 | 1回2錠 1日2回 朝・夕 | 4週間をめどに効果を評価する | 肝 CYP1A2 など | |

＊：痛みの適応はない

ユニットに結合することで，前シナプスでカルシウムの流入を抑制し，グルタミン酸やサブスタンスPなどの興奮性神経伝達物質の遊離を抑制することが鎮痛メカニズムと考えられます。

プレガバリンは神経障害性疼痛と線維筋痛症に適応がありますが，代謝を受けずに尿中に排泄されるため，腎障害では投与量を減量します。

### ②Ca²⁺チャネルα₂δリガンド以外の抗痙攣薬

カルバマゼピンは突発性三叉神経痛に適応があります。電位依存性Na⁺チャネルに作用し，神経細胞の異常興奮を抑制すると考えられています。がんに関連した痛みにおいては，オピオイドを含む多数の薬剤との相互作用や副作用の点から慎重に適応を判断する必要があります。

その他の神経障害性疼痛に用いられる薬剤の特徴を**表2**にまとめます。

### 2 骨転移痛に用いられる鎮痛補助薬
#### ①ビスホスホネート系製剤

ピロリン酸の類似体で，強力な破骨細胞抑制作用があります。転移性骨腫瘍において痛みと骨関連事象（骨痛，骨折，脊髄圧迫，高カルシウム血症）を減少させます。代謝はほとんど受けずに腎から尿中に排泄さ

| 排泄 | 副作用 | 注意すべき既往症 |
|---|---|---|
| 尿中 | 口渇，眠気，ふらつき，便秘，起立性低血圧，排尿困難，せん妄 | 緑内障，心筋梗塞，尿閉，MAO阻害薬内服中 |
| 尿中 | 傾眠，悪心，高血糖，便秘，めまい | セロトニン症候群 |
| 尿中 | 浮動性めまい，傾眠，浮腫 | 腎障害（Ccr<30mL/分）では75～150mg/day以下に |
| 尿中 | 浮動性めまい，傾眠，浮腫 | 腎障害（Ccr<30mL/分）では75～150mg/日以下に |
| 尿中 | 眠気，めまい，ふらつき，血球減少，肝障害，皮膚粘膜眼症候群，中毒性皮膚壊死 | Ⅱ度以上の房室ブロック，徐脈，重度血液異常は禁忌 |
| 各資料で記載なし | 肝機能異常など | 本剤による過敏症の既往 |

れるため，腎機能低下時は投与量を減量します。

　主な副作用は一過性の発熱，頭痛，骨痛，低カルシウム血症ですが，重篤な合併症として顎骨壊死があるため，使用前には歯科検査を実施します。

## ②デノスマブ

　RANKL（receptor activator for nuclear factor-$\kappa$B ligand）を標的とするヒト型 IgG2 モノクローナル抗体製剤です。破骨細胞および破骨細胞前駆細胞表面の RANKL に結合することで，破骨細胞形成に関与する RANKL を特異的に阻害し，破骨細胞による骨吸収を抑制します。副作用として低カルシウム血症，疲労，悪心，関節痛，顎骨壊死，無力症，下痢などがあり，低カルシウム血症予防のためカルシウムと天然型ビタミン D の補充が必要です。

## 3 消化管閉塞による痛みに用いられる鎮痛補助薬

### ①抗コリン作動薬

　中枢移行のみられないブチルスコポラミン臭化物が用いられます。消化管の鎮痙や，消化管内の分泌減少による減圧・閉塞解除によって痛みを改善します。投与中は便秘を起こしやすくなるため，効果と副作用の評価を定期的に行う必要があります。

### ②オクトレオチド酢酸塩

　ソマトスタチンのアナログであり，胃液，膵液，腸管分泌を抑制し，消化管蠕動を低下させることにより病態を改善し，結果として除痛をもたらします。1 週間を目安に効果を判定します。副作用には血糖異常（低血糖，高血糖），徐脈，胃部不快感，便秘などがあり，急激に中止した場合の低血糖に注意が必要です。

---

### 文 献

1) Lussier D, Portenoy RK: Adjuvant analgesics in pain management. Oxford Textbook of Palliative Medicine fourth edition（Hanks G, et al. ed），Oxford University Press, pp706-734, 2010

2) 冨安志郎：鎮痛補助薬．在宅医療バイブル（川越正平 編著），日本医事新報社，pp380-389，2018
3) 日本ペインクリニック学会神経障害性疼痛薬物療法ガイドライン作成ワーキンググループ 編：神経障害性疼痛薬物療法ガイドライン改訂第2版，真興交易医書出版部，2016

（冨安 志郎）

**❸ 鎮痛補助薬**

# Q41

## ステロイドの
## 鎮痛補助薬としての使い方は？

### A

がんの疼痛緩和に対しては，ステロイドは神経・脊髄の
圧迫や頭蓋内圧亢進，骨の痛みなどに使用します。半減
期が長く鉱質コルチコイド作用の弱いステロイドが選択
され，投与方法には漸減法と漸増法があり，緊急度や予
後などを考慮して決定されます。

## 緩和ケアで使用するステロイドの種類・特性

　緩和ケアではナトリウム貯留作用をできるだけ抑え，浮腫の出現や増
悪を防ぐ目的で，ステロイドは鉱質コルチコイド作用の弱い（ナトリウ
ム貯留作用の弱い），そして半減期の長いデキサメタゾンやベタメタゾ
ンを臨床的には使用します（表1）。

　緩和ケアにおけるステロイドの重要性は高く，その使用頻度は極めて
高いといえます。表2に示す通り，がん疼痛緩和においての使用の適応
は主に以下の4つです。

・神経圧迫による疼痛

・脊髄圧迫による疼痛

・頭蓋内圧亢進による頭痛

・骨転移による痛み

薬剤の使い方・選び方　Ⅳ

表1　ステロイドの種類と特徴

| | ヒドロコルチゾン | プレドニゾロン | デキサメタゾン | ベタメタゾン |
|---|---|---|---|---|
| 抗炎症作用* | 1 | 4 | 25～50 | |
| 等価用量（mg） | 20 | 5 | 0.5～1 | |
| ナトリウム貯留作用* | 1 | 0.25 | <0.01 | |
| 生物学的利用率<br>（%，経口投与時） | 96 | 75～85 | 78 | 98 |
| 血中半減期（時間） | 1.5 | 3.5 | 4 | 6.5 |
| 効果持続時間（時間） | 8～12 | 12～36 | 36～54 | 24～48 |

＊：ヒドロコルチゾンを1としたときの強さ
（Twycross R, Wilcock Andrew, 他 編, 武田文和, 鈴木勉 監訳：トワイクロス先生のがん緩和ケア処方薬,
医学書院, 2013 より改変）

表2　がん緩和ケアにおけるステロイド全身投与の目的

【特異的】
○脊髄圧迫
○神経圧迫
○呼吸困難
　・肺炎（放射線照射後）
　・がん性リンパ管症
　・気管圧迫
○上大静脈閉塞
○管腔臓器の閉塞
　・気管支
　・尿管
　・大腸
○放射線照射後の炎症
○直腸からの分泌
　（経口あるいは経直腸投与可能な場合）
○腫瘍随伴症候群の発熱

【痛みの緩和】
○神経圧迫
○脊髄圧迫
○閉塞性の体腔ないし臓器組織内の腫瘍による痛み
　（例：頭蓋内圧亢進による痛み，骨の痛み）

【がんに対する内分泌療法】
○乳がん
○前立腺がん
○悪性血液疾患
○リンパ球増殖性疾患

【一般的】
○食欲増進目的
○幸福感（安寧感）の向上目的

（Twycross R, Wilcock Andrew, 他 編, 武田文和, 鈴木勉 監訳：トワイクロス先生のがん緩和ケア処方薬,
医学書院, 2013 より改変）

## 用法・用量

　原則として，効果持続時間の長いステロイドを選択し，また，夜間の不眠や全身状態悪化に伴うせん妄を誘発しないよう，朝1回の投与とします（緊急で午後以降に投与が必要な場合は，翌日から朝の投与に変更

します）。初期投与量は漸増法と漸減法で異なり，それぞれ次の通り進めます。

## 1 漸減法

緊急性のある疼痛（頭蓋内圧亢進，脊髄圧迫，上大静脈症候群など）に対しては，最初からデキサメタゾンまたベタメタゾンを8〜16mg/日で用いて，数日間維持し，症状をみながら漸減を行います。

## 2 漸増法

神経圧迫による疼痛などに対しては，デキサメタゾンまたはベタメタゾンを1〜2mg/日から開始し，効果が出るまで1〜2mgずつ漸増します。

## 注意すべき副作用

### 1 糖質コルチコイド作用による影響

糖尿病，骨粗鬆症，精神症状（不眠，妄想，抑うつ，多幸感），筋萎縮，消化性潰瘍，易感染性などに注意が必要です。このうち消化性潰瘍に関しては，NSAIDsとの併用によりリスクが顕著に高まることに注意を払います。

### 2 鉱質コルチコイド作用による影響

ナトリウム貯留作用による浮腫，カリウムの損失，高血圧などに注意が必要です。

### 3 外観の変化

満月様顔貌，皮膚の線条，痤瘡（にきび）などの変化が起きやすいので注意します。

## 中止の仕方

ステロイドを一定期間使用しても効果が認められない場合は，中止を検討します。3週間以内の使用で，デキサメタゾン換算で4〜6mg未満であれば急な中止も可能といわれています。

一方，長期間もしくは多量の使用の場合は漸減しつつ，副腎クリーゼの症状（倦怠感，食欲低下，悪心・嘔吐，発熱，腹痛，低血圧，低血糖）などの出現の有無を確認し，中止します。

（田巻 知宏）

**❸ 鎮痛補助薬**

# Q42

## 抗うつ薬の
## 鎮痛補助薬としての使い方は？

**A**

抗うつ薬は，神経障害性疼痛に対する鎮痛補助薬として
用いられ，なかでも鎮痛効果のエビデンスレベルが高い
三環系抗うつ薬（TCA）とセロトニン・ノルアドレナリン
再取り込み阻害薬（SNRI）が選択されます。投与時は，
抗コリン作用などの副作用に注意しながら少量で開始し，
3〜7日ごとに増量していきます。

## 抗うつ薬の種類と特徴

　抗うつ薬は，脳内のノルアドレナリンあるいはセロトニンの含有量を
高めると気分高揚につながるのではないかという仮説のもと開発された
薬剤です。初めに開発されたのは三環系抗うつ薬（tricyclic antidepres-
sant；TCA）ですが，その多彩な副作用が問題になったのを受け，さま
ざまな改良や開発が繰り返されました。

　さまざまな種類の抗うつ薬が開発されるなかで，神経障害性疼痛に対
して高いエビデンスレベルをもつのが，TCAとセロトニン・ノルアドレ
ナリン再取り込み阻害薬(serotonin norepinephrine reuptake inhibitor；
SNRI）です。鎮痛補助薬としてはこの2種類の抗うつ薬を使いますが，
保険適用があるのはアミトリプチリン（末梢性神経障害性疼痛）とデュ
ロキセチン（糖尿病性末梢神経障害に伴う疼痛，線維筋痛症に伴う疼痛，
慢性腰痛症に伴う疼痛，変形性関節症に伴う疼痛）の2剤だけです。

　抗うつ薬は化学構造および薬理作用によって，TCA，四環系抗うつ薬，

選択的セロトニン再取り込み阻害薬（selective serotonin reuptake inhibitor；SSRI），SNRI，ノルアドレナリン・セロトニン作動性抗うつ薬（noradrenergic and specific serotonergic antidepressant；NaSSA）などに分類され（**表1**），薬物によって各種受容体に対する親和性が大きく異なっています[1]（**表2**）。

表1　本邦で使用可能な抗うつ薬

| | | 一般名 | 主な商品名 |
|---|---|---|---|
| 三環系 | 第一世代 | イミプラミン | トフラニール |
| | | クロミプラミン | アナフラニール |
| | | アミトリプチリン | トリプタノール |
| | | ノルトリプチリン | ノリトレン |
| | 第二世代 | アモキサピン | アモキサン |
| | | ロフェプラミン | アンプリット |
| | | ドスレピン | プロチアデン |
| | | トリミプラミン | スルモンチール |
| 四環系 | | マプロチリン | ルジオミール |
| | | ミアンセリン | テトラミド |
| | | セチプチリン | テシプール |
| SSRI | | フルボキサミン | ルボックス，デプロメール |
| | | パロキセチン | パキシル |
| | | セルトラリン | ジェイゾロフト |
| | | エスシタロプラム | レクサプロ |
| SNRI | | ミルナシプラン | トレドミン |
| | | デュロキセチン | サインバルタ |
| | | ベンラファキシン | イフェクサー |
| NaSSA | | ミルタザピン | レメロン，リフレックス |
| その他 | | トラゾドン | デジレル，レスリン |

〔栗山俊之，川股知之：抗うつ薬による副作用とその対処．麻酔，65（7）：718-723，2016より引用〕

表2　モノアミントランスポーターと神経伝達物質受容体に対する抗うつ薬の親和性（mol/L）

| | | セロトニン<br>トランスポーター | ノルアドレナリン<br>トランスポーター | |
|---|---|---|---|---|
| 三環系 | イミプラミン | 42 | 13 | |
| | アモキサピン | 470 | 4 | |
| 四環系 | ミアンセリン | 2,300 | 42 | |
| SSRI | フルボキサミン | 7 | 500 | |
| | エスシタロプラム | 1.1 | 7,840 | |
| | パロキセチン | 0.7 | 33 | |
| | セルトラリン | 3.4 | 220 | |
| SNRI | ミルナシプラン | 44 | 11 | |
| | デュロキセチン | 16 | 5 | |
| NaSSA | ミルタザピン | >10,000 | >10,000 | |

## 鎮痛補助薬としての作用機序

　抗うつ薬は，抑うつ気分を改善させることによって痛みを軽減させるというよりも，下行性疼痛抑制系を賦活することによって鎮痛効果を発揮するといわれています[2]（図）。

　下行性疼痛抑制系とは，延髄の大縫線核に起始するセロトニン作動性神経と橋の青斑核に起始するノルアドレナリン作動性神経が，脊髄後角に存在する介在ニューロンを介して痛覚伝達を伝えにくくさせる神経ネットワークです。抗うつ薬は，この下行性疼痛抑制系に関わるセロトニン作動性神経とノルアドレナリン作動性神経の作用を増強させることによって，鎮痛効果を発揮するといわれています。

## 注意すべき副作用

### 1 抗コリン作用による副作用

　TCA は，神経障害性疼痛への鎮痛効果が期待できる一方，抗コリン作用や抗ヒスタミン $H_1$ 作用，$\alpha_1$ アドレナリン受容体拮抗作用が強いため，

## IV 薬剤の使い方・選び方

Q42 抗うつ薬の鎮痛補助薬としての使い方は？

| ドパミントランスポーター | ムスカリン受容体 | アドレナリン$α_1$受容体 | ヒスタミン$H_1$受容体 |
|---|---|---|---|
| 5,110 | 90 | 90 | 11 |
| 1,900 | 1,000 | 50 | 25 |
| 16,200 | 820 | 34（$α_2$：73） | 0.4 |
| 5,000 | 24,000 | 7,500 | 109,000 |
| >10,000 | 1,240 | 3.870 | 1,970 |
| 1,700 | 108 | 4,600 | 22,000 |
| 260 | 630 | 380 | 2,400 |
| >10,000 | >10,000 | >10,000 | >10,000 |
| 369 | 3,000 | 8,300 | 2,300 |
| >10,000 | 398 | 316（$α_2$：63） | 3 |

〔栗山俊之, 川股知之：抗うつ薬による副作用とその対処. 麻酔, 65（7）：718-723, 2016 より引用〕

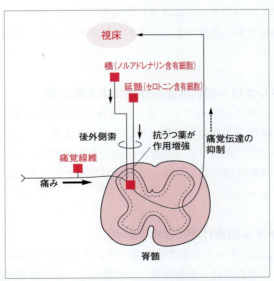

図 抗うつ薬の鎮痛機序（下行性疼痛抑制系の賦活）

209

副作用が大きな問題になります。

　抗コリン作用によって，口渇，排尿障害，便秘，傾眠，せん妄，羞明，眼圧上昇が起こります。トリプタノールをはじめ多くの TCA は尿閉のある患者や緑内障患者には禁忌となっています。また，オピオイドを併用している場合も，抗コリン作用による副作用が増強されるので注意してください。便秘は緩下剤で対処できる場合がほとんどですが，がん患者ではもともと腸管蠕動が低下していることもあるので要注意です。

　アミトリプチリン投与時に，抗コリン作用に伴う副作用が強くみられる場合は，通常はアミトリプチリンを中止しますが，TCA のなかで抗コリン作用の弱いノルトリプチリンやアモキサピンに変更することもあります。また，口渇に対しては，人参養栄湯や白虎加人参湯で対処できる場合があります。

### ② 抗ヒスタミン $H_1$ 作用による副作用

　TCA と四環系抗うつ薬は，抗ヒスタミン $H_1$ 作用が強いため眠気を催します。特にミアンセリンは抗ヒスタミン $H_1$ 作用が強いことから眠気を起こしやすいのですが，抗コリン作用をもたないため，せん妄になりにくく，鎮痛効果は期待できないものの睡眠障害に対して用いられることがあります。

### ③ $\alpha_1$ アドレナリン受容体遮断作用による副作用

　アミトリプチリンは $\alpha_1$ アドレナリン受容体遮断作用が最も強く，起立性低血圧，頻脈，ふらつきを起こすことがあります。アミトリプチリン投与時に起立性低血圧やふらつきが出現するようであれば，$\alpha_1$ アドレナリン受容体遮断作用が弱いノルトリプチリンやアモキサピンに変更することもあります。

### ④ Na チャネル阻害作用による副作用

　TCA には $Na^+$ チャネル阻害作用などの抗不整脈薬 I 群様作用（キニジン様作用）があるため，洞性頻脈，上室性頻拍，心室性頻拍，脚ブロック，QT 時間延長がみられます。すべての TCA は心筋梗塞回復初期の患者に対して禁忌です。心疾患のハイリスク患者に TCA を使用する場合

は，定期的に心電図をチェックしておく必要があります。

### 5 その他の副作用

　セロトニン再取り込み阻害作用による副作用として，セロトニン（5-HT$_3$受容体刺激）による消化器症状（悪心，食欲不振，下痢）があります。SSRIでは，精神症状（不安，イライラする，興奮する），錐体外路症状，自律神経症状（発汗，発熱，下痢，頻脈）などを伴うセロトニン症候群が問題になります。SNRIでのセロトニン症候群の報告は少ないのですが，抗うつ薬の副作用としては重度ですので注意が必要です。

## 注意すべき薬物相互作用

　抗うつ薬は主にCYP1A2，CYP2D6，CYP3A4，CYP2C19で代謝されます。各酵素を阻害する薬物との併用により，抗うつ薬の血中濃度が上昇することがあります。

　SSRIのパロキセチンはCYP2D6を強力に阻害し，デュロキセチンも中等度にCYP2D6を阻害します。トラマドールはCYP2D6で代謝されて鎮痛活性を発揮するため，これらをトラマドールと併用することで，その鎮痛作用が減弱する可能性があります。CYPで代謝される薬剤は抗腫瘍薬にもありますので注意してください。また，MAO阻害薬（セレギリン）はモノアミンの脳内濃度を著明に増加させるため抗うつ薬と併用してはいけません。

## 臨床での位置付け

　日本ペインクリニック学会では，TCAとSNRIを神経障害性疼痛に対する第一選択薬として推奨しています[3]。

　TCAのなかでも三級アミンのアミトリプチリンは，さまざまな病態で鎮痛効果が示されています。また，二級アミンのノルトリプチリンは，抗コリン作用が少ないため忍容性が高く，そのうえ鎮痛効果もほぼ同等だとされています。

　SNRIはTCAよりも副作用が少ないため，高い忍容性をもちます。

デュロキセチンは，神経根症を伴う腰痛症や化学療法誘発性末梢神経障害（CIPN）に対する有効性が示されています[4]。ベンラファキシンはデュロキセチンと同等の鎮痛効果が示されていますが，ミルナシプランには鎮痛効果は示されていません。

## 鎮痛補助薬としての投与方法

前述の通り，鎮痛の適応をもつ抗うつ薬はアミトリプチリンとデュロキセチンしかありませんので，この2剤について述べます。

### ■ アミトリプチリン

アミトリプチリンを投与するにあたって最も注意が必要なのが抗コリン作用による副作用です。高齢者では特に慎重な副作用モニタリングが不可欠です。また，オピオイド鎮痛薬も併用しているときは，さらなる注意が必要です。

初回の投与は10mg 1日1回就寝前とし，せん妄，眠気，ふらつきなどの副作用と鎮痛効果を確認しながら，3〜7日おきに1日10〜25mgずつ増量します。

### ■ デュロキセチン

デュロキセチンは，初回の投与は20mg 1日1回朝食後とし，効果と副作用を確認しながら，約1週間おきに1日20mgずつ増量します。1日60mgまで増量できます。

デュロキセチンは，投与初期の消化器症状（悪心，食欲不振，下痢）がしばしば問題になります。オピオイド鎮痛薬による悪心・嘔吐にはドパミン受容体遮断薬（プロクロルペラジンなど）で，しばしば対応されますが，抗うつ薬による副作用対策としてドパミン受容体遮断薬を使うのは避けるべきです。デュロキセチンによる悪心・嘔吐には，モサプリドやドンペリドンで対応します。

## 文 献

1) 栗山俊之，川股知之：抗うつ薬による副作用とその対処．麻酔，65（7）：718-723，2016
2) 川股知之，他：抗うつ薬（三環系抗うつ薬・SNRI）．麻酔，67（7）：708-714，2018
3) 日本ペインクリニック学会神経障害性痛薬物療法ガイドライン作成ワーキンググループ 編：神経障害性疼痛薬物療法ガイドライン 改訂第2版，真興交易医書出版部，2016
4) Smith EM, et al.: Effect of duloxetine on pain, function, and quality of life among patients with chemotherapy-induced painful peripheral neuropathy: a randomized clinical trial. JAMA, 309（13）: 1359-1367, 2013

（栗山 俊之）

### ❸ 鎮痛補助薬

## Q43
## 抗痙攣薬の鎮痛補助薬としての使い方は？

抗痙攣薬では，眠気，めまい，ふらつきなど中枢神経系抑制による副作用や，スティーブンス・ジョンソン症候群など薬剤に対する特異体質による副作用がみられます。しかし，ガバペンチノイドは神経障害性疼痛に対するエビデンスレベルが高いうえに，特異体質による副作用や薬物相互作用がほとんどみられないため，鎮痛補助薬としてかなり使いやすいです。

## 抗痙攣薬の特徴

　抗痙攣薬は，脳腫瘍・脳転移に伴う痙攣を治療・予防するために使用されますが，鎮痛補助薬としても頻用されています。鎮痛補助薬として用いられる抗痙攣薬には，プレガバリン，ミロガバリン，ガバペンチン，カルバマゼピン，バルプロ酸，クロナゼパムなどがありますが，このうち鎮痛薬として適応が認められているのはプレガバリンとミロガバリンのほか，三叉神経痛の適応をもつカルバマゼピンのみです。

## 抗痙攣薬の作用機序

　抗痙攣薬は，痙攣の治療・予防のために開発された薬剤です。そのため，全ての抗痙攣薬には神経の持続的・断続的な発火を抑える作用があります。主な薬理作用としては，①神経細胞に存在する電位依存性ナト

# Q43 抗痙攣薬の鎮痛補助薬としての使い方は?

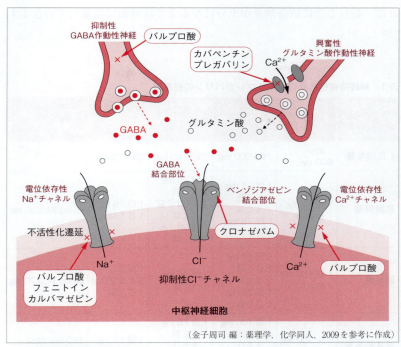

図 抗痙攣薬の薬理作用点

（金子周司 編：薬理学，化学同人，2009を参考に作成）

リウムチャネルを遮断する，②神経の興奮に対して抑制的に作用するγアミノ酪酸（GABA）の作用を活性化させる，③電位依存性カルシウムチャネルを遮断する——の3つがあります（図）。

鎮痛補助薬として最も多く用いられているガバペンチノイド（プレガバリン，ミロガバリン，ガバペンチン）は，シナプス前終末におけるカルシウムチャネルの $\alpha_2\delta$ サブユニットに結合することによって，興奮性神経伝達物質の放出を抑え，痛みの緩和をもたらすと考えられています。

## 投与量の調節

抗痙攣薬は少量から開始するのが基本です。鎮痛補助薬として用いて鎮痛効果が不十分な場合は，眠気やふらつきなどの副作用に問題がなけ

れば，数日ごとに鎮痛効果が十分になるまで段階的に増量していきます
（表1，2）。

表1　神経障害性疼痛に対するプレガバリンの投与量

| クレアチニン<br>クリアランス<br>（mL/min） | ≧60 | ≧30～<60 | ≧15～<30 | <15 | 血液透析後の<br>補充用量[注] |
|---|---|---|---|---|---|
| 1日投与量 | 150～<br>600 mg | 75～300 mg | 25～150 mg | 25～75 mg | |
| 初期用量 | 1回75 mg<br>1日2回 | 1回25 mg<br>1日3回<br>または<br>1回75 mg<br>1日1回 | 1回25 mg<br>1日1回<br>もしくは2回<br>または<br>1回50 mg<br>1日1回 | 1回25 mg<br>1日1回 | 25 mgまたは50 mg |
| 維持量 | 1回150 mg<br>1日2回 | 1回50 mg<br>1日3回<br>または<br>1回75 mg<br>1日2回 | 1回75 mg<br>1日1回 | 1回25 mg<br>または50 mg<br>1日1回 | 50 mgまたは75 mg |
| 最高投与量 | 1回300 mg<br>1日2回 | 1回100 mg<br>1日3回<br>または<br>1回150 mg<br>1日2回 | 1回75 mg<br>1日2回<br>または<br>1回150 mg<br>1日1回 | 1回75 mg<br>1日1回 | 100 mgまたは<br>150 mg |

注：2日に1回，本剤投与6時間後から4時間血液透析を実施した場合のシミュレーション結果に基づく
（リリカ インタビューフォームより引用）

表2　腎機能障害時のミロガバリンの投与量

| | | 腎機能障害の程度（CCr：mL/min） | | |
|---|---|---|---|---|
| | | 軽度<br>（90＞CCr≧60） | 中等度<br>（60＞CCr≧30） | 重度<br>（血液透析患者を含む）<br>（30＞CCr） |
| 1日投与量 | | 10～30 mg | 5～15 mg | 2.5～7.5 mg |
| 初期用量 | | 1回5 mg<br>1日2回 | 1回2.5 mg<br>1日2回 | 1回2.5 mg<br>1日1回 |
| 有効用量 | 最低用量 | 1回10 mg<br>1日2回 | 1回5 mg<br>1日2回 | 1回5 mg<br>1日1回 |
| | 推奨用量 | 1回15 mg<br>1日2回 | 1回7.5 mg<br>1日2回 | 1回7.5 mg<br>1日1回 |

（タリージェ インタビューフォームより引用）

プレガバリンとミロガバリンは鎮痛薬として適応をもちますが，腎機能障害がある場合には，血中濃度が上がり副作用が発現しやすくなるため，クレアチニンクリアランス値を参考に投与量を調節する必要があります。

また，カルバマゼピンはCYP3A4を顕著に誘導するため，CYP3A4で代謝される薬物の血中濃度を低下させるだけでなく，カルバマゼピンそのものの血中濃度も低下させます。そのためカルバマゼピンは，同じ投与量で投与し続けても，血中濃度が定常状態に達するまでに3～4週間かかります。

## 注意すべき副作用

抗痙攣薬の副作用としては，①用量依存性の神経系抑制による副作用，②薬剤に対する特異体質による副作用，③長期服用に伴う副作用——がそれぞれの薬剤でみられます[1]。主な抗痙攣薬の代表的な副作用を**表3**に示します。

表3 抗痙攣薬の主な副作用

| 薬剤名 | 用量依存性副作用 | 特異体質による副作用 | 長期服用に伴う副作用 |
|---|---|---|---|
| プレガバリン | 浮動性めまい，眠気，複視，霧視，視力低下 | ［まれ］ | 体重増加，浮腫 |
| ミロガバリン | 浮動性めまい，眠気，複視，霧視，視力低下 | ［まれ］ | 体重増加，浮腫 |
| カルバマゼピン | 複視，眼振，めまい，運動失調，眠気，悪心，低Na血症，心伝導系障害・心不全，認知機能低下，聴覚異常 | 皮疹，肝障害，汎血球減少，血小板減少，SJS，TEN，DIHS | 骨粗鬆症 |
| クロナゼパム | 眠気，失調，行動障害，流延 | ［まれ］ | — |
| バルプロ酸 | 血小板減少，振戦，低Na血症，アンモニアの増加，パーキンソン症候群 | 膵炎，肝障害 | 体重増加，脱毛，骨粗鬆症 |
| フェノバルビタール | めまい，運動失調，眠気，認知機能低下 | 皮疹，肝障害，汎血球減少，血小板減少，SJS，TEN，DIHS | 骨粗鬆症 |

SJS：スティーブンス・ジョンソン症候群　TEN：中毒性表皮融解壊死症　DIHS：薬剤性過敏症症候群

### ①神経系抑制による副作用

　眠気，めまい・ふらつき，眼振，複視，悪心，小脳性運動失調，精神症状などがあり，そのうち頻度が高いのは眠気とめまい・ふらつきです。

### ②薬剤に対する特異体質による副作用

　最も頻度が高いのは皮疹です。まれですが重篤な副作用としてスティーブンス・ジョンソン（Stevens-Johnson）症候群（SJS），薬剤性過敏症症候群（drug-induced hypersensitivity syndrome；DIHS），中毒性表皮融解壊死症（toxic epidermal necrosis；TEN）があり，これらの病態が疑われる場合は，直ちに被疑薬を中止したうえで皮膚科専門医にコンサルトするべきです。また，汎血球減少，骨髄抑制，肝障害などもアレルギー性機序でみられることがありますが，抗がん剤治療による副作用との鑑別が困難なこともあります。

　薬剤に対する特異体質による反応は多くの場合，当該薬剤の投与開始後1～2週間から2～3カ月以内に生じるので，投与開始初期には注意してください。

### ③長期服用に伴う副作用

　体重増加，歯肉増殖，骨粗鬆症などがありますが，緩和ケア領域で使用するにあたって問題になることはほとんどありません。

## 各抗痙攣薬使用時の留意点

### ■1 ガバペンチノイド（カルシウムチャネルα₂δサブユニット遮断薬）

　わが国では，ガバペンチン，プレガバリン，ミロガバリンの3種類の薬剤があり，そのうちプレガバリンとミロガバリンが神経障害性疼痛に対して適応があります。非がん性の神経障害性疼痛に対する有効性のエビデンスが豊富で，日本ペインクリニック学会は，三環系抗うつ薬とセロトニン・ノルアドレナリン再取り込み阻害薬とともに第一選択薬として推奨しています[2]。

　プレガバリンについては，がん性神経障害性疼痛に対する効果が示されていますが[3]，化学療法誘発性末梢神経障害（CIPN）に対する効果を示した研究はありません。ただ，プレガバリンとミロガバリンは他の抗痙攣薬と比べて薬物相互作用がほとんどなく，特異体質による副作用も

ほとんどないため，緩和ケア領域では非常に使いやすい薬剤だといえます。用法・用量は前述の通り，少量から開始し，腎機能障害がある患者はさらに低用量から使用します。眠気，めまい・ふらつきがなければ数日ごとに，効果が得られるまで増量します。

## 2 カルバマゼピン

てんかん部分発作の第一選択薬で，てんかん以外の適応としては三叉神経痛，躁病，躁うつ病の躁状態があり，三叉神経痛に対しては特に高い効果を示します。神経細胞の電位依存性ナトリウムチャネルを遮断することによって効果が発揮されます。

一方で，カルバマゼピン代謝の自己誘導を起こすため，血中濃度が安定するまでに3～4週間かかります。また，前述の通りCYP3A4を顕著に誘導することから，オキシコドンやフェンタニルの併用時にはそれらの血中濃度が低下し，カルバマゼピンの併用により痛みがむしろ増強することがあります。汎血球減少，皮疹，低ナトリウム血症といった副作用もあるため，三叉神経痛以外の神経障害性痛に対して本薬剤をあえて選択することはありません。

## 3 クロナゼパム

ベンゾジアゼピン系の抗痙攣薬です。神経障害性疼痛に対する使用についてエビデンスはほとんどなく，鎮痛補助薬としての適応もありません。ただし，緩和ケア領域ではミオクローヌスに対して使用することがあります。眠気など神経系抑制による副作用がみられますが，特異体質による副作用はほとんどありません。

## 4 バルプロ酸

痙攣以外の適応として，躁病および躁うつ病の躁状態，片頭痛の発作抑制がありますが，鎮痛補助薬としての適応はありません。主な薬理作用は，電位依存性ナトリウムチャネルとT型カルシウムチャネルの遮断作用と，GABAトランスアミナーゼ阻害作用です。

躁状態に対して気分安定薬として使用されることもあります。また，肝障害や高アンモニア血症の副作用がありますので，肝機能障害がある

患者には使うべきではありません。

## 5 フェノバルビタール

バルビツール酸系の抗痙攣薬です。痙攣のほかには，緊急を要する不安緊張状態の鎮静に対して適応があります。治療抵抗性の苦痛に対する鎮静の際に，持続皮下投与で用いられることがありますが，血中濃度が定常状態に達するまでにかなりの日数がかかるため，目標とする鎮静レベルに達してから投与量を適宜減量していくのがよいでしょう。

### 文　献

1) 日本神経学会 監,「てんかん診療ガイドライン」作成委員会 編：てんかん診療ガイドライン 2018，医学書院，2018
2) 日本ペインクリニック学会神経障害性痛薬物療法ガイドライン改訂版作成ワーキンググループ 編：神経障害性疼痛薬物療法ガイドライン 改訂第 2 版，真興交易医書出版部，2016
3) Mishra S, et al.: A comparative efficacy of amitriptyline, gabapentin, and pregabalin in neuropathic cancer pain: a prospective randomized double-blind placebo-controlled study. Am J Hosp Palliat Care, 29 (3): 177-182, 2012

(栗山 俊之)

**❸ 鎮痛補助薬**

# Q44

# ケタミンの使い方は？

## A

ケタミンは麻酔の導入と維持に使われるほか，標準的治療では鎮痛が得られない神経障害性疼痛，炎症性疼痛，虚血性疼痛，および手術関連痛で疼痛の機序に N-メチル-D-アスパラギン酸受容体が関与している可能性がある場合に使用されます（表）。

難治性がん関連痛に対する作用機序は不明な点も多く，エビデンスも十分ではありませんが，臨床的には効果的なことが多いです。ただし，精神神経・尿路・肝胆毒性を有することから，標準的な薬物療法および非薬物療法で改善がみられなかった患者に対して，疼痛または緩和ケアの専門家の指示のもとで使用されます。

表　ケタミンの適応症と長所・短所

| | |
|---|---|
| 適応症 | ・骨転移痛<br>・体性痛<br>・神経障害性疼痛<br>・オピオイド抵抗性/アロディニア/痛覚過敏<br>・皮膚病変/熱傷<br>・うつ病 |
| 長所 | ・体性痛に効く<br>・交感神経刺激作用があり，頻脈および血圧上昇作用がある<br>・呼吸抑制が少ない（大量投与では注意が必要）<br>・ヒスタミン遊離作用が小さい<br>・筋弛緩作用が小さいので，舌根沈下が起こりにくい |
| 短所 | ・内臓痛には効かない<br>・頭蓋内圧が上昇するため，脳血管障害，虚血性心疾患，高血圧の患者には禁忌<br>・眼圧が上昇するため，緑内障患者には禁忌<br>・痙攣誘発作用がある<br>・肝毒性に注意が必要<br>・経口での生物的利用率が低い |

## ケタミンの歴史

ケタミンは 1962 年に合成され，臨床では 1970 年ごろから解離性麻酔薬〔大脳皮質の活動を抑え（徐波），大脳辺縁系を活性化させる（覚醒波）〕として使用されています。濫用状況が国際的に悪化したため，濫用防止目的で 2006 年より，麻薬及び向精神薬取締法第 2 条第 1 号で規定する麻薬に指定され規制を受けています。

## ケタミンの薬理学的特徴

### 1 薬理作用

ケタミンは，グルタミン酸受容体である N-メチル-D-アスパラギン酸受容体（NMDAR）への遮断作用があります。また，NMDAR への親和性と選択性が高く，S（＋）と R（－）の光学異性体があり，塩酸ケタミンは 2 つの異性体が等分に入ったラセミ体です。S-ケタミンは R-ケタミンに比べて鎮痛作用が 4 倍以上で，ラセミ体よりも 2 倍以上強く，精神症状の発現は弱いとされています（図 1）。

NMDAR は，正常な静止膜電位では，$Mg^{2+}$ によりチャネルがブロックされています。しかし，長期間興奮状態にあると神経シナプス終末よりグルタミン酸やサブスタンス P の過剰放出が生じ，NMDAR に結合することで，このブロックが解除されます。これにより $Ca^{2+}$ が細胞内へ流

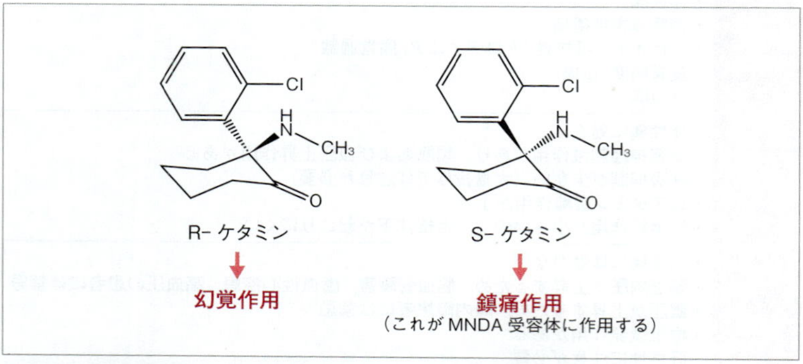

**図 1　光学異性体（R-ケタミンと S-ケタミン）の構造**

入すると，オピオイドへの反応性が低下し，アロディニアや痛覚過敏が生じます。

ケタミンはNMDARのフェンシクリジン（PCP）に結合することで，NMDARのチャネル開口頻度を低下させ，$Ca^{2+}$の細胞内への流入を止め，オピオイドへの反応性を回復します（図2）。また，他のカルシウムおよびナトリウムチャネル，ドパミン受容体との相互作用やコリン作動性伝達，ノルアドレナリンおよびセロトニン再取り込み阻害作用（下行性疼痛抑制系）のほか，$\mu$，$\delta$，$\kappa$オピオイド様作用および抗炎症反応をはじめ，鎮痛作用に関する各作用をもちます。

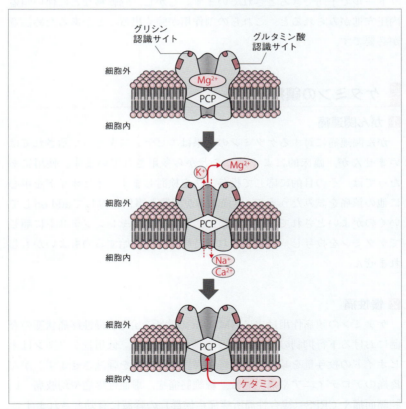

図2 NMDARチャネル複合体概略図

## 2 代謝

　ケタミンの主代謝経路は，肝臓においてCYPによりノルケタミンとなります。また，ヒドロキシノルケタミンやデヒドロノルケタミンなどに変化しますが，薬理活性はほとんどありません。ノルケタミンだけがケタミンの1/3〜1/5の麻酔作用をもちます。生物学的半減期は4時間です。

## 3 副作用

　副作用として，悪夢，幻覚，錯乱，眩暈，悪心・嘔吐，唾液分泌過多などが挙げられます。これらは少量のベンゾジアゼピン系薬剤やドロペリドールで予防できるとされています。しかし，脳転移などに伴い頭蓋内圧亢進がみられると，これらの副作用が強く出ることがあるため注意が必要です。

## ■ ケタミンの鎮痛効果

### 1 がん関連痛

　がん関連痛に対するケタミンの効果はエビデンスをもって示されてはいませんが，臨床的によく効くことから多用されています。使用にあたっては，その目的に応じて投与方法を検討します。オピオイドを中心に他の鎮痛を試みたうえで，疼痛制御が困難な事例に対してadd onしていくのがよいとされています。また，ドラッグチャレンジテストに順じてケタミンを投与し，効果があれば持続投与を開始するのもよいかもしれません。

### 2 慢性痛

　ケタミンの鎮痛作用は主にNMDARの遮断を介し，慢性疼痛状態の脊髄における下行抑制の増強によって媒介されます。低用量ケタミンはオピオイドの投与量を減らし，神経障害性慢性疼痛を軽減させます。がん疼痛のアロディニアや痛覚過敏，線維筋痛症，虚血性疼痛や幻肢痛，口腔顔面痛やCRPS（複合性局所疼痛症候群）の軽減に有効とされます。

## ケタミンの臨床的使用

### 1 静脈投与（皮下投与）

　現在，ラセミ体ケタミンとS-ケタミンの両方が臨床的に使用されていますが，S-ケタミンのほうが，より高いクリアランスとより急勾配の濃度効果曲線を示すため，ラセミ体よりも優れた滴定力を提供することが示唆されています。

　ラセミ体ケタミンの鎮痛目的の静脈内投与は，0.2〜0.5mg/kgの低ボーラス投与または0.4〜2.0mg/kg/時間の持続投与となります。中枢神経の過緊張抑制によって，1〜2週間後に効果が発現することがあるため，効果判定を焦らないのがコツです。また，200mg/日以上用いると眠気や呼吸抑制を生じることがあるので，注意が必要です。そのほか，皮下投与の場合は皮膚刺激性が強く，発赤や硬結により吸収障害を来すことがあることに留意します。

### 2 経口投与

　ケタミンは，経口では生物学的利用率が低くなります。これはCYP3A4およびCYP2B6による肝での初回通過代謝を強く反映し，ノルケタミンに代謝されます。ノルケタミンは静脈投与よりも経口投与のほうが最高血中濃度は高くなるため，麻酔薬としては非経口投与の1/3の効力にとどまりますが，鎮痛作用においては非経口投与と同等です。

### 3 経鼻・舌下投与

　急性痛には舌下，経鼻または経静脈投与が選択されます。舌下投与および経鼻投与はケタミンの小腸・肝臓の初回通過効果を回避します。経鼻スプレー（本邦未発売）の生物学的利用率は45％です。しかし，長期投与の安全性についてはわかっていません。

### 4 直腸投与

　直腸投与では，ケタミンの生物学的利用率（約30％）およびノルケタミンのAUCは，舌下錠で得られるものと非常によく似ています。

## 文 献

1) ケタラール 医薬品インタビューフォーム
2) Twycross R, et al.: Palliative Care Formulary Sixth edition, Pharmaceutical Pr, 2017
3) Peltoniemi Ma, et al.: Ketamine: A Review of Clinical Pharmacokinetics and Pharmacodynamics in Anesthesia and Pain Therapy. Clin Pharmacokinet, 55 (9): 1059-1077, 2016
4) 厚生労働省医薬食品局 監視指導・麻薬対策課：ケタミンの取り扱い（質疑応答），2006 年 8 月
5) Sinner B, Graf BM : Ketamine. Modern Anesthetics（Schuettler J, Schwilden H, ed），Springer, pp313-333, 2007
6) 今井哲司，他：Ⅱ．神経障害性疼痛に関する基礎研究 14）鎮痛薬としてのケタミンの有用性：基礎の立場から．ペインクリニック，30：S123-S129，2009

（竹井 清純）

薬剤の使い方・選び方　Ⅳ

**❸ 鎮痛補助薬**

# Q45

# バースト・ケタミン療法
# （大量ケタミン療法）とは？

## A

バースト・ケタミン療法は「ケタミンのパルス療法」と言い換えるとイメージがつきやすいかもしれません。神経障害性難治性疼痛やオピオイド抵抗性疼痛のほか，異常感覚に対して実施を検討します。最近では，強度の希死念慮を呈する大うつ病の緊急症に対しても用いられます。

## オピオイド抵抗性疼痛に対するケタミンの役割

　持続的な薬物刺激により$\mu$受容体応答が低下する「脱感作」が，オピオイド抵抗性の一因とされています。N–メチル–D–アスパラギン酸受容体（NMDAR）には，細胞内の$Ca^{2+}$濃度依存的に活性調整を受けるセリン・スレオニンキナーゼ（PKC）のアイソザイムのうち，神経特異的に発現している活性化$PKC\gamma$が$\mu$受容体の一連の脱感作を制御している可能性が指摘されています。ケタミンは，この PKC 活性化を抑制し，$Ca^{2+}$の細胞内流入を止めることでオピオイド抵抗性を抑制していると考えられています。

## 異常感覚（痛覚過敏，アロディニアなど）に対するケタミンの役割

　0.5Hz 以上の C 線維に対する頻回刺激により脊髄後角細胞の反応が刺

激ごとに増強する現象（wind up現象）や，長期間の刺激で脊髄後角細胞が過敏状態になり，少しの刺激でも過敏に反応するようになる現象（中枢感作）が生じると，異常感覚（痛覚過敏，アロディニアなど）が引き起こされます。

　何らかの原因で末梢神経が障害されると，神経終末からグルタミン酸が過剰に遊離され，NMDARの持続的な活性化によりシナプス後部においてwind up現象や中枢感作といった過敏状態が生じるとされています。また，PKCγの活性化も異常感覚を引き起こすとされています。

　ケタミンを投与することでPKC活性化を抑制し，$Ca^{2+}$の細胞内流入を止めることでwind up現象や中枢感作を改善し，鎮痛効果を改善しているものと考えられています。

## ケタミンの抗うつ作用と神経障害性疼痛に対する作用

### 1 抗うつ作用

　NMDAR遮断によりAMPA受容体が活性化され，BDNF（脳由来神経栄養因子）やmTOR（哺乳類ラパマイシン標的タンパク質）を介する神経再生に重要な働きが活性化されることで抗うつ作用が発揮され，GABA作動性介在ニューロンに対するNMDARの優先的な阻害作用など，さまざまなメカニズムが関与していることが示されてきています（図1）。

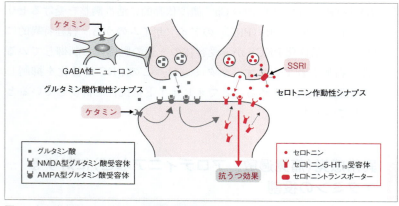

図1　ケタミンにおける抗うつ作用の想定されるメカニズム

うつ病に対してケタミン 0.5mg/kg を 40 分ほどかけて静注すると，2 時間ほどで抗うつ作用が現れ，約 1 週間効果が持続するとされています。緊急症に対するバースト・ケタミン療法の効果は数週間持続します。

### 2 神経障害性疼痛に対する作用

神経障害性疼痛は，末梢神経の障害に伴う神経終末からのグルタミン酸遊離により，NMDAR が活性されることで生じます。このことから，ケタミンは NMDAR 拮抗作用による鎮痛効果をもつとともに，セロトニン受容体への作用により即効性の抗うつ薬となっていることが示唆されていますが，同様の作用機序により，神経障害性疼痛の鎮痛薬として作用している可能性が示唆されています。

## バースト・ケタミン療法の実際

### 1 治療の進め方

がん患者に対するケタミン 200mg/日の 2 日間の持続投与を 1 カ月に 1 回繰り返したところ，70% の患者でオピオイド使用量が減少したという報告があります。

バースト・ケタミン療法は，難治性疼痛の患者にケタミン 100mg/日の投与を行い，24 時間後に効果があれば合計 3 日間の投与を継続し終了します。効果がなければケタミンを 300mg/日に増量し，24 時間後に効果があれば，合計 3 日間の投与を継続し終了します。

300mg/日に増量して 24 時間後に効果がなければ 500mg/日まで増量し，合計 3 日間の継続投与を行います。最短で 3 日間，最長で 5 日間の治療になります（図 2）。

治療終了後は維持量に戻します（221 頁，「Q44. ケタミンの使い方は？」参照）。オピオイド抵抗性が改善し，再びオピオイドが効きやすくなる（それまで効かなかったレスキュー薬の効果が突然得られる）こともありますし，難治性疼痛が軽減することもあります。したがって，バースト・ケタミン療法を行う目的をしっかりと設定することが，評価判定を行ううえではポイントとなります。また，治療効果は遅れて出てくることもあるため，効果判定を行うには治療終了後約 1 週間は経過をみる必要があります。

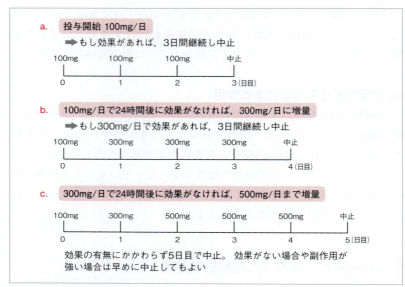

図2 ケタミン増量のプロトコール

## 2 研究結果の報告

　ある報告によると，難治性疼痛に対するバースト・ケタミン療法の結果，67％で症状の改善がみられ，その効果持続期間は最大8週間でした。しかし一方，17％では疼痛の増強のため24時間以内にケタミンを再開しています。この研究では，侵害受容性疼痛と神経障害性疼痛の混合痛では効果を認め，神経障害性疼痛単独では効果がみられなかったようです。

　また，別の報告では，難治性疼痛に対するバースト・ケタミン療法により50％で2週間以上の疼痛緩和を認め，9％では疼痛が完全に制御されています。しかし一方，25％の患者では鎮静や混乱など重大な副作用が生じていることから，治療選択には慎重を要します。

### 文献

1) ケタラール 医薬品インタビューフォーム
2) Twycross R, et al.: Palliative Care Formulary Sixth edition, Pharmaceutical Pr, 2017

3) Peltoniemi Ma, et al.: Ketamine: A Review of Clinical Pharmacokinetics and Pharmacodynamics in Anesthesia and Pain Therapy. Clin Pharmacokinet, 55 (9): 1059-1077, 2016

4) Shimoyama N, et al.: Ketamine attenuates and reverses morphine tolerance in rodents. Anesthesiology, 85 (6): 1357-1366, 1996

5) Zanos P, Gould TD : Mechanisms of ketamine action as an antidepressant. Mol Psychiatry, 23 (4): 801–811, 2018

6) Yamanaka H, et al.: A possible mechanism of the nucleus accumbens and ventral pallidum 5-HT1B receptors underlying the antidepressant action of ketamine : a PET study with macaques. Translational Psychiatry, e342, 2014

7) Wilcock A, Twycross R : Therapeutic Reviews : Ketamine. J Pain Symptom Manage, 41 (3): 640-649, 2011

8) 竹井清純：オピオイド抵抗性の疼痛に対しバースト・ケタミン療法を施行した一例．Palliat Care Res, 6 (2)：358-364, 2011

9) Jackson K, et al.: The effectiveness and adverse effects profile of "burst" ketamine in refractory cancer pain : The VCOG PM 1-00 study. J Palliat Care, 26 (3): 176-183, 2010

10) Jackson K, et al.: "Burst" ketamine for refractory cancer pain : an open-label audit of 39 patients. J Pain Symptom Manage, 22 (4): 834-842, 2001

（竹井 清純）

# Q46
## オピオイドの副作用の種類と特徴は？

鎮痛目的でオピオイドを用いた際の副作用発現について，ロバート・トワイクロス オックスフォード大学名誉教授はその著書のなかで，オピオイドの投与時期，発現頻度による副作用を表のようにまとめています[1]。それぞれの副作用は発現の時期や頻度が異なります。

## 眠気の発現メカニズムと対策

　がん疼痛治療に欠くことのできないオピオイドの副作用発現のメカニズムとその対策について，主なものを中心に述べます。なお，便秘についてはQ48を，悪心・嘔吐についてはQ51を参照してください。

　眠気は，強い痛みがある間は発現しませんが，オピオイドが鎮痛用量を超えて投与されている場合は，鎮静域に入り眠気として現れます。また，眠気はオピオイドの投与初期には，軽度も含めるとモルヒネで20％程度発現する副作用です。今まで痛みで眠れなかった患者が鎮痛によって眠れるようになり，ウトウトするといった心地良い眠気もありますが，一方，人と話をしているうちに瞼が閉じてしまったり，新聞の活字などを目で追えないような不快な眠気もあります。

　さらにモルヒネ投与患者においては，腎機能が低下するとモルヒネの活性代謝物であるM-6-Gが蓄積し，眠気が強く現れますので，腎機能のチェックは重要です。また，多剤併用している場合や高齢者では注意を要します。

**表　鎮痛目的でオピオイドを用いた際にみられる副作用**

| 発生時期・頻度 | 副作用 |
|---|---|
| 投与初期に生じるもの | ・悪心・嘔吐　・眠気　・頭部フラフラ感/身体の不安定感<br>・せん妄（急性錯乱状態） |
| 投与継続中に<br>よく生じるもの | ・便秘　・悪心・嘔吐　・口腔内乾燥 |
| 投与継続中に<br>生じる可能性のあるもの | ・視床下部−下垂体系の抑制　・免疫系の抑制 |
| 発生が少ないもの | 【神経毒】<br>・ミオクローヌス　・アロディニア　・痛覚過敏<br>・認知障害/せん妄　・幻覚　・発汗　・尿閉<br>・起立性低血圧　・オッディ括約筋の攣縮　・かゆみ（瘙痒） |
| まれなもの | ・呼吸抑制　・精神的依存 |

(Twycross R, 他　編, 武田文和, 鈴木勉　監訳：トワイクロス先生のがん緩和ケア処方薬第2版, 医学書院, p381, 2017より引用)

## 1 発現機序

　オピオイドは中枢神経系に対する抑制作用があるため，傾眠が発現しますが，その機構は解明されていません。ラットを使ったモルヒネのデータでは，鎮痛域の$ED_{50}$を1とした場合に眠気（行動抑制）の$ED_{50}$は2.6となっています。すなわち，鎮痛用量の2.6倍の用量を投与すると眠気が出現することになりますが，実臨床ではもっと少ない量で現れる場合もあります。

　また，オピオイドによる眠気を鑑別する際は他の薬物（相互作用も含む），感染症，肝・腎機能障害，中枢神経系の病変，高カルシウム血症など，ほかの原因を除外する必要があります。

## 2 対策

　痛みがなく強度の眠気がある場合には，オピオイドを減量します。また，眠気によってオピオイドの増量が困難な場合はオピオイドスイッチングを行います。それでも効果がみられない場合は，硬膜外投与への切り替え，神経ブロックの適応を検討します。

　メチルフェニデートの有用性が示唆[2]されていますが，わが国ではメチルフェニデートの不正処方・濫用がみられたため，現在はナルコレプシー（narcolepsy）以外では使用できません。また，カフェインの投与においては，効果があったというエビデンスはほとんどみられません。

## せん妄の発現メカニズムと対策

せん妄とは，①意識障害を背景にして，時間・場所・人数などがわからなくなる見当識障害，②幻覚・幻聴・錯覚などの認知障害，③妄想など判断や思考の混乱，情動の精神運動興奮，暴力を含む異常行動——などが生じる急性一過性の精神障害です。

モルヒネによるせん妄の発生頻度は1〜3%とする報告がありますが，一方，軽度のものまで含めると20%との報告もあります[3]。

### 1 発現機序

せん妄は直接因子〔脳器質疾患（脳出血，脳梗塞，脳腫瘍，頭部外傷など脳に影響する身体疾患），治療薬の副作用，中毒性物質の影響〕，準因子（高齢，認知症など），促進因子（環境，疼痛・不動化など身体的ストレス，心理的ストレス）が組み合わさり，脳内の何らかのメカニズムにより発症すると想定されているものの，どのようなメカニズムで発現しているのかはまだ明らかになっていません。現時点で考えられている説としては，①せん妄に直接関わる脳の部位と神経伝達物質による，②ストレス反応による——があります。

### 2 対策

せん妄の発現原因を鑑別し，薬剤性のせん妄が考えられる場合は，投与時間とせん妄の発現・悪化との時間的関係を検討します。原因は脱水，高カルシウム血症，低ナトリウム血症，肝機能障害，腎機能障害，感染症などなのか，あるいは薬物（ステロイド薬，$H_2$ブロッカー，抗うつ薬，抗てんかん薬，睡眠薬，抗不安薬など）なのかを検索します。

オピオイドの投与によりせん妄が発現した場合は，鎮痛効果が十分であれば，オピオイドの減量を検討します。

### 3 薬物治療

夜間に落ち着きがなく不眠を訴える場合には，せん妄の始まりを考え，睡眠薬の増量より，むしろ減量や中止も考えます。フマル酸クエチアピン25mgまたはリスペリドン1mgまたはハロペリドール0.75〜1mg就

寝前投与を行い，必要に応じ1日2～3回に増量します。非定型抗精神病薬のリスペリドンとオランザピンは，せん妄に対してハロペリドールと同等の効果があることが示唆されています。

## 呼吸抑制の発現メカニズムと対策

呼吸抑制とは，呼吸回数が減少する状態をいいます。がん疼痛の治療を目的にオピオイドを計画的に増量する限りにおいて，呼吸数は低下しないか，呼吸数が低下しても1回換気量が増加するので，低酸素血症になることはまれです。しかし，オピオイドの過量投与または患者の代謝機能の変化により血中濃度の上昇が生じた場合は，1回換気量と分時換気量が抑制されるため呼吸抑制が発生します。

### 1 発現機序

$\mu$受容体を介する作用により脳幹部の呼吸中枢の反応性が低下し，二酸化炭素が蓄積されても呼吸が刺激されなくなることで，呼吸数が減少し，呼吸抑制が生じます。

### 2 対策（重篤な呼吸抑制の場合）

薬物投与を中止して，動脈血酸素飽和度の測定とガス分析を行います。酸素投与を行い，$CO_2$が蓄積していれば塩酸ナロキソン0.01～0.02mgの静脈投与を行います[4]。呼吸回数が10回/分以上にならない場合には数分おきに追加します。

ナロキソンは効果発現が1～2分，半減期が20～30分であるため，症状の再燃に合わせて30～60分おきに複数回投与する必要があります。モルヒネ注射剤や即効性モルヒネ内服剤で5時間以上，坐剤では10時間以上，徐放性製剤では14時間以上（1日1回のものは24時間以上），フェンタニル貼付剤では17時間以上の呼吸状態の観察を要します。

## 口腔内乾燥の発現メカニズムと対策

口腔内乾燥は，オピオイド投与中のがん患者によくみられる症状で，

口内炎や口腔感染，味覚障害が生じ，嚥下・咀嚼・会話が困難となり，患者の QOL が低下します。

口腔内乾燥の副作用発現率はオピオイド投与患者で 35 ～ 50％ですが，進行がん患者では 30 ～ 90％にみられます。

オピオイド以外にも，①薬剤（抗コリン薬，抗うつ薬，抗精神病薬，利尿薬，降圧薬，抗ヒスタミン薬），②唾液腺や口腔粘膜の障害（頭頸部領域の放射線照射，化学療法，口腔がん，感染），③脱水——などが口腔内乾燥の原因となります。

### 1 発現機序

オピオイドは用量依存的に外分泌腺からの唾液分泌を抑制するため，口腔内乾燥が生じます。

### 2 対策

薬剤による対策としては，可能な限りオピオイドの減量や，口腔乾燥が発現する可能性のある薬剤の減量または中止・変更を行います。

薬剤以外による対策としては，氷片や，レモン・パイナップル片などの酸味のある果物に水分補給の効果と唾液分泌刺激作用があります。また，あめやキシリトールガムなどのほか，人工唾液や口腔内保湿剤の使用も推奨されます。

---

#### 文 献

1) Twycross R, 他 編，武田文和，鈴木勉 監訳：トワイクロス先生のがん緩和ケア処方薬第 2 版，医学書院，p381，2017
2) Bruera E, et al.: Neuropsycological effects of methylphenidate in patients receiving a continuous infusion of narcotics for cancer pain. Pain, 48(2):163-166, 1992
3) Fountain A : Visual hallucinations : a prevalence study among hospice inpatients. Palliat Med, 15 (1) : 19-25, 2001
4) Sweeney C, Bogan C：Assessmnt and management of opioid side effects. In：Bruera E, Higginson IJ, et al. eds. Textbook of Palliative Medicine, pp380-389, Hodder Arnold, 2006

（加賀谷 肇）

オピオイドの副作用・相互作用　Ⅴ

# Q47

## オピオイド開始後の
## 副作用の観察のポイントは？

### A

オピオイドには多くの薬理作用があります。がん疼痛治療に使用する場合，鎮痛作用以外の作用は全て不要となり，これが副作用となります。主な副作用として，便秘，悪心・嘔吐，眠気が挙げられますが，そのほかにも，せん妄，排尿障害，呼吸抑制など多くの副作用がみられます（232 頁，「Q46. オピオイドの副作用とは？」を参照）。観察にあたって，オピオイドの副作用は，投与初期にみられるものと，継続投与によりみられるものがあることを念頭に置きます。また，オピオイド以外にそれらの症状の原因となり得るものがないか検討することも重要です（表）。オピオイドを使いこなすには，副作用をよく理解したうえで十分なケアを行うことが重要です。

### ■ 副作用の出現時期の違い

　オピオイドの副作用は，症状により出現時期に違いがあります。図は，オピオイドの投与量と副作用出現の関係を表しています。便秘や悪心・嘔吐などは，オピオイドの投与量が鎮痛用量に達していない時期でも生じる可能性があり，一方，せん妄や呼吸抑制などは鎮痛用量より多いときに出現する可能性があります。

　症状は主観的なものであり，苦痛の感じ方や許容範囲には個人差があります。オピオイド投与開始・増量時には症状が出現していないかをよく観察することが大事です。また，症状が出現していても，患者は遠慮

237

表　オピオイドの主な副作用と観察ポイント

| 症状 | 出現時期 | 観察のポイント |
|---|---|---|
| 悪心・嘔吐 | 投与初期/<br>増量時 | ・数日で軽減・消失することが多い<br>・出現時期<br>・持続性か一過性か（何かきっかけはあるか）<br>・胃部膨満感，食道逆流感，つかえ感，吃逆・曖気の有無 |
| 便秘 | 投与期間中 | ・オピオイド投与の全期間，ほぼ全ての患者でみられる<br>・出現時期<br>・日頃の排便状況<br>・排便回数，便の性状・量，いきみの変化，腸蠕動音<br>・使用した緩下剤の種類と量<br>・食事・水分の摂取量 |
| 眠気 | 投与初期/<br>増量時 | ・高齢者，全身衰弱の強い患者にしばしばみられる<br>・数日で軽減・消失することが多い<br>・出現時期<br>・患者が不快と感じるか否か<br>・痛みで不眠があった場合の，睡眠不足解消のためのうたた寝<br>　との混同を避ける |
| めまい・<br>ふらつき | 投与初期/<br>増量時 | ・数日以内に軽減・消失することが多い<br>・出現時期<br>・悪心・耳鳴りの有無<br>・性状（回転性，浮動性），程度，頻度，持続時間 |
| 呼吸抑制 | 投与初期/<br>増量時 | ・投与初期には特に注意する<br>・出現時期<br>・前症状として強い眠気や意識レベル低下がみられる<br>・呼吸回数，酸素飽和度，胸郭の動き<br>・意識レベル |
| せん妄 | 投与初期/<br>増量時 | ・高齢者や全身衰弱の強い患者に出現しやすい<br>・出現時期<br>・意識レベル<br>・睡眠・覚醒リズム<br>・失見当識の有無<br>・記憶・思考障害の有無<br>・精神運動性障害の有無<br>・日内変動の有無 |
| 排尿障害 | 投与期間中 | ・年齢・性別に関係なく出現する<br>・出現時期<br>・残尿感，尿勢，排尿遅延の有無，排尿の回数や1回量 |
| 瘙痒感 | 投与期間中 | ・瘙痒感出現の時期<br>・部位，程度，皮膚の状態，苦痛の程度 |
| 発汗 | 投与期間中 | ・発汗出現の時期<br>・部位，程度，皮膚の状態，苦痛の程度 |
| 口渇・<br>口腔内乾燥 | 投与期間中 | ・口渇・口腔内乾燥の出現の時期<br>・口腔内の状態<br>・苦痛の程度<br>・口腔摂取・飲水の程度 |
| ミオクローヌス | 投与期間中 | ・部位，程度，苦痛の程度<br>・症状出現の時期 |

オピオイドの副作用・相互作用 V

Q47 オピオイド開始後の副作用の観察のポイントは？

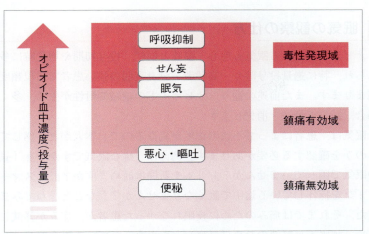

図　オピオイド血中濃度と薬理作用の発現

から，あるいは薬とは関係がないと思い，訴えないことがあるため，オピオイドの開始・増量時には医療者側から患者に尋ねることが重要です。

## 悪心・嘔吐の観察の仕方

　オピオイドにより悪心・嘔吐が一時的に出現することがありますが，その出やすさには大きな個人差があります。また，悪心や眠気はオピオイドの継続により耐性が生じ，数日で軽減・消失することがしばしばです。オピオイドそのものによる悪心・嘔吐が出現するのは，初回投与時や増量時の数日以内なので，一定量のオピオイドを継続している状況で，悪心・嘔吐や眠気が急に出現した場合はオピオイド以外の原因も検討する必要があります。

　どのようなときに悪心・嘔吐が出現するのか，患者から情報を得ることも必要です。「食後に気持ち悪くなる」，「食事のにおいを嗅いだだけで気持ち悪くなる」，「体を動かしたり頭を動かすと気持ち悪くなる」，「一日中気持ち悪い」といった情報が，数ある制吐薬のなかから選択する際の手がかりとなります。

239

## 眠気の観察の仕方

　オピオイドによる眠気も悪心・嘔吐と同様，投与初期や増量時に多くみられ，特に過量投与時や，高齢者・全身衰弱の強い患者で出現頻度が高まります。また前述の通り，オピオイドの継続で耐性が生じ，多くの場合，数日で軽減・消失します。

　眠気は，患者によって不快の程度が異なるので，本人がどう感じているのかを確認する必要があります。例えば「嫌な眠気ですか？」，「昼間の眠気で困っていませんか？」，「本や新聞は読めますか？」，「スマートフォンを操作している途中で眠くなりませんか？」などと尋ねてみます。また，それまでは痛みのために夜眠れなかった患者が，痛みが軽減したため，睡眠不足解消のために昼寝やうたた寝をしている場合がしばしばあります。

## 便秘の観察の仕方

　オピオイドは，腸管の輪状筋を収縮させ，腸管運動を低下させるとともに，肛門括約筋の収縮を増強させる作用があります。そのため，オピオイド使用中は，ほとんどの患者に便秘が起こります。この作用には耐性ができないため，オピオイド使用中は緩下剤の使用など継続的な対策が必要です。

　がん患者はオピオイドの副作用に加え，不安やストレス，活動量の低下，食事の内容・量の変化，抗がん薬や他の併用薬の影響，さらに入院患者であれば環境（特にトイレ環境）の変化など，便秘になる要因を多く抱えています。しかし，「便は出ていますか？」と聞くと，多くの患者が「出ています」と答えます。排便回数だけでなく，便の性状と量，いきみの変化，腸蠕動音，使用した緩下剤の種類と量，食事・水分の摂取量などがどのように変化しているのか，排便状況の変化に関する情報も非常に重要です（ケアの詳細については 251 頁，「Q50. オピオイドによる便秘のケアの進め方と注意点は？」を参照）。

## せん妄の観察の仕方

オピオイドによるせん妄も，投与初期や増量時に出現することが多く，特に高齢者や全身衰弱の強い患者に多くみられます。しかし，がん患者のせん妄は，複数の原因が重複して生じていることが多く，オピオイドが単独の原因となって，せん妄になる頻度は低いといわれています。そのため，ほかに原因となり得る薬剤を使用していないか，血液データや発熱などで感染兆候はみられないか，脳転移などの頭蓋内病変はないかなど，オピオイド以外に考えられる原因についても検討することが重要です。

## 排尿障害の観察の仕方

オピオイドは，尿管の緊張・収縮を増強させたり，排尿反射を抑制し外尿道括約筋の収縮を増強させ，膀胱容量を増加させることがあります。

オピオイドを使用している患者のうち，ごく一部で排尿障害を体験する方がいます。初めは排尿遅延や尿勢の低下などの排尿障害が生じ，オピオイドの増量に伴い尿閉に進展することがあります。しかし，患者が排尿障害初期の段階では訴えず，尿閉になってはじめて医療者に報告し，よくよく聴くとオピオイドの開始・増量時には，すでに症状の出現を伴っていたということがあります。ぜひ「最近，尿が出づらく感じることはありませんか？」と聴いてみてください。

排尿困難については，高齢男性や前立腺肥大のある患者で発生頻度が高いと記している文献が多いのですが，筆者は若年でも女性でも複数例を経験しています。年齢や性別に関係なく起こり得ることだと念頭に置いて観察することが重要です。

## 呼吸抑制の観察の仕方

オピオイドによる呼吸抑制は，鎮痛用量を大きく上回る過量投与がなければ出現することはありません。呼吸抑制の出現前には，強い眠気や意識レベルの低下が起こることが多いため，眠気の程度と意識レベルの

変化，呼吸回数と酸素飽和度などを観察していれば，呼吸抑制を回避することができます。

しかし，それまで痛みで眠れなかった患者が夜ぐっすり眠っているため，「痛みから解放されてぐっすり眠れてよかった」と思っていると，朝になっても覚醒せず，呼吸抑制も呈していたということもあり得ます。したがって，オピオイドの初回投与は日中に行うのが望ましいのですが，どうしても夜にかけてオピオイドを開始しなければならないときは，眠っている患者の呼吸回数の観察は少なくとも必要です。10回/分未満がひとつの目安と考えていいでしょう。

## 「オピオイド以外に原因として考えられるものはないか」の思考を習慣づける

生じた症状を全てオピオイドのせいだと思い込まず，常に「今起きていることは何か」，「ほかに原因として考えられるものはないか」，「患者の病態は変化していないか」と考えることが重要です。そのためにも細やかな観察と，患者との密なコミュニケーションが重要です。

### 文 献

1) 梅田恵，樋口比登実 監：Q&A でよくわかる！ がん性疼痛ケア，照林社，2003
2) 日本医師会 監：新版 がん緩和ケアガイドブック，青海社，2017
3) 武田文和，他：よくわかる WHO 方式がん疼痛治療法，金原出版，2016
4) 武田文和，他 編著：がんの痛みよ，さようなら！—こうすればとれる「がんの痛み」—，金原出版，2008
5) 日本緩和医療学会 緩和医療ガイドライン委員会 編：がん疼痛の薬物療法に関するガイドライン 2014 年度版，金原出版，2014
6) 森田雅之，松本禎之：ナースのための鎮痛薬によるがん疼痛治療法，医学書院，2004
7) 余宮きのみ：がん疼痛緩和の薬がわかる本，医学書院，2013

（佐々木 由紀子）

オピオイドの副作用・相互作用　Ⅴ

# Q48 オピオイドによる便秘の機序と対策は？

**A**
便秘は，個人差はあるもののオピオイドを投与された患者のほとんどで経験する副作用です。オピオイドの薬理作用を考慮すると，オピオイドによる便秘には耐性形成が起こらない[1]と考えられているため，オピオイド投与開始とともに下剤を内服し始め，投与中は継続的な便秘対策が必要です。

## オピオイドによる便秘の発現機序

オピオイドは，
①胃内容物の排出時間の遅延
②十二指腸および小腸における消化液の腸管分泌低下，蠕動運動低下，内容物の粘稠度増加，小腸内容物の排出時間遅延
③大腸における駆出性の蠕動運動の減少または消失，水分吸収増加，大腸内容物の排出時間遅延
④肛門括約筋の緊張増加，排便反射低下
という多様な状態を惹起することにより，便秘を引き起こします（図1）。

消化管の運動（収縮，蠕動，分泌など）は副交感神経（コリン作動性）によって促進されます。副交感神経系の終末部からアセチルコリンが遊離され，腸管にあるムスカリン性アセチルコリン受容体に作用することで消化管の蠕動運動を促進します。

オピオイドは，腸管に分布するμ受容体（主に$μ_2$受容体）に作用することによって，腸管神経叢におけるアセチルコリンの遊離を抑制し，さ

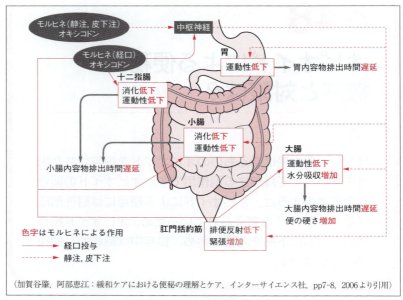

(加賀谷肇,阿部恵江:緩和ケアにおける便秘の理解とケア,インターサイエンス社,pp7-8, 2006より引用)

**図1 モルヒネ,オキシコドンなどによる便秘発現メカニズム**

らに腸管平滑筋からのセロトニンの遊離を促進し,腸管平滑筋の持続的な緊張を亢進することによって蠕動運動を低下させ,便秘を引き起こすと考えられています(図2)。

また,経口投与されたオピオイドが腸管から吸収される場合には中枢の$\mu_2$受容体に加えて,腸管壁内の$\mu_2$受容体への直接作用によって便秘が生じます[2]。

## オピオイド使用時の便秘対策

オピオイドによる便秘は高頻度で起こり,かつ耐性形成はほとんど起こらないため,オピオイド使用時は下剤を継続的に投与するなどの対策が必要です。

オピオイド開始前には,オピオイドによる便秘について患者さんに十分な説明を行いますが,まずはこれまでの排便状況(便の性状,排便回数),現在の患者の状態(腸閉塞/脱水/代謝異常ではないこと),便秘を

# V オピオイドの副作用・相互作用

Q48 オピオイドによる便秘の機序と対策は？

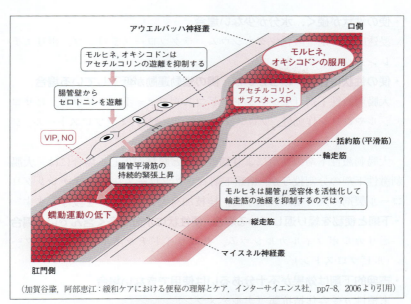

図2 オピオイドによる腸管蠕動運動低下のメカニズム

(加賀谷肇, 阿部恵江:緩和ケアにおける便秘の理解とケア, インターサイエンス社, pp7-8, 2006より引用)

起こしやすい薬剤の服用の有無, 食事の摂取状況などを確認します。患者さんが, もともと便秘傾向であったり, 便秘を生じるリスクが高い場合には, オピオイド開始と同時に下剤を定期的に内服させます。また, オピオイド開始後も排便状況を確認しながら, 水分摂取・食事の指導や下剤の調節を行い, 便秘が生じないように対応します。

オピオイド服用により発現した便秘に対して, 治療途中から下剤を服用してひどい下痢になり, その後の下剤の使用を拒んでしまう場合があります。そのため, 便秘対策はオピオイド開始初期からしっかり行うことが重要です。

## 便秘症状に対する下剤の選択

下剤は作用機序の違いから, 浸透圧性下剤, 大腸刺激性下剤, 分泌促進薬, 末梢性μオピオイド受容体拮抗薬などに分類され (468頁,「付録5. 便秘治療薬一覧」参照), 便の性状や排便状況などの条件によって選択されます。以下に, 便の性状や排便状況による具体的な使い分けを示します。

- **便の性状が硬く，水分が少ない場合**

  浸透圧性下剤（酸化マグネシウム，ラクツロースシロップ，ポリエチレングリコールなど）

- **便の性状は普通〜軟らかいが，腸の蠕動運動が低下している場合**

  大腸刺激性下剤〔センノシド，ピコスルファートナトリウム，ビサコジルやコリン作動性，プロスタグランジン製剤（ミソプロストール，ジノプロスト）など〕

  大腸刺激性下剤の使用により蠕動痛など腹痛が生じる場合には，大腸刺激性下剤の分割投与か，糖類下剤（ラクツロース），ポリエチレングリコール製剤，漢方薬（大建中湯，桂枝加芍大黄湯など）を投与します。

- **下痢と便秘を繰り返している場合，便性状に水分を多く含んでいる場合**

  ポリカルボフィルカルシウム，クロライドチャネルアクチベーター（ルビプロストン）

- **古典的下剤は効果が不十分あるいは使用できない場合**

  末梢性 $\mu$ 受容体拮抗薬（ナルデメジン）

　下剤の変更・追加など駆使しても便秘が改善しない場合は，オピオイドスイッチングを行い，モルヒネやオキシコドンからフェンタニルへ変更することで便秘の改善が期待できます。また，内服剤や坐剤から注射剤（持続静注，持続皮下注）へ変更することで便秘が緩和することがあります。

---

### 文献

1) Becker G, Blum HE：Novel opioid antagonists for opioid-induced bowel dysfunction and postoperative ileus. Lancet, 373 (9670): 1198-1206, 2009
2) 加賀谷肇, 阿部恵江：緩和ケアにおける便秘の理解とケア, インターサイエンス社, pp7-8, 2006

（石原 正志）

オピオイドの副作用・相互作用 **V**

# Q49

## オピオイドによる便秘への
## ナルデメジン使用時の留意点は？

### A

ナルデメジン使用時には，下痢や腹痛が起こることがあります。特に下痢が生じた場合は，もともと使用していた下剤の減量や中止を検討します。また，激しい腹痛や腹痛が持続する場合はナルデメジンの投与を中止します。

## ナルデメジンの薬理作用

　ナルデメジンは，モルヒナン骨格を有し，血液脳関門の透過性低下などを目的にカルバモイル基が側鎖に付加された化合物です（図1）。そのためナルデメジンは，中枢におけるオピオイドの鎮痛作用を減弱することなく，末梢腸管に存在するμオピオイド受容体に対して選択的に結合し，オピオイドに拮抗することでオピオイド誘発性便秘を改善します。

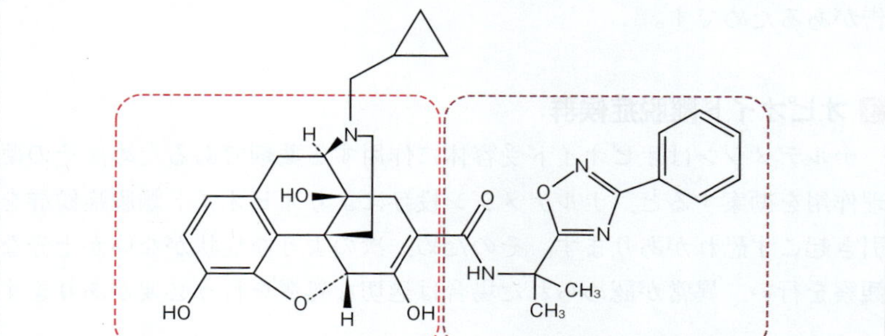

図1　ナルデメジンの構造式

247

## 各症状への対応

### 1 下痢

　ナルデメジンは，中枢におけるオピオイドの鎮痛効果を減弱せず，また，オピオイドからの退薬徴候を出現させないことが示されている一方，末梢における腸管蠕動運動低下に対しては，比較的低用量からオピオイドへの拮抗作用が発現するため，退薬症状としてナルデメジン初回投与から排便の頻度が上昇したり，下痢になることがあります。

　これは，オピオイドによって抑制されていた腸の蠕動運動が正常に回復することで生じると考えられています。そのため，ナルデメジン投与後に下痢になった場合は，ナルデメジンの投与を継続しても下痢が回復する可能性はあります。

　下痢が起こった場合の対応としては，まずは酸化マグネシウムなど既存の下剤が投与されているのであれば，それを減量あるいは中止し，数日間排便状況を観察します。

### 2 腹痛

　ナルデメジン投与後に激しい腹痛や腹痛が持続する場合は消化管穿孔の恐れがあり，投与を中止するなど適切な処置を行う必要があるため，患者さんにはあらかじめ，このような症状が出た場合はただちに医療機関を受診するよう指導します。これは，類似薬の末梢性$\mu$オピオイド受容体拮抗薬の投与により消化管穿孔を来し，死亡に至ったとの海外の報告があるためです。

### 3 オピオイド離脱症候群

　ナルデメジンはオピオイド受容体に作用する薬剤であるため，その薬理作用を勘案すると，ナルデメジン投与によりオピオイド離脱症候群を引き起こす恐れがあります。そのため，次のような症状がないか十分な観察を行い，異常が認められた場合は適切な処置を行う必要があります。

---

**オピオイド離脱症候群の症状**：不安，悪心・嘔吐，筋肉痛，流涙，鼻漏，散瞳，立毛，発汗，下痢，あくび，発熱，不眠　など

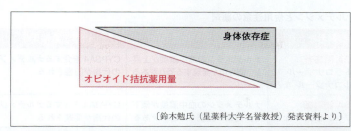

図2 退薬症候誘発における身体依存強度とオピオイド拮抗薬用量の関係

オピオイドの身体依存強度は，オピオイドの投与量，使用期間，使用頻度に大きく影響され，退薬症候を誘発するオピオイド拮抗用量とは逆相関の関係にあると報告されています[1]（図2）。ナルデメジンによる下痢はその退薬症候を誘発した結果と考えられているため，オピオイド開始初期よりナルデメジンを投与することで，下痢の発現を予防できる可能性があります。

## 相互作用に気をつける併用薬

ナルデメジンは，主に肝代謝酵素CYP3A4で代謝されるため，CYP3A阻害作用を有する薬剤やCYP3A誘導作用を有する薬剤との併用に注意する必要があります。また，ナルデメジンはP糖蛋白の基質であるため，P糖蛋白阻害薬との併用によりP糖蛋白を介するナルデメジンの輸送が阻害されることで，ナルデメジンの血中濃度が上昇し，副作用が発現するおそれがあります。さらに，脳腫瘍（転移性を含む）などの血液脳関門が機能していない，または機能不全が疑われる患者では，ナルデメジンの脳内濃度が上昇し，オピオイドの鎮痛作用の減弱を起こす恐れがあるため，併用薬剤には注意が必要です（表）。

### 文献

1) Suzuki T, et al.: Development of physical dependence on and tolerance to morphine in rats treated with morphine-admixed food. Prog Neuropsychopharmacol Biol Psychiatry, 7（1）: 63-71, 1983

表　ナルデメジンと併用注意の薬剤

| 薬剤名など | 臨床症状・措置方法 | 機序・危険因子 |
| --- | --- | --- |
| CYP3A 阻害薬<br>イトラコナゾール<br>フルコナゾール など | ナルデメジンの血中濃度が上昇し，副作用が発現する恐れがある | CYP3A4 を介するナルデメジンの代謝が阻害される |
| CYP3A 誘導薬<br>リファンピシン など | ナルデメジンの血中濃度が低下し，効果が減弱する恐れがある | CYP3A4 を介するナルデメジンの代謝が促進される |
| P 糖蛋白阻害薬<br>シクロスポリン など | ナルデメジンの血中濃度が上昇し，副作用が発現するおそれがある。また，血液脳関門への影響によりナルデメジンの脳内濃度が上昇する恐れがある | P 糖蛋白を介するナルデメジンの輸送が阻害される |

〔スインプロイク錠 医薬品インタビューフォーム（第3版），2017年6月改訂より引用〕

2） 加賀谷肇，阿部恵江：緩和ケアにおける便秘の理解とケア，インターサイエンス社，p16，2006
3） スインプロイク錠 医薬品インタビューフォーム（第３版），2017 年６月改訂

（石原 正志）

オピオイドの副作用・相互作用 **V**

# Q50

## オピオイドによる便秘の
## ケアの進め方と注意点は？

**A**

オピオイドを使用している患者のほとんどが便秘を体験します。排便は，回数だけで判断するのではなく，性状や量，残便感，腹部膨満感などを合わせ総合的に評価します。

オピオイドによる便秘は耐性ができないため，緩下剤の使用が不可欠ですが，プラスアルファで"手"をかけたケアも取り入れましょう。排便コントロールがうまくいかないと，オピオイドによる疼痛治療が停滞しかねません。「たかが便秘，されど便秘」です。

## ■ 患者によるセルフケアを促す

オピオイド開始前にこれまでの排便状況を確認しましょう。そのうえで，排便コントロールの必要性を患者に説明し，理解・参加してもらうことが不可欠です。入院中は医療者が主導して便秘のアセスメントやケアを行いますが，退院後は患者やその家族が排便コントロールをしなければなりません。患者が排便状況に応じて緩下剤を自己調整できるように支援する必要があります。

処方された緩下剤の作用と調節方法を指導し，日々の排便状況を記録してもらいましょう。その際，排便回数だけでなく，便の性状（図1）や量，使用した緩下剤とその量を併せて記録してもらいます。このような記録があると，より具体的な指導ができます。

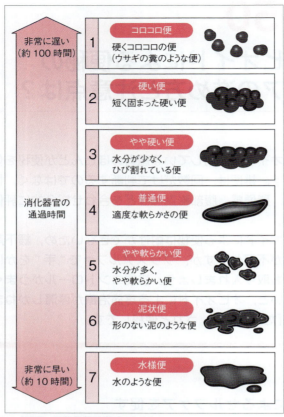

図1 ブリストル排便スケール

## 便秘にならない生活を心がける

　日ごろから，便秘にならないよう排便コントロールを行うことが大切です。オピオイドを使用している患者のほとんどが便秘を体験します。オピオイドによる便秘は耐性ができないため，緩下剤が必要になります。オピオイド誘発性便秘症に特化した治療薬としてナルデメジンが登場しましたが，これだけでは解決しないことも少なくありません。がん患者は，オピオイド以外にも便秘のリスク因子を多く抱えています（図2）。また，「便は出ていますか？」と聞くと，多くの患者は「出ています」と

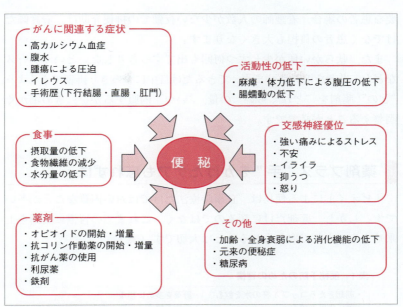

図2　がん患者の便秘の要因

答えます。その際，排便回数だけでなく，便の性状や量，いきみの変化，腸蠕動音なども細かく確認することが必要です。

## きめ細かな緩下剤の調整

　前述のナルデメジンは新しい作用機序をもちますが，便秘の種類によって使用すべき緩下剤の種類は異なります。オピオイドによる便秘の機序を知り，便秘対策に用いられる薬剤の種類と特徴を理解することが求められます。

　便秘とは「本来体外に排出すべき糞便を十分量かつ快適に排出できない状態」[8]をいいます。排便コントロールは，ただ単に便を出せばいいというものではありません。"快適に排出"させるためには，性状や出し方，排便時間などの個別性に合わせた調整が必要です。例えば，夜中に何度も排便のためトイレに通うのは患者の睡眠を妨げますし，介助が必

要な患者の場合，看護師の人数が少ない夜勤での排便介助は，看護師だけでなく患者の負担も大きくなります。

また，軟らかい便が少しずつ何回も出てすっきりしないというケースなども，患者を消耗させます。できるだけ日中にすっきり排便できるよう，"どの"薬剤を"どれくらい"の量，"いつ"内服するかを，きめ細かく調整することが必要です。

## 薬剤プラス"手"をかけたケアも忘れずに

オピオイドによる便秘は，食事時療法だけでは対応困難なことが多いです。しかし，薬剤だけに頼るのではなく，これまでの習慣に薬剤を上乗せするつもりで取り入れることは大切です（表1）。

表1　便秘予防のための習慣

| | |
|---|---|
| ・朝起きたらコップ1杯の水を飲む | ・野菜を多めに摂る |
| ・朝に牛乳を飲む | ・果物を摂る |
| ・朝にコーヒーを飲む | ・排便体操をする |
| ・プルーンジュースを飲む | ・ウォーキングなどの運動をする |
| ・ヨーグルトなど乳製品を摂る | ・お腹の「の」の字マッサージをする |
| ・朝食後に必ずトイレに行き，排便習慣をつける | ・きつい下着は避ける |
| | ・お腹を冷やさないように気をつける |

### 1 腹部マッサージ

腹部マッサージの効果として，リラックス，血液循環の改善，内臓の機能調整，神経機能の向上，筋弛緩などがあり，便秘対策には有効だといわれています。「の」の字マッサージは最もポピュラーなマッサージですが，ツボ刺激を加える排便マッサージを行うとより効果的といわれています（図3）。

### 2 温罨法

腹部や腰部のツボ（図4）あたりを温めると，交感神経の緊張をとり，副交感神経を興奮させます。副交感神経の興奮は直腸の運動を促進し，排便を促すといわれています。腹部マッサージと併せて行うとより効果的です。

オピオイドの副作用・相互作用 V

Q50 オピオイドによる便秘のケアの進め方と注意点は？

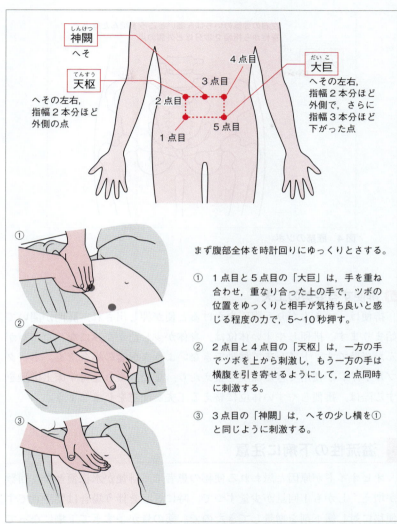

図3 排便マッサージのツボとツボを刺激する方法

## 3 食事の工夫

　繊維質の多い食事を摂ると，腸の運動が活発になります。果物に含まれている果糖も，腸の運動を活発にしたり，腸に水分を引き込む働きがあるので効果的です。

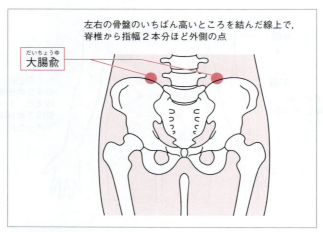

図4 腰部のツボ

### 4 排便する姿勢の工夫

　排便は，いきんだり，腹圧をかけると便が押し出され，肛門が開いて始まります。排便しやすい体位は，身体が少し前かがみになったしゃがんだ姿勢です。トイレまで移動できないような患者の場合でも，ポータブルトイレが使用できる環境を整えたり，また，やむを得ず床上排泄をする際は，排便しやすい体位に整える工夫と配慮をしましょう。

## 溢流性の下痢に注意

　オピオイドが原因と思われる便秘の患者で，排便が水様便となり回数が増え，しかも1回量が少量ずつで，時に悪心を伴う場合は要注意です。便秘に対し緩下剤を増量してきたので，薬の量が多すぎて下痢になってしまったと思いがちですが，そこで緩下剤をやめてしまうと後々痛い思いをします。

　そのような場合は，便秘による溢流性の下痢の可能性も念頭に置きます。硬便が栓となり，軟便～水様便しかその隙間を通過できないため，見かけ上は下痢となります（図5）。腹部レントゲン写真で宿便の貯留を確認できます。

256

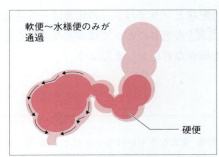

図5 便秘による溢流性の下痢のイメージ

表2 便処置の種類

1）摘便
2）坐剤
3）浣腸
　①グリセリン浣腸
　②オリーブ油停留浣腸
　　50〜100 mL/回のオリーブ油を直腸内に注入し停留させ，硬くなった便を軟らかくした後に排便させる（多くの場合，摘便を組み合わせる）

## 宿便への対応

溢流性の下痢にまで進展した場合は，緩下剤の調整だけでは対応できないことが多く，いわゆる「便処置」（表2）での宿便の除去が必要になります。ただし，疾患の状態によっては禁忌となる場合があるので，必ず医師に確認してから行います。

## 忘れてはならない大切なこと

排泄は，生活のなかで最も他人に見られたくない部分です。安心して排泄するために，できるだけトイレで排泄できるよう支援・工夫することが大切です。

患者は人前で排泄の話，特に排便の話を聞かれることは，私たちが考える以上に恥ずかしいと感じています。特に大部屋の患者に話を聞くと

きは，羞恥心への配慮とプライバシーの保護に十分注意することが必要です。また，「便処置」も患者にとっては多大な羞恥心を味わう処置です。十分配慮し，きめ細かな対応をしましょう。

### 文 献

1) 岡田晋吾 編：特集 変えなきゃいけない便秘と下剤 考え方・使い方．Expert Nurse, 34 (5)：8-36, 2018
2) 柏木哲夫，恒藤暁 監，淀川キリスト教ホスピス 編：緩和ケアマニュアル第5版，最新医学社，2007
3) 川越厚：在宅ホスピスケアを始める人のために，医学書院，pp64-66，1996
4) 国立がん研究センターがん対策情報センター 編著：患者必携 がんになったら手にとるガイド，学研メディカル秀潤社，pp175-176，2011
5) ナーシング・トゥデイ編集部 編：一般病棟でもできる！ 終末期がん患者の緩和ケア，日本看護協会出版会，pp64-66，2006
6) 西村かおる：排便のコンチネンスケアの実際．月刊ナーシング，26 (14)：84-89，2006
7) 日本がん看護学会 監，松原康美 編：病態・治療をふまえたがん患者の排便ケア，医学書院，2016
8) 日本消化器病学会関連研究会 慢性便秘の診断・治療研究会 編：慢性便秘症診療ガイドライン2017，南江堂，2017
9) 濱口恵子，小迫冨美恵，他 編：がん患者の在宅療養サポートブック—退院指導や訪問看護に役立つケアのポイント，日本看護協会出版会，pp95-98，2007
10) 的場元弘 監，加賀谷肇，阿部恵江：緩和ケアにおける便秘の理解とケア，インターサイエンス社，2006
11) 余宮きのみ：ここが知りたかった緩和ケア，南江堂，pp158-167，2011
12) 余宮きのみ：がん疼痛緩和の薬がわかる本，医学書院，pp61-62，2013

（佐々木 由紀子）

# Q51 オピオイドによる悪心・嘔吐の機序と対策は？

## A
オピオイドにより悪心・嘔吐が起こる機序は主に3つで、①延髄の第四脳室底にある化学受容器引金帯（chemoreceptor trigger zone；CTZ）を刺激することによるもの、②前庭神経系を刺激することによるもの、③消化管を刺激し、消化管蠕動運動を抑制することによるものが挙げられます。それぞれの機序に応じた制吐薬の選択が重要です。

### オピオイドによる悪心・嘔吐の発現時期

　オピオイドによる悪心・嘔吐の発現率は10〜40％といわれています。オピオイドを開始または増量してから当日〜3日以内に出現しやすく、通常2週間程度で耐性が形成されることが多いです。そのため、オピオイドを開始または増量してから悪心・嘔吐が出現した場合は、オピオイドが原因である可能性が高いといえます。

　しかし、オピオイドを開始/増量してすぐには悪心・嘔吐がなかったにもかかわらず1週間以上たってから悪心・嘔吐が生じる場合は、オピオイド以外が原因である可能性が高いので、他の原因を考える必要があります（表1）。

### オピオイドによる悪心・嘔吐の発現機序と対策

　オピオイドが悪心・嘔吐を引き起こす機序を図に示します。

表1 がん患者の悪心・嘔吐の原因

| 薬剤性 | オピオイド，抗がん薬，抗生物質，抗うつ薬，ジゴキシン |
|---|---|
| 代謝異常 | 高カルシウム血症，腎不全，肝不全，ケトアシドーシス，低ナトリウム血症，高カリウム血症 |
| 消化器 | 便秘，イレウス，腹水，肝腫大，胃炎，消化性潰瘍，自律神経障害，後腹膜腫瘍，尿閉 |
| 中枢性 | 脳浮腫，脳転移，がん性髄膜炎，感染性髄膜炎，放射線治療 |
| 心理的 | 不安・緊張 |
| 前庭神経系 | 頭頸部がん，聴神経腫瘍 |

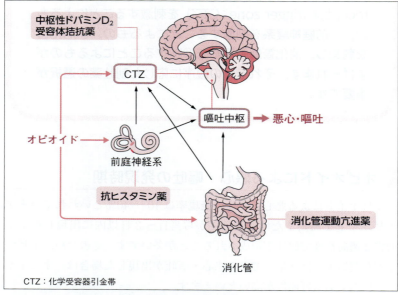

CTZ：化学受容器引金帯

図　オピオイドによる悪心・嘔吐の機序と対策

## 1 化学受容器引金帯（CTZ）への刺激

　オピオイド $\mu$ 受容体は延髄の第四脳室底にある CTZ に多く発現しています。オピオイドは，このオピオイド $\mu$ 受容体を刺激することによりドパミン遊離を引き起こします。遊離されたドパミンはドパミン $D_2$ 受容体を活性化させ，嘔吐中枢に刺激が伝わることにより悪心・嘔吐を引き起こします。

・対策

悪心・嘔吐が持続的であったり，オピオイドの血中濃度上昇に合わせて出現する場合には，オピオイドがCTZを直接刺激していると考えられるため，プロクロルペラジンなどの中枢性ドパミン$D_2$受容体拮抗薬が推奨されます。また，適応外使用になりますが，ハロペリドールや，薬剤性錐体外路症状の副作用がより少ない非定型抗精神病薬のペロスピロンやリスペリドン，オランザピンなども選択肢になります。

### 2 前庭神経系への刺激

オピオイドは，前庭器に発現しているオピオイド$\mu$受容体を刺激することにより，ヒスタミンの遊離を引き起こします。遊離されたヒスタミンはヒスタミン受容体を活性化させ，嘔吐中枢に刺激が伝わることにより悪心・嘔吐を引き起こします。

・対策

体動に伴い悪心・嘔吐が悪化する場合や，悪心・嘔吐にめまいを伴う場合，乗り物酔いのような悪心・嘔吐の場合は，前庭神経系を刺激していると考えられるため，ジフェンヒドラミンやプロメタジン，ヒドロキシジンなどのヒスタミン$H_1$受容体拮抗薬が推奨されます。

### 3 消化管への刺激

オピオイドは，消化管を刺激することで消化管蠕動運動を抑制し，胃内容物の停留を惹起することにより，求心性迷走神経を介してCTZを刺激し，その刺激が嘔吐中枢に伝達され悪心・嘔吐を引き起こします。

・対策

食事をした後の悪心・嘔吐であれば，胃内容物の停留が考えられるため，メトクロプラミドやドンペリドン，モサプリドといった消化管運動亢進薬が推奨されます（表2）。

## オピオイドによる悪心・嘔吐に予防的な制吐薬は必要か？

日本においては従来より，オピオイドを開始するときは予防的に制吐薬を併用することが求められてきたものの，予防的な制吐薬投与は，制吐

表2 オピオイドによる悪心・嘔吐に対する制吐薬の分類

| 分類 | 薬剤名（主な商品名） | 剤形 | 用法・用量 | 注意点 |
|---|---|---|---|---|
| 中枢性<br>ドパミンD$_2$<br>受容体拮抗薬 | プロクロルペラジン<br>（ノバミン） | 錠 | 1回5 mg<br>1日3回 | 錐体外路症状 |
| | ハロペリドール<br>（セレネース） | 錠，細粒，液 | 1回0.75〜1 mg<br>1日1〜2回 | 錐体外路症状 |
| | | 注 | 1日1〜5 mg | |
| | リスペリドン<br>（リスパダール） | 錠，OD錠，<br>細粒，液 | 1回1〜3 mg<br>1日1〜2回 | 大量投与で錐体<br>外路症状 |
| | ペロスピロン<br>（ルーラン） | 錠 | 1回4〜8 mg<br>1日1〜2回 | 大量投与で錐体<br>外路症状 |
| | オランザピン<br>（ジプレキサ） | 錠，OD錠，<br>細粒 | 1回2.5〜5 mg<br>1日1回 | 眠気が強い<br>糖尿病患者に禁忌 |
| 抗ヒスタミン薬 | ジフェンヒドラミン・<br>ジプロフィリン<br>（トラベルミン） | 錠 | 1回1錠<br>1日2〜3回 | 眠気が強い<br>抗コリン作用 |
| | | 注 | 1回1錠<br>1日2回 | |
| | ヒドロキシジン<br>（アタラックスP） | 錠，カプセル，<br>散，シロップ | 1回25〜50 mg<br>1日2〜3回 | 眠気が強い<br>抗コリン作用 |
| | | 注 | 1日25〜50 mg | |
| 消化管運動<br>亢進薬 | メトクロプラミド<br>（プリンペラン） | 錠，細粒，<br>シロップ | 1回10 mg<br>1日3〜4回 | 大量投与で錐体<br>外路症状 |
| | | 注 | 1回10 mg<br>1日3回 | |
| | ドンペリドン<br>（ナウゼリン） | 錠，OD錠，<br>細粒，シロップ | 1回5〜10 mg<br>1日3〜4回 | 大量投与で錐体<br>外路症状 |
| | | 坐 | 1回60 mg<br>1日1〜2回 | |
| | モサプリド<br>（ガスモチン） | 錠，散 | 1回5 mg<br>1日3回 | |

薬自体の副作用（薬剤性錐体外路症状，眠気，ふらつきなど）の問題やエビデンスが乏しいことから，一般的には必須ではなくなりつつあります。

　しかし，患者にとって悪心・嘔吐による苦痛は強く，オピオイドに対するアドヒアランス低下を引き起こしかねないため，制吐薬をあらかじめ処方してもらい，悪心・嘔吐が起こったときにすぐに使用できるよう，患者に説明しておくことが重要です。また，制吐薬の副作用の害よりも悪心・嘔吐を予防する利益が上回ると判断される場合は，予防的に制吐

薬を使用してもよいかもしれません。その場合は漫然と使用せず，常に制吐薬をやめられるかどうか検討する必要があります。

## 制吐薬を使用しても悪心・嘔吐が改善しない場合

　オピオイドによる悪心・嘔吐が制吐薬によっても抑えられないようであれば，
①作用機序の異なる制吐薬を併用する
②オピオイドスイッチングを行う（モルヒネからオキシコドン，タペンタドールまたはフェンタニルに，あるいはオキシコドンからタペンタドールまたはフェンタニルに）
③経口から持続静注・持続皮下注へ投与経路を変更する
などの対応が必要になります。

## 制吐薬による注意すべき副作用は？

　制吐薬であるドパミン $D_2$ 受容体拮抗薬は，副作用としてアカシジアやパーキンソニズムといった錐体外路症状を引き起こします。これは，ドパミン $D_2$ 受容体が運動を司っている脳内の黒質-線条体にも多く分布しているためであるといわれています。

### 1 アカシジア

　アカシジアは投与直後から発症することが多く，静座不能，下肢の異常感，不安焦燥，睡眠障害などの症状を呈します。アカシジアは患者にとって非常に不快であり，時に自殺願望を抱くことすらあります。

### 2 パーキンソニズム

　パーキンソニズムとしては，仮面様顔貌や運動障害を発症します。仮面様顔貌は，精神不安や抑うつと見間違いやすいので，注意が必要です。また，運動障害を起こすと，転倒による骨折や嚥下障害による誤嚥性肺炎のリスクも上がります。

### 3 錐体外路症状

　薬剤性錐体外路症状を早期に発見することは，患者の QOL や ADL の観点から重要なことです。薬剤性錐体外路症状は，ハロペリドールやプロクロルペラジンといった定型抗精神病薬で起きやすいので，最近では，こういった副作用の少ない非定型抗精神病薬のリスパダールやペロスピロン，オランザピンなどが使用されることもあります。しかし，オランザピンは耐糖能異常を引き起こすため糖尿病患者には禁忌です。

---

### 文 献

1) Caraceni A, et al.: Use of opioid analgesics in the treatment of cancer pain：evidence-based recommendations from the EAPC. Lancet Oncol, 13（2）：e58-68, 2012
2) 日本緩和医療学会緩和医療ガイドライン作成委員会 編：がん疼痛の薬物療法に関するガイドライン 2014 年版，pp181-189，金原出版，2014
3) 日本緩和医療薬学会　編：緩和医療薬学，南江堂，pp34-63，2013
4) 厚生労働省：重篤副作用疾患別対応マニュアル，薬剤性パーキンソニズム，平成 18 年 11 月（http://www.mhlw.go.jp/topics/2006/11/dl/tp1122-1c01.pdf）
5) 厚生労働省：重篤副作用疾患別対応マニュアル アカシジア，平成 22 年 3 月（http://www.mhlw.go.jp/topics/2006/11/dl/tp1122-1j09.pdf）
6) Iwanaka K, et al.: Efficacy and safety of oral tapentadol extended release in Japanese and Korean patients with moderate to severe, chronic malignant tumor-related pain. Curr Med Res Opin, 29（10）：1399-1409, 2013

（中村 益美）

オピオイドの副作用・相互作用 **Ⅴ**

# Q52

## オピオイドによる傾眠の
## 見分け方と対策は？

**A**

傾眠とは，放っておくと眠り込んでしまうけれど，叩いたり声をかけられたりすれば目を覚ます状態です。がん患者では，さまざまな要因で傾眠が出現します。眠気の強度と苦痛の程度を評価し，原因に応じた対策を行います。眠気を発現させる他の要因，呼吸数，痛みの有無，オピオイドの使用状況と眠気の関連性などに注目します。

### 眠気の強度と苦痛を評価する

　ある程度の眠気は，状態によっては不快と感じない場合もあるため，患者に眠気をどう感じているか確認します。ウトウトしてちょうどよいのならば，そのまま様子をみてもよいでしょう。眠気で日常生活に支障を来して困っていたり，不快に感じていたりする場合は対応が必要です。

### オピオイド以外の傾眠の要因を鑑別する

#### ☑ Check! オピオイド以外の要因

　オピオイドによる傾眠を見分けるには，眠気を発現させる他の要因を鑑別する必要があります。がん患者の眠気を引き起こすオピオイド以外の要因を表にまとめます。眠気の要因は1つとは限りません。また，全身衰弱が進むと健康時よりも休息や睡眠を多くとる傾向にあります。眠っていることが多くても，話しかければ容易に目覚め，辻褄の合う話をすることができれば，うたた寝と考えていいでしょう。

265

表　がん患者の眠気の要因

| 指標になるもの | 要因 |
|---|---|
| 使用薬剤 | オピオイド，プレガバリン，抗うつ薬，抗不安薬，抗てんかん薬，抗ヒスタミン薬，抗アレルギー薬，抗精神病薬，睡眠薬　など |
| 血液検査<br>[症状] | 電解質異常（高カルシウム血症，低ナトリウム血症），腎不全，肝不全（高アンモニア血症），感染症，血糖値の異常，脱水症などの意識障害，貧血，栄養障害（ビタミン $B_{12}$ 欠乏） |
| 画像検査<br>[症状] | 脳腫瘍，脳転移，脳浮腫，髄膜炎 |
| バイタル<br>[症状] | 低酸素血症，低血圧，全身衰弱，昼夜逆転（夜間不眠） |

・対策

　傾眠の要因が治療可能なものであれば，治療を開始します。また，オピオイド以外に眠気が出現しやすい薬剤が漫然と使用されていないか確認し，可能な場合は中止，減量，より眠気が少ない薬剤への変更などを行います。

# オピオイドの量や種類は適切か？

## ☑ Check! 呼吸回数が 10 回/分より少ない

　傾眠傾向で呼吸数が 10 回/分より少なければ，オピオイド過量による呼吸抑制の可能性があります。

・対策

　オピオイドの減量を行います。

## ☑ Check! 腎機能低下時のモルヒネ投与

　腎機能が低下している場合，モルヒネやコデインでは代謝物の M-6-G が活性をもったまま尿中排泄されるため，M-6-G の蓄積を原因とする傾眠が起こりやすいといわれています。クレアチニンクリアランス 30mL/min 以下が目安となります。

・対策

　腎機能低下の影響が出にくいオキシコドンやフェンタニルへオピオイドスイッチングを行います。

オピオイドの副作用・相互作用　　**V**

**Q52**
オピオイドによる傾眠の見分け方と対策は？

## 痛みの治療とオピオイドの投与状況の関連は？

### ✓ Check! オピオイドの開始や増量時

　痛みのため不眠が続いていた患者は，オピオイドの開始や増量により痛みが緩和すると，それまでの不眠の解消のために，よく眠ることがあります。また，オピオイドの薬理作用による眠気は耐性が早期に出現するので，多くの患者では数日〜1週間の経過観察だけで軽減，消失します。食事中や会話の途中でもすぐに眠ってしまうようならば，傾眠の程度が強いと判断します。

### 1 眠気が軽度で患者が苦痛と感じていない場合

**・対策**

　呼びかけるとすぐに覚醒し，辻褄の合った話ができれば，転倒などの事故が起きないように配慮しながら様子をみるのも方法です。

### 2 患者が眠気を苦痛と感じる，あるいは傾眠の程度が強い場合

**・対策**

　傾眠は，オピオイドの過量投与を示す最初の兆候です。過量投与の可能性を考え，投与量を減量する必要があります。メサドンは半減期が長く，開始・増量時には血中濃度が定常状態に達するまで時間がかかるので注意します。

　減量は定期投与のオピオイド量の20〜30％程度，傾眠が著しい場合は50％程度まで減量し，痛みを出現させずに眠気を軽減させるように調節します。

### ✓ Check! オピオイドの血中濃度推移と眠気のパターンが一致する

　なるべくオピオイドの血中濃度推移の日内変動の幅が小さくなるように，投与方法を変更します。

**・対策**

　同じ製剤で，徐放性製剤の1日量を変更せずに投与回数を増やします。あるいは，投与経路を経口から持続静注（持続皮下注）に変更することで眠気が軽減することもあります。レスキュー薬の使用と眠気が関連している場合は，レスキュー薬の1回量を減量して様子をみます。また，レスキュー薬の使用方法の確認を行い，予防投与が過剰になっていないかなど，レスキュー薬の適切な使用ができているかを確認します。

267

### ☑ Check! オピオイドの投与量は変更していないが，痛みは軽減した

オピオイドの投与量を変更していないのに，痛みが軽減し眠気が強くなった場合には，オピオイド以外の薬物療法や，化学療法，非薬物療法，麻痺の進行などで痛みが低下したため，相対的にオピオイドが過量になった可能性があります。また，使用しているオピオイドと相互作用がある薬剤の併用により，オピオイドの血中濃度が上昇した可能性も考えられます。

**・対策**

オピオイドの減量，あるいは使用しているオピオイドの血中濃度を上昇させる併用薬がある場合には，併用薬の変更・中止を行います。

### ☑ Check! 痛みのコントロールが不十分

オピオイドの増量で痛みが軽減せず，眠気ばかりが強まる場合は，オピオイドが効きにくい痛みである可能性があります。また，強い突出痛に対して定期オピオイドを増量している場合があります。

**・対策**

オピオイドを増量せずに，あるいは眠気がなくなるまで減量し，NSAIDs，アセトアミノフェン，鎮痛補助薬の追加や神経ブロック，オピオイドの硬膜外（くも膜下）鎮痛法，放射線治療などの非薬物療法の併用を考えます。

突出痛が問題である場合は，定期オピオイドは増量せずに，あるいは減少し，レスキュー薬の1回量を増量したり，使用タイミングのアドバイスを行ったりして満足感を高めるようにします。

それでも傾眠が出現するときは，オピオイドスイッチングが有効な場合もあります。ただし，フェンタニルやオキシコドンからモルヒネへのスイッチングでは有効性はあまり期待できません。オピオイドスイッチング時には交差耐性が不完全なため，換算値で計算したオピオイド量よりも少量で有効な場合や，耐性を獲得していた眠気が再度出現する可能性もあります。

どうしても眠気が残る場合は，精神刺激薬の投与が有効であるとの報告があります。ただし，わが国では現在，メチルフェニデート，モダフィニルに関しては適応外使用が厳しく規制されており，使用することは難しい状況です。また，カフェインが多少は有効であるとの報告もあります[4]。

## 文 献

1) 的場元弘：がん疼痛治療のレシピ，春秋社，2006
2) 日本緩和医療学会緩和医療ガイドライン委員会 編：がん疼痛の薬物療法に関するガイドライン2014年版，金原出版，2014
3) 木澤義之，他 編：3ステップ実践緩和ケア，青海社，2013
4) Stone P, Minton O：European Palliative Care Research collaborative pain guidelines. Central side-effects management: what is the evidence to support best practice in the management of sedation, cognitive impairment and myoclonus?. Palliat Med, 25(5)：431-441, 2011

（龍 恵美）

# Q53

## オピオイド内服中の患者にせん妄が生じたら？

**A**

せん妄の発症前7日以内にオピオイドの増量あるいはオピオイドスイッチングがなされている場合は，せん妄の発症の一因がオピオイドにあると想定して，可能であればオピオイドの減量を試みます。それと同時に，他の発症原因の有無も精査してその改善を図り，看護ケアによる対応を第一とします。

必要に応じて薬物療法を併用しますが，過鎮静あるいはパーキンソン症候群を防ぐ配慮も怠らないようにします。また，終末期のせん妄も十分コントロール可能であり，積極的な対応が必要となります。

### せん妄の診断と症状評価

#### 1 オピオイド投与7日以内であれば薬剤性の可能性

　鎮痛目的で投与された各種オピオイド内服剤，特に徐放性製剤が体内で定常状態になるのに要する時間は，薬物動態学的にその薬剤の半減期のおよそ4～5倍と想定され，モルヒネ（モルペス），オキシコドン（オキシコンチン）やタペンタドール（タペンタ）で2～3日，トラマドール（ワントラム），ヒドロモルフォン（ナルサス），フェンタニル（フェントステープ）で4～5日というところです。

　この時間は，肝腎機能の悪化している超高齢者などではさらに短く，一方，アルコール耐性が非常に高い場合などにはさらに長くなり，このことを考慮すると，せん妄の発症前7日以内にオピオイドの増量あるいはオピオイドスイッチングがなされている場合は，その発症の一因がオ

ピオイドにあると想定してもよいでしょう。

### 2 臨床現場でせん妄と判断するには

せん妄の中心症状としては，時間・場所・人物に関する見当識障害，睡眠・覚醒リズムの障害（夜間不眠と日中傾眠），短時間内の急激な症状変化（傾眠から興奮へ，ないしその逆もあり），短期記憶の障害（数分前のことを覚えていない）が挙げられます。

その他の症状としては，活動性の亢進，不穏・興奮，幻覚（特に幻視，幻聴），錯覚（特に錯視），まとまりのない会話，周囲に対する注意力の減少などがみられます。

せん妄をより簡便に診断するための観察者評価尺度として，Delirium Rating Scale（DRS）日本語版[1] が広く使用されています。また，治療効果の判定には，せん妄の重症度の推移を数時間ごとに10項目で連続評価できる Memorial Delirium Assessment Scale（MDAS）日本語版[2]（図）が作成されており，せん妄の具体的な症状評価に役立ちます。しかしながら，これらの尺度は研究目的に開発されたものであり，実際に施行するのはたいへん煩雑ですので，実地臨床では，患者の家族や知人に「今の患者本人は普段よりも混乱していますか？」と１つだけ質問して，首肯されれば概ね「せん妄」と判断してよいでしょう[3]。

## せん妄の 3 大因子

せん妄の詳細な発症メカニズムは未だ解明されていませんが，せん妄が患者の素因と環境因（外因）との兼ね合い，すなわち以下の3大因子のさまざまな組み合わせによって発症することについては，従来から専門家の間でも臨床的合意が得られています[1]。

### 1 直接因子

脳あるいは中枢神経系に直接ダメージを与える疾患がこれにあたり，薬物中毒性脳症，肝障害・腎障害・酸塩基不均衡などによる代謝性脳症，原発性・転移性脳腫瘍，感染症などがあります。

せん妄の起因薬剤としては，抗がん剤，ステロイド，モルヒネを含む

Memorial Delirium Assessment Scale（MDAS）日本語版

検査日：　　　年　　月　　日　　時　　分
検査者：
氏　名：　　　　　　　　　　　　　男・女　　合計点：

◆検者は患者の現時点での周囲とのやりとり，あるいは過去数時間にわたる患者の行動や体験に基づいて，以下にあげるせん妄の重症度を評価する。

①意識障害
　現時点の周囲（検者，室内にいる他の人やもの）に対する覚醒度および周囲とのやりとりを評価する。
（例えば患者に周囲の状況を説明するように求めてみる）

□0：なし　　患者は言われなくても周囲の状況を十分に把握しており，適切なやりとりができる。
□1：軽度　　患者は周囲の状況の内いくつか把握していない点がある。もしくは自然に検者と適切なやりとりができない。強い刺激を与えると完全に覚醒し，適切なやりとりができる。面接は長引くが，ひどく中断することはない。
□2：中等度　患者は周囲の状況の内いくつかのことについてあるいは全く把握していない。もしくは自発的には検者と適切なやりとりができない。強い刺激を与えても完全には覚醒せず，適切なやりとりができない。面接は長引くが，ひどく中断することはない。
□3：重度　　患者は周囲の状況について全く把握しておらず，検者との自発的なやりとりもないし，検者に気づくこともなく，最大の刺激を与えても面接は困難ないし不可能である。

②見当識障害
　見当識に関する以下の10項目について質問する。
（年・月・日・曜日・季節・何階・病院の名称・区市町村・都道府県・地方）

□0：なし　　正答9〜10項目
□1：軽度　　正答7〜8項目
□2：中等度　正答5〜6項目
□3：重度　　正答4項目以下

③短期記憶障害
　検者は3つの単語（例えば「りんご・テーブル・明日」「空・タバコ・正義」）を一個ずつ言う。
　その後に患者に繰り返させ，別の課題を経て約5分後に再度復唱させる。

□0：なし　　3単語の即時再生と遅延再生が可能
□1：軽度　　3単語の即時再生は可能だが，1単語だけ遅延再生が不可能
□2：中等度　3単語の即時再生は可能だが，2〜3単語の遅延再生が不可能
□3：重度　　1単語以上の即時再生が不可能

④順唱，逆唱の障害
　まず3数字の順唱，次に4数字，5数字の順唱，続いて3数字，4数字の逆唱を行う。ただし，正答できた場合のみ次の段階に進むこと。（例えば「6—8—2」「3—5—2—9」「1—7—4—6—3」など）

□0：なし　　少なくとも5数字の順唱と4数字の逆唱が可能
□1：軽度　　少なくとも5数字の順唱と3数字の逆唱が可能
□2：中等度　4〜5数字の順唱は可能だが，3数字の逆唱は不可能
□3：重度　　3数字の順唱のみ可能

⑤注意の集中と注意の転換の障害
　患者の注意力が変動する，話の筋道がそれる，外部からの刺激により注意が散漫になる，課題に夢中になりすぎる，などのために検者が質問を言い換えたり，何度も繰り返し行う必要があるかどうかによって面接中に評価する。

□0：なし　　上記のいずれも認められない。患者の注意の集中とその転換は正常である。
□1：軽度　　注意力の問題が1〜2度生じるが面接が長引くことはない。
□2：中等度　注意力の問題がしばしば生じ面接は長引くが，ひどく中断することはない。
□3：重度　　注意力の問題が常にあり面接は中断し，困難ないし不可能である。

**図　MDAS 日本語版**

**⑥思考障害**

まとまりのない，的外れな，支離滅裂な話，あるいは脱線した，迂遠な，誤った論法などによって面接中に評価する。患者に多少複雑な質問をしてみる。（例えば「あなたの体は今どういう状態なのか教えて下さい」）

- □ 0：なし　　患者の話は理路整然としておりまとまりがある。
- □ 1：軽度　　患者の話についていくのがやや困難である。質問に対する答えはやや的外れであるが，面接が長引くほどではない。
- □ 2：中等度　解体した思考や話が明らかに存在し，面接は長引くが中断することはない。
- □ 3：重度　　解体した思考や話のために，検査が非常に困難ないし不可能である。

**⑦知覚障害**

面接中，場にそぐわない行動から推測される誤認，錯覚，幻覚。患者自らが認める場合もある。
過去数時間ないし前回評価以後の期間において，看護者や家族の話，診療録よりうかがえるそれらの症状も同様に評価する。

- □ 0：なし　　誤認，錯覚，幻覚は認めない。
- □ 1：軽度　　睡眠に関連した誤認，錯覚，あるいは一過性の幻覚が時折出現するが，場にそぐわない行動は認めない。
- □ 2：中等度　幻覚，頻繁な錯覚が数回出現するが，場にそぐわない行動はわずかで，面接は中断されない。
- □ 3：重度　　頻繁で激しい錯覚ないし幻覚があり，場にそぐわない行動が持続するため，面接は中断され，身体的ケアもひどく妨げられる。

**⑧妄想**

面接中，場にそぐわない行動から推測される妄想を評価する。患者自らが訴える場合もある。
過去数時間ないし前回評価以後の期間において，看護者や家族の話，診療録からうかがえるそれらの症状も同様に評価する。

- □ 0：なし　　誤った解釈や妄想は認めない。
- □ 1：軽度　　誤った解釈や疑念が認められるが，明らかな妄想観念や場にそぐわない行動は認めない。
- □ 2：中等度　患者自らが妄想を認める。場にそぐわない行動が妄想の証拠になることもある。ただし，妄想は面接の中断や身体的ケアの妨げになるほどではなく，その寸前にとどまる。
- □ 3：重度　　持続的な激しい妄想を認め，その結果ばにそぐわない行動につながったり，面接が中断されるか，身体的ケアが著しく妨げられる。

**⑨精神運動抑制もしくは精神運動興奮**

過去数時間にわたる活動性ならびに面接中の活動性について評価し，以下のいずれかに○印をつけること。
＜a：低活動型　b：過活動型　c：混合型＞

- □ 0：なし　　正常な精神活動
- □ 1：軽度　　抑制は動作がやや遅いことからかろうじて気づく程度。興奮はかろうじて気づく程度か，単にじっとしていられないように見えるのみ。
- □ 2：中等度　抑制が明らかに存在し，動作回数の著しい減少や動作の著しい遅延を認める（患者が自発的に動いたり話したりすることはほとんどない）。興奮が明らかに存在し，患者は絶えず動いている。抑制・興奮いずれにおいても結果的には検査に要する時間が長くなる。
- □ 3：重度　　抑制は重度。患者は刺激なしには動くことも話すこともしない。緊張病像の場合もある。興奮は重度。患者は絶えず動き，刺激に対して過度に反応し，監視や抑制を必要とする。検査を完遂することは困難ないし不可能である。

**⑩睡眠覚醒リズムの障害**

適切な時間帯に入眠し，かつ覚醒していられるかどうかを，面接中の直接観察，ならびに過去数時間ないし前回評価以後の期間における睡眠覚醒リズム障害についての看護者，家族，患者の話，診療録記載によって評価する。ただし朝方に評価する時だけは前夜の観察を参考にする。

- □ 0：なし　　夜間よく眠り，日中も覚醒を維持できる。
- □ 1：軽度　　適切な睡眠・覚醒状態からの軽度の逸脱。夜間の入眠困難と一時的な中途覚醒があり，薬物を内服すれば睡眠は良好となる。日中には時々眠気がある程度，もしくは面接中傾眠ではあるが容易に完全覚醒できる。
- □ 2：中等度　適切な睡眠・覚醒状態からの中等度の逸脱。夜間，中途覚醒を繰り返し，再入眠しにくい。日中に長い居眠り状態が多い，もしくは面接中傾眠状態で強い刺激を与えないと完全覚醒しない。
- □ 3：重度　　適切な睡眠・覚醒状態からの重度の逸脱。夜間は眠らず，日中はほとんど眠って過ごす。もしくは面接中いかなる刺激を与えても完全覚醒しない。

オピオイド，インターフェロン，免疫抑制薬などの頻度が高く，その他抗生物質，抗ウイルス薬や，抗潰瘍薬の $H_2$ ブロッカーなどでもせん妄が生じることがあります。

また，常習大量飲酒家の患者が入院数日後にアルコール離脱症候群に陥り，激しいせん妄を呈することがあるため，入院時における飲酒歴の聴取は必須といえます。

### 2 誘発因子

一般に大手術の後ほど，また麻酔時間が長くなるほど，術後にせん妄を来しやすいことが知られています。入院という環境変化，ひいては個室隔離による感覚遮断からくる睡眠・覚醒リズムの障害，治療上の身体拘束や強制臥床なども，せん妄を誘発する可能性があります。

また，筆者らの経験では，家族のサポートが乏しいために心理的に不安定な患者では，せん妄がより起こりやすくなる印象があるので，これも要注意です。

### 3 準備因子

一般に高齢になるほど，また，脳血管障害の既往や認知症ないし認知機能低下があるほど，せん妄が生じやすく，多くは反復性の夜間せん妄のかたちをとります。

## せん妄への多面的なアプローチ

前述のせん妄の3大因子のうち，準備因子は改善できないので，可能な限り直接因子と誘発因子の改善を図ることが治療の第一歩になります。

### 1 原因薬剤への介入と全身管理

まずはやはり，せん妄の原因になっていると思われる薬剤の減量・変更などをできるだけ考慮すべきでしょう。ただし，オピオイドや抗がん剤が主因と推定される場合には，少量の減量を図るだけでも患者本人には少なからぬ心理的抵抗感が生じ，まして中止するとなると心理的苦悩をなおさら増してしまうことも多いため，きわめて慎重な対応が求められます。

発熱，脱水，低栄養，電解質不均衡，酸塩基不均衡によるせん妄も案外多いので，医療の基本に立ち戻り，全身管理に注力しなくてはなりません。終末期には全身状態の改善にもいきおい消極的になりやすいものですが，なるべくダメージの少ない保存的対応を心がけるべきでしょう。

### 2 看護ケアと家族の協力

もちろん，一定の効果が見込める看護ケアを忘れてはなりません。例えば，時計やカレンダーの設置といったベッドサイドの環境調整，日中の覚醒を図るためのリハビリテーションのほか，点滴ラインや導尿カテーテルによる違和感，疼痛・呼吸困難などの身体的ストレスを細かくチェックし，その改善を図りましょう。また依頼可能であれば，家族の面会回数を増やしたり，付き添い時間を長くしたりするなどの工夫でも一定の効果が期待できます。

### 3 照明の工夫

せん妄対策では，照明の工夫がよく話題に上ります。発症前にはもちろん夜間は暗くしますが，発症後は周囲を視認しやすくして混乱の悪化を防ぐうえでも，夜間でも照明を比較的明るくして，せん妄が消退傾向になれば再び暗くするというように，めりはりをつけるのがよいでしょう。

## 薬物療法の基本

せん妄に関しては，エビデンスに基づく薬物療法のガイドラインに未だ決定版はありません。今のところ，睡眠薬や鎮静作用のある抗うつ薬ないし抗精神病薬といった向精神薬によって，睡眠−覚醒リズムの回復を目指すことが薬物療法の基本です。

ちなみに，せん妄に対するこうした向精神薬の投与については，わが国ではチアプリド（グラマリール）以外，いずれも適応外使用であることを忘れてはなりません。ただ，万一，不測の事態から司法の場で治療の是非が検証されることになった場合には，適応外薬物を選択したことの是非よりもむしろ，投与量が適正であったか，投与後の観察が十分であったか，といった点が特に問われるので，常に注意を怠らないことが重要です。

## ■ 内服可能な場合の薬物療法（表1）

### 1 軽症

　抗うつ薬のミアンセリン（テトラミド）10〜20 mg あるいはトラゾドン（レスリン）25〜50 mg から，夕食後ないし就寝前に一括あるいは分割投与します。薬物代謝の遅延が予想される重症患者や高齢者に対しては，血中半減期の短いグラマリール 25〜75 mg も初期投与しやすいのですが，副作用としてパーキンソン症候群が現れることがあるので，注意が必要です。

### 2 中等症以上

#### ①新世代抗精神病薬の選択

　鎮静効果のより強い抗精神病薬を選択します。従来は，ハロペリドール（セレネース）0.75〜2 mg やクロルプロマジン（コントミン）12.5〜50 mg，レボメプロマジン（ヒルナミン）10〜50 mg から，夕食後ないし就寝前に一括あるいは分割投与し，次第に漸増する方法が一般的でした。

　しかし最近は，パーキンソン症候群の副作用がより少ない新世代抗精神病薬が頻用される傾向にあります。例えば，がん患者のせん妄治療に関する最近の総説[4]で挙げられているのは，セレネース，コントミンに

表1　せん妄の内服治療

| | 薬剤 | 用法・用量 |
|---|---|---|
| 軽症 | グラマリール | 25〜75mg/日（分2，夕食後・就寝前）から，150mg/日まで漸増 |
| | テトラミド | 10〜20mg/日（分1，就寝前）から，60mg/日まで漸増 |
| | レスリン | 25〜50mg/日（分2，夕食後・就寝前）から，150mg/日まで漸増 |
| 中等症以上 | セロクエル | 25〜50mg/日（分2，夕食後・就寝前）から，1〜2日おきに100mgずつ 600mg/日まで漸増<br>頓服として，1回 25〜50mg を 4 時間おきに追加 |
| | ジプレキサ | 2.5〜5mg/日（分1，就寝前）から，20mg/日まで漸増<br>頓服として追加も可能だが，高用量にしても効果は上がりにくい |
| | ルーラン | 4〜8mg/日（分2，夕食後・就寝前）から，24mg/日まで漸増<br>頓服として，1回 4〜8mg を 4 時間おきに追加 |
| | リスパダール | 0.5〜1mg/日（分2，夕食後・就寝前）から，4mg/日まで漸増<br>頓服として，1回 0.25〜0.5mg を 4 時間おきに追加 |
| | エビリファイ | 3mg/日（分1，夕食後）から，24mg/日まで漸増<br>頓服として，1回 3mg を 4 時間おきに追加 |

加えて，リスペリドン（リスパダール），オランザピン（ジプレキサ），クエチアピン（セロクエル），アリピプラゾール（エビリファイ）です。そのほか日本では，鎮静作用の穏やかなペロスピロン（ルーラン）も使用可能です。いずれも少量をまずは単剤で初期投与し，効果に応じて増減する方法が推奨されます。

## ②副作用・剤形による使い分け

抗精神病薬によるせん妄の改善効果はいずれもほぼ同等と考えられていますが，副作用プロフィールならびに剤形によって使い分けるのがよいでしょう。

### ・ジプレキサ

鎮静作用が比較的穏やかでパーキンソン症候群が最も出現しにくいため，超高齢者にも比較的安全に投与できますが，高脂血症や体重増加，さらには高血糖を生じやすく，糖尿病患者には投与禁忌です。

### ・セロクエル

25～600mg で用量の増減が可能であり，さまざまな重症度に対して投与できるほか，症状の動揺するせん妄にも柔軟に対応できることが最大のメリットです。パーキンソン症候群が出現することはまれですが，ジプレキサ同様，高脂血症や体重増加，高血糖を生じやすく，糖尿病患者には投与禁忌となっています。

### ・ルーラン，リスパダール

鎮静作用が比較的弱いため，日中のせん妄に対して投与しやすいという利点がありますが，高用量になると，いずれも（特にリスパダールで）パーキンソン症候群が出現しやすくなります。また，リスパダールは高プロラクチン血症を生じやすく，特に若年女性で無月経，乳汁分泌などを生じることがあります。

### ・エビリファイ

最も新しい部類の抗精神病薬であり，鎮静作用が最も穏やかなので，超高齢者や全身状態が悪化している患者のせん妄に第一選択薬として活用できます。投与量を3～24mgで比較的広く設定できるのもメリットです。ただし，重症せん妄に対する効果は期待できず，また，ジプレキサやセロクエルに比べてアカシジア（静座不能症）やパーキンソン症候群が出やすいため，怠りなく注意する必要があります。

・**特殊な剤形**

　ジプレキサ・ザイディス錠は口腔内で瞬時に溶解するため，嚥下障害のある患者にも投与しやすいという特徴があります。また，リスパダール内用液も，錠剤を好まない患者には受け入れられやすいはずです。

　以上のような新世代抗精神病薬も主作用と副作用のバランスを考慮すると，いずれもセレネースやコントミンなどに比して一長一短といわざるを得ません。

　また，前述したいずれの場合にも，ベンゾジアゼンピン（BZ）系睡眠薬を併用してかまいません。むしろ，せん妄の治療に BZ 系睡眠薬は不可欠といってよいでしょう。時として BZ 系睡眠薬がせん妄を助長したようにみえることがあるため，これをもって，せん妄に対する BZ 系睡眠薬の使用を頑なに忌避するという謬見をもつ精神科専門医が多数いますが，これは薬物耐性の高い患者に過少力価の BZ 系睡眠薬を過少投与した際に生じる，いわゆる奇異反応です。したがって，そのような場合には，より高力価の BZ 系睡眠薬を十分量投与するか，より鎮静作用の強い抗うつ薬ないし抗精神病薬に変更すれば，まず解決します。

　なお，不穏興奮が持続する重症せん妄の場合には，経口摂取可能であっても意思疎通が困難で内服拒否されることも多くみられます。その対応については以下に詳述します。

## ■ 内服困難な場合の薬物療法 （表2）

　経口摂取ができないような身体状態にある場合，軽症のせん妄であればヒドロキシジン（アタラックス P）やコントミンの筋肉内注射，あるいは，血圧は若干低下するものの呼吸抑制がほとんどないセレネースの緩徐点滴静注が最も安全です。セレネースは心拍呼吸モニタリング下であれば，重症度に応じて 1 日 4 アンプル（20mg）程度まで増量可能です。

　セレネース投与が 1 週間以上にわたる場合には，副作用としてのパーキンソン症候群による嚥下障害から誤嚥性肺炎や敗血症につながりやすいので，抗コリン薬のビペリデン（アキネトン）1〜2 アンプル（5〜10mg）を併用して，パーキンソン症状を予防するほうがよいでしょう。

　セレネースを増量しても入眠が得られない場合には，それに追加して

オピオイドの副作用・相互作用

**表2 せん妄の注射治療**

**軽症**

**抗ヒスタミン薬**
・アタラックスP（25mg）1〜2A，筋肉内注射

**抗精神病薬**
・コントミン（1A＝10mg/2mL）1〜2A，筋肉内注射
・セレネース（1A＝5mg/1mL）
　例）生理食塩水100mL＋セレネース1A，入眠したら中止

**静脈麻酔薬（輸液ポンプ or 輸液シリンジ使用が望ましい）**
・ロヒプノール（1A＝2mg/1mL）
　例）生理食塩水100mL＋ロヒプノール1A，10mL/hr×10時間
・ドルミカム（1A＝10mg/2mL）
　例）生理食塩水100mL＋ドルミカム1A，10mL/hr×10時間

**中等症以上**

**抗精神病薬＋静脈麻酔薬（輸液ポンプ or 輸液シリンジ使用が望ましい）**
［短期間（1週間程度）］
　例1）生理食塩水100mL＋セレネース1A＋ロヒプノール1A，10mL/hr×10時間
　例2）生理食塩水100mL＋セレネース1A＋ドルミカム1A，10mL/hr×10時間
　※不穏時には，100mL/hrにて入眠するまでフラッシュ，入眠後は元に戻す

［長期間（1週間以上）］
　例1）生理食塩水100mL＋セレネース1A＋アキネトン1A＋ロヒプノール1A，
　　　10mL/hr×10時間
　例2）生理食塩水100mL＋セレネース1A＋アキネトン1A＋ドルミカム1A，
　　　10mL/hr×10時間
　※不穏時には，100mL/hrにて入眠するまでフラッシュ，入眠後は元に戻す

ミダゾラム（ドルミカム）5〜10mgあるいはフルニトラゼパム（サイレース）1〜2mgを生理食塩水100 mLで希釈して，入眠が得られるまで緩徐に点滴静注します。ただし，これらの薬剤には呼吸抑制作用があるため，心拍呼吸モニタリング下での投与が推奨されます。

　ちなみに，4週間以上経過してもせん妄が改善せず，睡眠−覚醒リズムが回復しない場合には，認知機能が回復しきらず認知障害が残存することがままあるので，家族にはあらかじめその可能性を伝えておくほうがよいでしょう。

## 終末期のせん妄

　せん妄の発症頻度は，一般人口では1〜2％に過ぎませんが，入院時は14〜24％，総合病院入院中には56％にまで上昇し，高齢の術後患者では

15〜53％，集中治療中では 70〜87％，さらに終末期では実に 88％もの頻度でせん妄が発現するといわれています[5, 6]。

こうしたことから，「高齢者が終末期にせん妄を発症すると生命予後が悪い」といったことばかりが喧伝され，これを「亡くなる直前だからせん妄が発症しても仕方がない」などと拡大解釈して，せん妄に対する治療に消極的になる向きも決して少なくありません。

しかし，終末期のせん妄は家族の苦悩をさらに増大させることになり，また，せん妄の発症要因には比較的容易に是正できるものも多いため，可能な限り原因検索を行い，必要に応じて薬物による適切な鎮静を施すべきです。

また，特に終末期においては，せん妄によって患者の意思決定能力が損なわれる前に，最終手段としての薬物による鎮静（セデーション）の可否について患者本人や家族とよく話し合い，いわゆる advance directive（事前指示）を得ておくのが望ましい対応です[7]。

## 文献

1) 一瀬邦弘, 他：せん妄とは何か──臨床症状と発症の要因．臨床精神薬理, 1 (12)：1231-1242, 1998

2) Matsuoka Y, et al.: Clinical utility and validation of the Japanese version of Memorial Delirium Assessment Scale in a psychogeriatric inpatient setting. Gen Hosp Psychiatry, 23 (1)：36-40, 2001

3) Sands MB, et al.: Single Question in Delirium (SQiD): testing its efficacy against psychiatrist interview, the Confusion Assessment Method and the Memorial Delirium Assessment Scale. Palliat Med, 24 (6): 561-565, 2010

4) Edelstein A, Alici Y: Diagnosing and managing delirium in cancer patients. Oncology, 31 (9): 686-692, 2017

5) Schwartz TL, Masand PS：The role of atypical antipsychotics in the treatment of delirium. Psychosomatics, 43 (3)：171-174, 2002

6) Inouye SK：Delirium in older persons. N Engl J Med, 354 (11)：1157-1165, 2006

7) Breitbart W, Alici Y：Agitation and delirium at the end of life："We couldn't manage him". JAMA, 300 (24)：2898-2910, 2008

（佐伯 俊成）

# Q54 オピオイドで呼吸抑制が生じたら？

**A**
オピオイドによる呼吸抑制の治療には，麻薬の拮抗薬であるナロキソンの静注を行います。臨床的にオピオイドの作用は，鎮痛➡鎮静➡呼吸抑制の順に生じ，ナロキソンは，呼吸抑制➡鎮静➡鎮痛の順に拮抗すると考えられます。緊急治療の対象は高度の呼吸抑制のみであり，オピオイドによる傾眠に対し，ナロキソンによって"無理に覚醒させる"必要はありません。呼吸回数が回復し（10～16回/分程度），痛みが出現しない状態を維持することが治療の目標となります。

## オピオイド投与と呼吸抑制

　モルヒネは脳幹の呼吸中枢に作用し，二酸化炭素の蓄積に対する呼吸反応を抑制します。オピオイドにより呼吸回数が低下した患者では「苦しい」という自覚症状はなく，したがって呼吸困難を訴えることもありません。

　がん疼痛治療において，効果を確認しながらオピオイドを増量しているにもかかわらず重症の呼吸抑制が生じるという可能性は低いです。オピオイドが投与されている患者では，睡眠中の呼吸回数が低下すること（8～10回/分程度）がしばしばみられますが，治療が必要になる可能性は高くありません。

　オピオイドの大幅でない増量中や維持量の継続中に突然，呼吸抑制が生じた場合は，過量投与や誤薬，急激に生じた高度の肝障害や腎障害，心機能低下（心拍出量の低下に伴う肝血流の低下），高度の脱水（肝血流

の低下），オピオイドの代謝酵素阻害薬との相互作用（オキシコドン，フェンタニル，メサドン，トラマドールはCYP3A4で代謝される）などを疑います。また，オピオイドの過量投与は，投与開始直後や投与量あるいは投与経路の変更，注射剤では薬液濃度の変更などの際に起こりやすくなります。

## ナロキソン投与時の留意点と観察期間

### 1 留意点

オピオイドによる呼吸抑制の治療には，麻薬の拮抗薬であるナロキソンの静注を行います。しかし，オピオイドの長期投与を受けている患者では，ナロキソンによる拮抗で激痛や退薬現象（禁断症状）が生じる可能性が極めて高いため，オピオイドの作用全てを拮抗しないように投与します。

臨床的にオピオイドの作用は，鎮痛➡鎮静➡呼吸抑制の順に生じ，ナロキソンは逆に，呼吸抑制➡鎮静➡鎮痛の順にモルヒネの作用を拮抗すると考えられます（図）。緊急治療を要するのは高度の呼吸抑制のみです。オピオイドによる傾眠は，経時的に薬剤が代謝されるのを待てば一定時

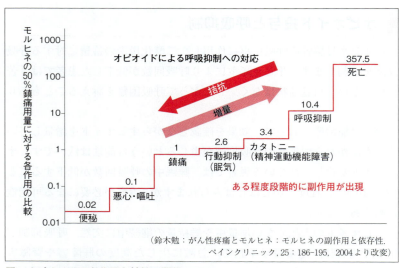

図　オピオイドの各作用と拮抗の関係

間で回復するため，ナロキソンで"無理に覚醒させる"必要はありません。

　呼吸回数が回復し（10 ～ 16 回/分程度），痛みが出現しない状態を維持することが治療の目標となります。ナロキソンの効果は，静注後 1 ～ 2 分で現れ，20 ～ 30 分持続します（半減期：約 20 分）。再抑制がなくなるまで繰り返し投与する必要があります。

## 2 観察期間

　オピオイドによる呼吸抑制は，どの製剤の過量投与によるものかで治療（観察期間）が異なります。静注では投与直後が最高血中濃度となり，過量投与の症状も投与直後がピークと考えてかまいません。ナロキソンの作用時間を過ぎても，呼吸数が安定していればほぼ安全と考えてよいのですが，数時間は十分な観察を行うようにします。

　モルヒネやオキシコドンの徐放性製剤やフェンタニルの貼付剤による場合は 12 ～ 24 時間以上の注意深い観察を要します。特にメサドンは半減期が長いため，2 ～ 3 日間の観察が必要となる可能性もあります。徐放性製剤や貼付剤の過量投与では，ナロキソンの投与によって見かけ上は呼吸抑制が回復しても，消化管や皮下からのオピオイドの吸収は続くことから，再度呼吸抑制が生じる可能性があるため，長時間の観察が必須です。

　オピオイドの投与再開は，十分な観察期間の後，患者に傾眠などがみられなくなった時点を指標とします。

### 文 献

1）　的場元弘：がん疼痛治療のレシピ 2007 年版，春秋社，2006

（的場 元弘）

## Q55 注意すべきオピオイドの薬物相互作用とは？

各オピオイド共通の薬物相互作用として，薬力学的相互作用である中枢神経抑制作用増強による呼吸抑制，抗コリン作用増強による麻痺性イレウスや尿閉などに注意が必要です。セロトニン再取り込み阻害作用を有するトラマドールでは，同じ作用をもつ薬物との併用によるセロトニン症候群に注意します。また，CYPで代謝されるオキシコドン，フェンタニル，メサドンなどは，CYPの阻害作用や誘導作用をもつ薬物との併用により血中濃度が変動する可能性があります。

## オピオイドの薬物相互作用の現状

　がん早期からの緩和ケアの導入に伴い，抗がん剤を含む幅広い薬剤とオピオイドを併用する機会は増えています。使用薬剤が多くなればなるほど，薬物相互作用は複雑になります。漫然とした投与を避け，必要な薬剤を慎重に選択したうえで，薬剤の開始や中止時には相互作用の可能性についても注意すべきです。

　本稿では，添付文書に示されている相互作用を主に示しますが，添付文書に記載はなくても併用に注意が必要な薬剤が存在する可能性もあります。オピオイドの作用や副作用，薬物動態をもとに相互作用の発生機序を理解し，注意すべき併用薬を使用している場合は薬効と副作用を継続的にモニタリングしながら対応すべきです。

オピオイドの副作用・相互作用　**V**

## 薬物相互作用の機序

　薬物相互作用の機序には，薬力学的相互作用と薬物動態学的相互作用があります。薬力学的相互作用は，オピオイド共通の薬物相互作用であることが多く，同一作用の薬剤を併用することで生じ，効果あるいは副作用が増強します。部分的作動薬や拮抗薬の併用では，効果が減弱することがあり，この場合は薬物血中濃度は変化しません。

　一方，薬物動態学的相互作用は，薬物の吸収，分布，代謝，排泄の過程で起こり，薬物血中濃度の変動により，効果や副作用が増強あるいは減弱します。オピオイドの代謝はCYPが主のものとグルクロン酸抱合が主のものに大別されます。グルクロン酸抱合に関連する相互作用は臨床上あまり問題となりませんが，CYPの阻害薬/誘導薬との相互作用は血中濃度の変動が大きいものもあるため特に注意が必要です。

## 薬力学的相互作用

### 1 呼吸抑制・眠気・せん妄などを増強させる薬剤

　オピオイドの中枢神経抑制作用による副作用として，呼吸抑制，眠気，せん妄などがあり，相加的に副作用を増強する恐れがあります[1]。可能であれば同時期に開始することを避け，特に呼吸抑制やせん妄が出現するリスクが高い患者の場合は，やや少なめの量で開始するなど慎重に投与を開始します。オピオイドと併用するケースが比較的多いと思われる中枢抑制作用をもつ薬剤を**表1**に示します。

### 2 消化管運動抑制作用，抗コリン作用を増強させる薬剤

　オピオイドは，消化管運動抑制や排尿抑制などの抗コリン作用をもちます。同様の作用をもつ薬剤と併用すると，相互に作用を増強し，その結果，麻痺性イレウスに至る重篤な便秘や尿閉が起こることがあるため注意が必要です。また，抗コリン作用による口渇は患者にとってつらい副作用であり，口腔状態の悪化を引き起こす因子となります。

　強い抗コリン作用をもつ薬剤を**表2**に示します。添付文書での記載はありませんが，化学療法時に制吐目的でよく使用される5-HT$_3$受容体拮

285

表1　オピオイドと併用するケースが比較的多いと思われる中枢抑制作用をもつ薬剤

| 薬効分類など | 成分名 |
| --- | --- |
| 抗精神病薬（非定型） | クエチアピン，オランザピン，リスペリドン |
| 抗精神病薬（定型） | プロクロルペラジン，クロルプロマジン，ハロペリドール　など |
| 抗うつ薬 | アミトリプチリン，イミプラミン　など |
| 抗不安薬 | エチゾラム，アルプラゾラム　など |
| 睡眠・鎮静薬 | ミタゾラム，フルニトラゼパム，ゾルピデム　など |
| 神経障害性疼痛治療薬 | プレガバリン　など |
| 抗てんかん薬 | フェノバルビタール，カルバマゼピン　など |
| 他のオピオイド | モルヒネ，フェンタニル，オキシコドン　など |
| 抗ヒスタミン薬 | ジフェンヒドラミン　など |
| 食品 | アルコール |

表2　強い抗コリン作用を有する薬剤

| 薬効分類など | 成分名 |
| --- | --- |
| 抗精神病薬（定型） | クロルプロマジン　など |
| 三環系抗うつ薬 | アミトリプチリン，イミプラミン　など |
| 抗ヒスタミン薬 | ジフェンヒドラミン，d-クロルフェニラミンマレイン酸　など |
| 鎮痙薬など | ブチルスコポラミン，スコポラミン，硫酸アトロピン，ロートエキス　など |
| 過活動膀胱治療薬 | オキシブチニン，プロピベリン，ソリフェナシン，トルテロジン，イミダフェナシン　など |
| 抗パーキンソン病薬 | トリヘキシフェニジル，ビペリデン　など |
| その他 | ヒドロキシジンパモ酸塩 |

抗薬は便秘の副作用を相加的に増強するため，使用時には注意を払い，必要ならば下剤の調整を行います。

## 3 相加的に嘔気を増強させる薬剤

　オピオイドの開始・増量時には悪心が出現しやすくなります。そのため，悪心の副作用がみられる薬剤と併用する場合は，その発現リスクが高まる可能性が考えられます。特に，化学療法による悪心の発現時期とオピオイドの開始時期が重なり重篤な悪心が起こると，オピオイドの継続が難しくなるため注意が必要です。

### 4 μオピオイド受容体の部分作動薬

　μオピオイド受容体に対して部分作動薬として作用するブプレノルフィンやペンタゾシンをオピオイドと併用すると，未結合のμオピオイド受容体が存在する場合は鎮痛効果が相加されます。しかし，ブプレノルフィンはμオピオイド受容体に対する親和性が強く，結合後も非常にゆっくりと解離するため，いったん受容体に結合すると他のオピオイドが容易に受容体に結合できなくなります。大量のオピオイドを使用している場合は，オピオイドの鎮痛効果を競合的に拮抗して鎮痛効果を減弱させたり，場合によっては退薬症候を誘発したりする可能性があります[2]。

### 5 その他の薬力学的相互作用

　オピオイド誘発性便秘治療薬のナルデメジンは，中枢に移行しにくく，末梢のオピオイド受容体は拮抗する一方，中枢ではその作用を拮抗しないため，オピオイドの鎮痛効果には影響を与えないといわれています。ただし，脳腫瘍（転移性を含む）などで血液脳関門が機能していない，あるいは機能不全が疑われる患者では，オピオイド離脱症候群またはオピオイドの鎮痛作用減弱を起こす可能性があるため注意します。

　オピオイド（オキシコドン）とプレガバリンとの併用で，相加的な作用による認知機能障害および粗大運動機能障害が報告されています[3]。また，オピオイドとフェノチアジン系抗精神病薬の併用で，低血圧の発生率が高まることがあります。

### 6 特定のオピオイドで注意すべき薬力学的相互作用

　トラマドールとタペンタドールは，μオピオイド受容体への作用に加えてノルアドレナリン再取り込み阻害作用とセロトニン再取り込み阻害作用（SNRI作用）をもちます。そのため，セロトニン再取り込み阻害作用をもつ薬剤との併用でセロトニン症候群（不安，焦燥，興奮，錯乱，発熱，発汗，頻脈，振戦，ミオクローヌスなど）のリスクを上昇させる可能性があります。両剤を比較すると，タペンタドールはトラマドールよりもセロトニン再取り込み阻害作用が弱いため，このリスクは低いと考えられています。また，フェンタニルとメサドンでもセロトニン症候

群が報告されています。

メサドンは副作用として QT 延長があり，特に投与量が多くなると（120mg/日以上），そのリスクが上昇します。催不整脈作用を有する薬剤や低カリウム血症を起こす薬剤との併用による QT 延長，torsades de pointes の発現には注意が必要です。

## 薬物動態学的相互作用（オピオイドの血中濃度に影響する作用）

### 1 代謝に起因する CYP を介した薬物相互作用

薬物動態学的相互作用は各オピオイドの代謝経路により異なります。各オピオイドの主な代謝酵素は「Q19．オピオイド製剤の種類と特徴は？」の表3を参照してください。

CYP2D6 により活性代謝物が産生されるコデインとトラマドールに関しては，CYP2D6 阻害薬との併用で活性代謝物の血中濃度が低下し，オピオイド作用は減弱すると考えられます。オキシコドンも一部 CYP2D6 によって活性代謝物が産生されますが，生成量が微量なため臨床的には影響を与えないと報告されています[4]。

CYP3A4 で代謝されるオキシコドン，フェンタニル，メサドンは，CYP3A4 阻害薬を併用するとオピオイドの血中濃度が上昇し，効果や副作用が強まる可能性が考えられます。また，CYP3A4 誘導薬を併用した場合は代謝が促進され，オピオイドの血中濃度が低下し，効果が弱まる可能性が考えられます。

オピオイドとの併用頻度が高い CYP 阻害・誘導作用を有する薬物（食品）と阻害強度を表3 に示します。一般に，CYP の阻害効果に比べ誘導効果は発現までに数日～数週間と時間がかかり，投与中止後も誘導効果はしばらく持続すると報告されています。そのため，薬物相互作用を考慮して効果や副作用をモニタリングする際には，時間的な推移にも注意を払う必要があります。

オキシコドン・フェンタニルの CYP3A4 阻害薬・誘導薬との併用が体内動態に与える影響について報告されたデータ[5-10] を表4 に示します。一般に，グレープフルーツジュースは腸内の CYP3A4 や薬剤トランスポーターを阻害する一方，肝臓の CYP3A4 にはわずかな影響しか及ぼさ

オピオイドの副作用・相互作用

**表3 オピオイドとの併用頻度が高いCYP阻害・誘導作用を有する薬物（食品）と阻害強度・誘導強度**

| | 強 | 中 |
|---|---|---|
| CYP2D6 阻害作用 | キニジン<br>パロキセチン<br>シナカルセト<br>テルビナフィン | セレコキシブ，デュロキセチン，エスシタロプラム，ミラベグロン |
| CYP3A 阻害作用 | イトラコナゾール<br>ボリコナゾール<br><br>クラリスロマイシン | フルコナゾール，ミコナゾール，エリスロマイシン，シプロフロキサシン，アプレピタント，イマチニブ，クリゾチニブ，ジルチアゼム，ベラパミル，トフィソパム，グレープフルーツジュース |
| CYP3A 誘導作用 | カルバマゼピン<br>フェニトイン<br>フェノバルビタール<br>リファンピシン<br>リファブチン<br>セント・ジョーンズ・ワート | モダフィニル，ボセンタン |

抗HIV薬は記載していない。該当薬は他にもあるので注意

〔Drug Interaction Database（http://www.druginteractioninfo.org/）を参考に作成〕

**表4 CYP3A4 阻害薬・誘導薬とオピオイドの併用による影響**

| 併用薬（投与方法） | オキシコドンの薬物動態 | | | | |
|---|---|---|---|---|---|
| | 投与経路 | AUC | $C_{max}$ | $T_{1/2}$ | 薬理作用 |
| ボリコナゾール（200mg×2 経口）<br>　阻害強度：強 | 経口 | 3.6倍 | 1.7倍 | 2倍 | ↑ |
| イトラコナゾール（200mg×1 経口）<br>　阻害強度：強 | 経口 | 2.4倍 | 1.4倍 | 1.4倍 | ↑ |
| | 静注 | 1.5倍 | | 1.4倍 | |
| クラリスロマイシン（経口）<br>　阻害強度：強 | 経口 | 2.0倍 | 1.5倍 | 1.3倍 | ↑ |
| ミコナゾール（ゲル85mg×3 経口）<br>　阻害強度：中 | 経口 | 1.6倍 | 1.3倍 | 1.1倍 | |
| グレープフルーツジュース（200mL×3）<br>　阻害強度：中 | 経口 | 1.7倍 | 1.5倍 | 1.2倍 | |
| リファンピシン（600mg×1 経口）<br>　誘導強度：強 | 経口 | 0.14倍 | 0.32倍 | 0.61倍 | ↓ |
| | 静注 | 0.45倍 | | 0.65倍 | ↓ |

| 併用薬 | フェンタニルの薬物動態 | | | | |
|---|---|---|---|---|---|
| ボリコナゾール<br>　阻害強度：強 | 静注 | 1.4倍 | | 1.1倍 | → |

ないため，静注製剤はグレープフルーツジュースの影響をあまり受けませんが，経口製剤では血中濃度が上昇するとされています。

## 2 代謝に起因するグルクロン酸抱合を介した薬物相互作用

モルヒネ，ヒドロモルフォン，タペンタドールは，グルクロン酸抱合を受けて代謝されます。報告は少ないものの，この代謝経路を介した相互作用の可能性は否定できません。例えば，プロベネシドはグルクロン酸抱合を抑制することが知られており，これらの薬剤の作用を増強する可能性があります。一方で，グルクロン酸抱合を亢進させるリファンピシンはこれらの薬剤の作用を減弱させる可能性があります。

## 3 排泄に起因する薬物相互作用

メサドンはアルカリ尿では腎尿細管再吸収による尿中排泄率が低下し，血中濃度が上昇したとの報告があります。

# その他の薬物相互作用

モルヒネ，オキシコドン，トラマドールの添付文書には，ワルファリンカリウムとの併用で同剤の作用が増強されることがあるとの記載があります。この記載はモルヒネに基づくもの[11]で機序は不明とされていますが，INR をモニターしながら必要に応じてワルファリンカリウムの投与量を調整しなくてはなりません。

## 文 献

1) Olsen H：Mayler's Side Effects of Drugs 14th ed（MNG dukes, JK aronson ed），Elsevier, pp198-230, 2000
2) 国立がんセンター中央病院薬剤部 編：オピオイドによるがん疼痛緩和，エルゼビア・ジャパン，pp105-107, 2006
3) リリカ OD 錠 インタビューフォーム
4) Heiskanen T, et al.: Effects of blocking CYP2D6 on the pharmacokinetics and pharmacodynamics of oxycodone. Clinical Pharmacology & Therapeutics, 64 (6): 603-611, 1998

5) Hagelberg NM, et al.: Voriconazole drastically increases exposure to oral oxycodone. Eur J Clin Pharmacol, 65 （3）: 263-271, 2009

6) Saari TI, et al.: Effects of itraconazole on the pharmacokinetics and pharmacodynamics of intravenously and orally administered oxycodone. Eur J Clin Pharmacol, 66 （4）: 387-397, 2010

7) Grönlund J, et al.: Miconazole oral gel increases exposure to oral oxycodone by inhibition of CYP2D6 and CYP3A4. Antimicrob Agents Chemother, 55 （3）: 1063-1067, 2011

8) Nieminen TH, et al.: Grapefruit juice enhances the exposure to oral oxycodone. Basic Clin Pharmacol Toxicol, 107 （4）: 782-788, 2010

9) Nieminen TH, et al.: Rifampin greatly reduces the plasma concentrations of intravenous and oral oxycodone. Anesthesiology, 110 （6）: 1371-1378, 2009

10) Saari TI, et al.: Effect of voriconazole and fluconazole on the pharmacokinetics of intravenous fentanyl. Eur J Clin Pharmacol, 64 （1）: 25-30, 2008

11) Martin EW, et al.: 薬の副作用と臨床 別冊 繁用医薬品の相互作用一覧表 第2版（吉利和, 他 監訳）, 廣川書店, pp312-313, 1984

**（龍 恵美）**

## Q56
## 薬物相互作用に関する情報を わかりやすく医師に伝えるには？

①薬物相互作用に関する正確かつ的確な情報収集を行い，②ソース（情報源）と結論を医師へシンプルに伝える，という2ステップが必要となります。薬物相互作用に関する情報をわかりやすく医師に伝えるには，薬学的知識とコミュニケーション能力が求められます。

### がん疼痛領域における薬物相互作用の伝え方

　がん疼痛領域の実臨床では，薬物相互作用が起こる可能性があることはわかっていながらも，一方を休薬/中止することはできず，やむを得ず患者さんをモニタリングしながら治療を進めていくことがしばしばあります。

　薬物相互作用を判断する基本は添付文書です。しかし，添付文書のなかでも特に「併用注意」の記載に関する伝え方は，個々の裁量に任せられているのが実情です。伝え方によっては，医師の治療方針を混乱させてしまう可能性も考えられます。がん疼痛領域に携わる薬剤師は，正確かつ的確な情報をベースに，患者さんのリスクとベネフィットを考慮した情報を，わかりやすく医師に伝えることが求められます。

### まずは，正確かつ的確な情報収集を

　薬物相互作用に関する情報を，自信をもって，わかりやすく医師に伝えるためには，まずは自分自身が正確かつ的確な情報を得ていることが重要です。

　主な情報源を表に示します[1]。このほかには，米国の処方薬について

オピオイドの副作用・相互作用 **V**

表　医薬品関連の主な情報源

| 情報源<br>［提供元］ | 特　徴 | 入手できる<br>ホームページ<br>（HP） |
|---|---|---|
| 医療用医薬品添付文書<br>［各製薬企業］ | 薬機法第52条で規定された公的文書。すべての医薬品情報の基本ともいえる | PMDA HP<br>各製薬企業 HP |
| 医薬品インタビューフォーム<br>［各製薬企業］ | 添付文書などの情報を補完する情報源。日本病院薬剤師会が作った記載要領をもとに，各製薬企業が作成・提供 | PMDA HP<br>各製薬企業 HP |
| 審査報告書<br>［PMDA］ | 医薬品承認までに行われた審査内容。製薬企業の判断により，内容の一部がマスキングされている | PMDA HP |
| 申請資料概要<br>［PMDA］ | 厚生労働省への医薬品申請時の資料。数百ページにわたるものが多い。製薬企業の判断により，内容の一部がマスキングされている | PMDA HP |
| 緊急安全性情報（イエローレター）<br>［各製薬企業］ | 緊急に安全対策上の措置をとる必要がある場合に発出。赤枠を付した黄色い紙に「緊急安全性情報」の文字が赤枠・黒字で記載 | PMDA HP<br>各製薬企業 HP |
| 安全性速報（ブルーレター）<br>［各製薬企業］ | 緊急安全性情報に準じ，一般的な「使用上の注意」改訂情報よりも迅速な安全対策措置を取る場合に発出。青い紙に「安全性速報」の文字が黒枠・黒字で記載 | PMDA HP<br>各製薬企業 HP |
| 医薬品医療機器等安全性情報<br>［厚生労働省］ | 厚生労働省で収集された副作用情報をもとに医療関係者に対して提供される。概ね1カ月ごとに発行 | PMDA HP |
| 医薬品安全対策情報<br>（DSU；Drug Safety Update）<br>［日本製薬団体連合会］ | 「使用上の注意」改訂に関する情報 | PMDA HP |
| 重篤副作用疾患別対応マニュアル<br>［厚生労働省］ | 重篤な副作用の判別法や治療法などを解説。前半が患者向け，後半が医療従事者向け | PMDA HP |
| 医薬品リスク管理計画<br>（RMP：Risk Management Plan）<br>［各製薬企業］ | 各医薬品の①安全性検討事項（重要な特定されたリスク，潜在的なリスク，不足情報），②医薬品安全監視活動（市販後の情報収集），③リスク最小化活動（情報提供や使用条件など）がまとめられている。2013年より制度実施 | PMDA HP |

PMDA：医薬品医療機器総合機構
　（上村直樹，平井みどり 監：薬剤師業務の基本 上［知識・態度］，羊土社，p136，2015を参考に作成）

Q56 薬物相互作用に関する情報をわかりやすく医師に伝えるには？

293

検索できる RxLIST（https://www.rxlist.com/script/main/hp.asp）も役立ちます。医薬品名をクリックすると医療関係者向け情報と患者向け情報を参照することができるほか，性別，高齢者，小児などに対する注意事項や，同種同効薬の比較データも参照できます。

## 1 添付文書

添付文書は，薬物相互作用に関する情報収集において基本的な情報源となります。2019 年 4 月 1 日に様式が約 20 年ぶりに改正されました（経過措置は 5 年間）[2]。「原則禁忌」と「慎重投与」が廃止された代わりに，新たに設けられたのが「特定の背景を有する患者に関する注意」の項目です。この項目には，従来の「高齢者への投与」，「妊婦・産婦・授乳婦等への投与」，「小児等への投与」が集約されたほか，「合併症や既往歴等のある患者」，「腎機能障害患者」，「肝機能障害患者」といった項目も新設されました。旧様式では「原則禁忌」や「慎重投与」に書かれている内容もここに移され，注意すべき患者集団として整理して示されています。

「相互作用」の項目には，注意喚起のある薬物相互作用について，臨床薬物相互作用の試験結果が記載されます。加えて「その他」の項目には，「血中濃度」から「薬物相互作用」までの項目に該当しないものの，TDM（therapeutic drug monitoring）が必要とされる医薬品の有効血中濃度および中毒濃度域，薬物動態（PK）と薬力学（PD）の関係などの薬物動態に関連する情報が記載されるようになりました。

## 2 原著論文

がん疼痛領域では，添付文書やインタビューフォーム（IF）だけでは解決しない薬物相互作用の問題にしばしば遭遇します。その際は，PubMed（https://www.ncbi.nlm.nih.gov/pubmed/）などを用いて原著論文を調べます。基本的には臨床研究の結果が望ましいのですが，報告が少ない場合は，基礎研究の結果も情報源となります。

ただし，原著論文であっても，特に 1 例報告の場合は個人差，重症度，性差，人種差などの患者背景を加味することが重要です。情報を薬学的に評価したうえで，実臨床に応用することが求められます。

オピオイドの副作用・相互作用 **V**

**Q56** 薬物相互作用に関する情報をわかりやすく医師に伝えるには？

## わかりやすく医師に伝えるポイント

　日ごろのコミュニケーションを通じて良好な関係を築いておくことが，医師に話しかけやすくなる最も重要なポイントです。しかし，業務内容によっては，そのような関係を構築できていない医師に伝えなければならない場面もあると思います。以下のポイントを踏まえて，薬物相互作用に関する情報を伝えてみてはいかがでしょうか。

①まずは，自分が収集した正確かつ的確な情報を整理し，伝えたい内容をまとめる。

　➡人に物事を伝える基本事項です。

②「〇〇さんに処方された△△錠に関して，切り替えは不要と思われますが，既往歴から肝障害が悪化する可能性があるので，詳細をお伝えしてもよいですか」と話しかける。

　➡患者名，薬剤名，経緯と結論を，なるべく簡潔に伝えます。特に，結論まで伝えることが，忙しい医師にとっては大切です。

③詳細の説明では，「添付文書上は×××です。ただし，論文では△△△といった報告もあります。これらを踏まえると，私は〇〇〇とするのがよいと考えます」と，ソース（情報源）を示し，それによって得られた結論を伝える。

　➡情報収集した結果をただ伝達するのではなく，薬剤師の視点で考察して結論を導き，その結論を伝えます。医師との信頼関係を構築するポイントの一つとなります。

④薬物相互作用に関する情報を医師に伝えた後に，どのような結果になったのかフィードバックを受ける。

　➡提供した情報がどのように活用されたのかを確認します。

⑤患者さんの経過をフォローする。

　➡提案内容が反映されても，反映されなかったとしても，患者さんの経過をフォローすることが重要です。患者さんの安全性の問題だけではなく，自身のエビデンスの蓄積にもつながります。

295

## おわりに

　薬物相互作用に関する情報をわかりやすく医師に伝えるには，①薬物相互作用に関する正確かつ的確な情報収集を行い，②ソースと結論を医師へシンプルに伝える，といった2ステップが必要であり，そのための薬学的知識とコミュニケーション能力が求められます。

　薬物相互作用に関する処方提案は，患者さんが副作用リスクを回避するための重要な業務の一つです。情報が限られたがん疼痛領域における薬物相互作用の情報提供では，エビデンスや患者背景などを薬剤師の視点で加味した包括的なアセスメントが求められます。

### 文献

1) 上村直樹，平井みどり 監：薬剤師業務の基本 上［知識・態度］，羊土社，p136，2015
2) 厚生労働省：医療用医薬品の添付文書記載要領の改定について．医薬品・医療機器等安全性情報 No.344，2017年6月

（遠藤 理香）

# Q57
## 腎障害時のオピオイドの使い方は？

腎障害時のオピオイド投与では，糸球体濾過速度（GFR）が低下しているため半減期の延長がみられます。また，腎障害による活性代謝物や未変化体の蓄積は，オピオイドによる有害作用の危険性を高めます。特にモルヒネは，活性代謝物の多くが腎より排泄されるため，使用には十分な患者の観察が必要となります。

## はじめに

　モルヒネ，オキシコドン，フェンタニルおよびメサドンなどのオピオイドは主に肝臓で代謝されるため，腎機能障害時においても未変化体（親薬物）の薬物濃度の上昇は大きくありません。

　しかしモルヒネなどは，活性代謝物モルヒネ-6-グルクロニド（M-6-G）がほとんど腎臓で排泄されるため，腎機能障害患者への投与ではM-6-Gが蓄積し，毒性が発現すると考えられます。その機序としては，M-6-Gがモルヒネよりも排泄が遅いことから，平均ピーク血中濃度やAUCの上昇がみられ，排泄遅延や蓄積が起こると考えられています[1]。

## 腎障害時のオピオイドの使い方

　欧州緩和ケア学会のガイドラインでは，GFR30〜89mL/分の患者においては，全てのオピオイドについて減量して使用することが推奨されています[2]。ところが，現在のガイドラインや文献などでは，腎機能障害

時におけるオピオイドの初回投与量は定められていません[3]。

　そのため臨床現場においては，各オピオイドの特性（投与量，投与間隔，半減期，活性代謝物の有無など）を考慮し，患者の状態を注意深く観察する必要があります（463頁，「付録3．各オピオイドの薬物動態パラメータ」を参照）。

　また，オピオイドの反応は個体間のばらつきが非常に大きいため，腎機能が低下している場合は，患者の状態を注意深く観察しながら，投与法を調節することが具体的な対応方法だと考えられます。

## 透析患者に対するオピオイドの使い方

　血液透析の薬剤除去能に影響を与える薬剤の因子として，蛋白結合率，分布容積，分配係数（脂溶性・水溶性を表すパラメータ）などが挙げられます（表）。

　そのなかでも，①蛋白結合率が90％以上の薬物，②分布容積が2 L/kg以上の薬物，③蛋白結合率が80〜90％かつ分布容積が1〜2 L/kgの薬物は，血液透析で除去されにくいことが判明しています[4]。

　一般的にオピオイドは，脂溶性や分布容積が大きいため，透析では除去されにくいと考えられています。モルヒネにおいては分布容積が約200Lと大きく，蛋白結合率が20〜36％と低いため，血液透析によりダイアライザー前後では除去されるのですが，透析終了後にモルヒネが組織から血中に戻るため（リバウンド），透析前後では体全体からのモルヒネの除去は少ないと考えられています[5]。また，モルヒネの代謝物であるM-6-Gは血液透析によって十分に除去されません[1]。このことから，欧州緩和ケア学会のガイドラインにおいて，血液透析時のモルヒネの使用は推奨されていません。

表　各パラメータが透析時の薬物除去に与える影響

| 蛋白結合率 | 高いほど除去率は低下する |
|---|---|
| 分布容積 | 1 L/kg程度では長時間透析によって除去される可能性あり<br>2 L/kg以上の薬物は除去されにくい |
| 分配係数 | 大きい（脂溶性の高い）ものほど除去率は低い |

## おわりに

腎機能障害時のオピオイド使用を検討する際は，エビデンスが限られるなかで投与設計を行う必要があります。そのため，半減期，活性代謝物の有無，分布容積，蛋白結合率，分配係数など，各オピオイドの特性を十分に理解することが重要です。

### 文 献

1) 国立がん研究センター中央病院薬剤部 編著：オピオイドによるがん疼痛緩和 改訂版，エルゼビア・ジャパン，2012
2) King S, et al.: A systematic review of the use of opioid medication for those with moderate to severe cancer pain and renal impairment：a European Palliative Care Research Collaborative opioid guidelines project. Pallitive Medicine, 25 (5)：525-552, 2011
3) Sande TA, et al.: The use of opioids in cancer patients with renal impairment-a systematic review. Support Care Cancer, 25 (2)：661-675, 2017
4) 平田純生，古久保拓 編著：透析患者への投薬ガイドブック 慢性腎臓病 (CKD) の薬物療法 改訂版3版，じほう，2017
5) 国分秀也，厚田幸一郎：肝・腎機能障害を合併した患者への投与設計．薬局，66 (6)：1960-1966, 2015

（阿部 健太郎）

## Q58 肝障害時のオピオイドの使い方は？

**A** オピオイドは，主に肝臓で代謝され，体外へ排泄されます。したがって，その体内動態は肝臓の状態により大きく変動するため，投与量を設定する際には少なめから開始するなどの注意が求められます。

### 肝血流量の変化によるオピオイドの血中濃度変動

モルヒネ，オキシコドン，フェンタニル，ヒドロモルフォンおよびタペンタドールの血中濃度変動は，注射剤では肝血流量の変化による影響が大きいと考えられ，肝血流量が低下した場合は血中濃度が上昇します。また内服剤では，肝代謝酵素活性が低下するとバイオアベイラビリティが上昇し，肝血流量が低下すると消失遅延が起こります（図1，95頁の

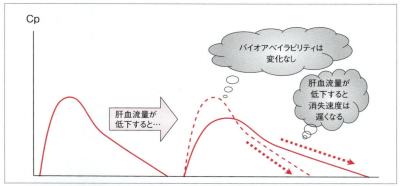

図1　肝障害（肝血流量低下）におけるモルヒネ経口投与時の血中濃度推移の変化

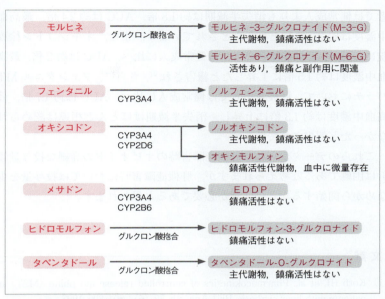

**図2 各オピオイドの代謝経路**

図参照)。一方，メサドンは他のオピオイドと異なり，そのクリアランスは肝血流量の変化には影響されず，代謝酵素活性の変動によりメサドンのクリアランスは変動すると考えられます。

モルヒネには活性代謝物（M-6-G）が存在し，これが鎮痛効果に影響すると考えられます。モルヒネのバイオアベイラビリティが上昇するとM-6-Gが低下しますので，肝代謝酵素活性の変化によりモルヒネのバイオアベイラビリティが変化したとしても，鎮痛効果がどれくらい変化するかを予測することは困難であると思われます。また，オキシコドンにも活性代謝物（オキシモルフォン）が存在しますが，生成量が極微量であるためオキシコドンの鎮痛効果には影響を及ぼさないと考えられています（図2）。

## 臨床試験でのパラメータの変化

HIM Kotb ら[1]の報告によると，モルヒネ徐放錠において，肝硬変患

者では健常成人よりも消失半減期は約1.8倍，AUCは約2.4倍，最高血中濃度は約2.7倍に上昇したとされています。また，オキシコドン徐放錠において，肝機能障害患者では健常成人に比べ，AUCは約2倍，最高血中濃度は約1.5倍に上昇したと報告され[2]，さらに，フェンタニルMTパッチにおいて，肝硬変患者では健常成人に比べ，AUCは約1.7倍，最高血中濃度は約1.3倍に上昇し，消失半減期はほとんど相違は認められなかったと報告されています[3]。

　これらのデータからは，肝機能障害時のオピオイドの詳細な投与量設計は困難であると考えられますが，肝機能障害時においては投与量を少なめから開始するなどの注意が必要であると思われます。

## 文 献

1) Kotb HI, et al.: Pharmacokinetics of controlled release morphine（MST）in patients with liver cirrhosis. Br J Anaesth, 79（6）：804-806, 1997
2) オキシコンチン錠 医薬品インタビューフォーム
3) デュロテップパッチ 医薬品インタビューフォーム

（国分 秀也）

# Q59 心不全時のオピオイドの使い方は？

一般に，心臓が1回の拍動で送り出す血液量は約60〜80mLで，1分間に約5Lの血液が心臓を流れていますが，心不全状態では心拍出量は2〜3L/min/m$^2$以下に低下し，それに伴い肝血流量も低下すると考えられています。肝血流量が低下すると，モルヒネなどのオピオイドのクリアランスは低下し，投与量の減量が必要になる場合があります。

## 心不全時の肝血流量低下がクリアランスに影響

　主に肝臓で代謝・排泄される薬物は，肝臓の状態により排泄能力が変わります。そういった肝血流量低下により排泄能力が変化する薬物の特徴として，ほとんどが肝臓で排泄され肝抽出率（薬物が肝臓を通過する間に除去される割合）が高いということが挙げられます。これに該当するのがオピオイドで，特にモルヒネは肝抽出率が非常に高く，その全身クリアランスは肝血流量の変化に依存すると考えられています。したがって，心不全患者に対してモルヒネなどのオピオイドを使用した場合は，肝血流量が低下しているため，薬物クリアランスは低下し，血中濃度は心機能正常患者よりも高くなることが予想できます（図）。

## 心不全患者における鎮痛効果

　Leithe MEら[1]によると平均の肝血流量は，心機能が正常な場合は595±116 mL/min/m$^2$で，心不全状態では340±153 mL/min/m$^2$に低下

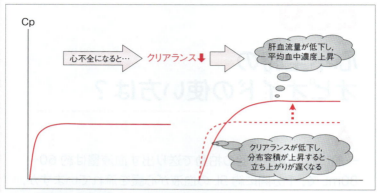

図　心不全時におけるモルヒネ持続静注の血中濃度変化

すると報告されています。この報告から心不全患者のモルヒネ血中濃度を予想すると，心不全患者の肝血流量は心機能正常患者の3/5程度であるため，モルヒネのクリアランスも3/5程度となり，モルヒネの平均血中濃度は1.6倍程度になることが予想されます。しかしながらモルヒネの鎮痛効果は，モルヒネのみが発揮しているのではなく，代謝物であるM-6-Gも関与していることから，心不全患者の鎮痛効果がどのように変化するかを予想するのは困難であると思われます。

以上のことから，心不全患者にオピオイドを使用する際は，投与量をどれくらいに設定するべきかを決めることは困難ですが，血中薬物濃度の上昇が予想されることから，投与量は少なめに設定し，患者の状態を十分に観察しながら鎮痛コントロールを行う必要があると考えられます。なお，低血圧においても心不全同様のことが考えられ，雑種成犬において低血圧麻酔下の肝血流量を確認した研究では，低血圧操作開始5分後に肝血流量は約52.2%に減少しています[2]。

### 文献

1) Leithe ME, et al.：Relationship between central hemodynamics and regional blood flow in normal subjects and in patients with congestive heart failure. Circulation, 69：57-64, 1984
2) 後藤敏子：低血圧麻酔の肝循環，肝代謝に及ぼす影響について．麻酔, 35（3）：411-421, 1986

（国分　秀也）

# Q60
## 胸水・腹水貯留時のオピオイドの考え方は？

通常，胸腔には約 20mL の胸水が，腹腔には約 20〜50mL の腹水が貯留していますが，炎症などの要因で浸透圧のバランスが崩れると血漿成分が多量に胸腔内や腹腔内に流れ出て，数リットル単位で胸水や腹水が貯留することとなります。胸水・腹水が多量貯留すると脱水状態となり，肝血流が低下するため，モルヒネなどのオピオイドのクリアランスは低下すると考えられます。

## 胸水・腹水へのオピオイドの移行

　薬物の胸水や腹水への移行性は一般に，「脂溶性が高い」，「分子量が小さい」，「蛋白結合率が低い」ほど良好となります。フェンタニルとメサドンは脂溶性が高く分子量が小さい，また，モルヒネとオキシコドンは分子量が小さく蛋白結合率が低いといえます。

　各オピオイドがどれくらい胸水・腹水に移行するかを予測することは困難ですが，谷口ら[1]によるとモルヒネは胸水・腹水中に高濃度で移行し，また，筆者ら[2]は胸水中のフェンタニル濃度は血液中の約64％と報告しています。ただし，谷口らは胸水や腹水のドレナージ前後で血漿中モルヒネ濃度の変動は少なく，ドレナージを理由に投与量を変更する必要はないとしています。一方，平賀ら[3]は，急激な浮腫，腹水や胸水の発症は血漿中モルヒネ濃度を相対的に低下させ，痛みを発現させるとしています。

## 肝血流速度の影響

モルヒネ，オキシコドン，フェンタニルおよびヒドロモルフォンの薬物動態パラメータ（463頁，「付録3. 各オピオイドの薬物動態パラメータ」参照）から考えると，オピオイドのクリアランスには肝血流速度の変化が大きく影響すると考えられます。肝血流速度が遅くなるとクリアランスが低下し血中薬物濃度が上昇し，また，肝血流速度が速くなるとクリアランスは上昇し，血中薬物濃度が低下することになります。

このことから，胸水・腹水が多量に貯留した場合は脱水となり，肝血流速度が低下し血中薬物濃度が上昇する可能性が考えられます（図）。事実，筆者らは，フェンタニルMTパッチを使用した患者において，胸水貯留が少ない時期は一般的な血中濃度推移であったが，胸水が多量に貯留した際には血中濃度が高濃度を示した症例を経験しています。

また，分布容積の概念から考えても，オピオイドの分布容積は非常に大きいため，胸水や腹水が数リットル貯留し，オピオイドがそこに移行したとしても，血中濃度を大きく変化させるほどの影響力はないと考えられます。それよりも，胸水や腹水の貯留により肝血流速度が低下し，クリアランスが低下するほうが血中濃度の変動因子として影響力が大きいと考えられます。

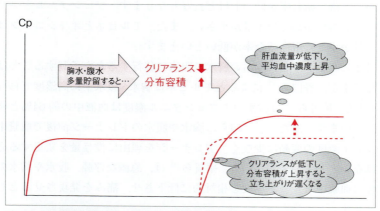

図　胸水・腹水多量貯留時におけるモルヒネ持続静注の血中濃度変化

## 文 献

1) 谷口知郷：癌患者における腹水・胸水排液前後のモルヒネの体内動態．日本薬学会年会講演要旨集，122：70，2002
2) 国分秀也：癌性疼痛患者におけるフェンタニルの胸水移行．日本緩和医療学会，6：199，2001
3) 平賀陽一：癌性疼痛に対するモルヒネ持続点滴投与時のモルヒネ濃度と除痛効果．医療，44（12）：1265-1272，1990

（国分 秀也）

## Q61 大量のオピオイドからのオピオイドスイッチングの方法は？

総投与量の 20〜30％ずつ変更を進め，変更後の痛みと副作用を観察しながら投与量の微調整を行います。大量のオピオイドを早急に変更する必要のある場合には，全身状態（代謝障害，消化管の吸収障害）にも留意し，投与量を少なめに換算して変更します。痛みの増強に備え，十分なレスキュー投与ができる体制をとります。

## 少しずつ変更する方法

### 1 少しずつ変更する理由

あるオピオイドと他の種類のオピオイドとの間では，交叉耐性が不完全であるため，換算比通りに等鎮痛力価で変更しても痛みや副作用が増強するなど，予想通りの結果が得られないことがあります。変更するオピオイド量が多くなるほど，その可能性が高くなることから，大量のオピオイドを変更する場合には，総投与量の 20〜30％を目安に少しずつ変更します。

さらに，全身状態が悪化している場合は，そのように少しずつ変更する必要性が高くなります。経口オピオイドの吸収は十二指腸で行われるため，それより上部の通過障害または嘔吐がある場合は，内服したオピオイドが十分吸収されていない可能性があります。このような状況下で大量の経口剤から注射剤や貼付剤へ一度に変更すると，過量投与になる

疼痛治療の応用 **VI**

●腎機能障害がある場合

【例1】

フェンタニル → ヒドロモルフォン → モルヒネ … 過量投与にならないように注意

【例2】

モルヒネ → ヒドロモルフォン → フェンタニル … 過少投与にならないように注意

●経口剤の消化管での吸収障害がある場合

【例1】

経口剤 → 非経口剤 … 過量投与にならないように注意

【例2】

非経口剤 → 経口剤 … 過少投与にならないように注意

**各病態下で起こり得ることを勘案し，投与量を検討する**

図　病態下におけるオピオイドスイッチングの影響

危険性があり，加えて腎機能障害があれば，その影響を最小限にするために，さらに少しずつ変更する必要性が高くなります（図）。

## 2 変更の進め方

オピオイド総量の20〜30％を，患者の状態により等鎮痛力価の20〜50％程度減量し他のオピオイドに変更します。その後，痛みが増せば増量し，副作用が出れば減量するなど，微調整を行います。その後，さらに続けて投与量の20〜30％ずつ段階的に変更していきます。「痛みが緩和され，副作用がない」状態であれば，全量を変更せずに2種類のオピオイドを併用しても構いません。

また，原則的には等鎮痛力価の20〜50％程度減量しますが，少しずつの変更であれば，減量せずに等鎮痛力価で変更する場合もあります。痛みがある状況では，逆に増量して変更する場合もあります。

## 一度に変更する方法

### ■1 一度に変更せざるを得ない場合の注意点

　大量のオピオイドから一度に他のオピオイドに変更するのは，前述の通り，①不完全な交叉耐性，②全身状態の悪化による影響が大きくなる――という理由により避けます。

　しかし，嘔吐や意識レベルの低下，消化管の通過障害や嚥下障害など病状の急速な変化により，これまで使用していた経口オピオイドを非経口剤に変更せざるを得ず，それに伴いオピオイドの種類を変更するということがあります。このような状況では，腎機能障害が増強するなど複数の要因が重なり，過量投与による思わぬ副作用が起こりやすいため慎重に対応すべきです。

### ■2 変更時の留意点

　全身状態の悪化からくる影響，すなわち腎機能障害や消化管からの吸収の問題がないかを評価し，過量投与や過少投与をできる限り避けるようにします（図）。また，不完全な交叉耐性による影響を最小限にするためには，投与経路の変更が目的であれば，オピオイドの種類はそのままで投与経路のみの変更を検討します。オピオイドの種類を変更する必要があれば，基本の換算比より50％程度に減量したうえで変更後の観察を注意深く行うなど，慎重な対応が求められます。

## 少なめの換算で変更を行う時の注意点

　等鎮痛力価より少なめに変更することで，痛みが増強してしまうことがあります。そのため，鎮痛に十分なレスキュー薬が使用できるように準備しておくことがポイントです。具体的には，1回のレスキュー薬で十分な鎮痛が得られなければ，レスキュー薬をタイトレーションできるような体制をとります。

## 文 献

1) 余宮きのみ：オピオイドスイッチング. がん疼痛緩和の薬がわかる本 第3版, 医学書院, 2019
2) 余宮きのみ：オピオイドの非経口投与への変更. ここが知りたかった緩和ケア 第2版, 南江堂, 2019

（余宮 きのみ）

## Q62 神経ブロックのタイミングは？

**A** がん疼痛治療を目的とした神経ブロックは，放射線治療と同様，痛みの程度に関係なく適応を考慮します。神経ブロック施行のタイミングはブロックの種類によって異なりますが，神経ブロック自体の効果と副作用，患者さんの全身状態を勘案して決定することが重要です。

### 神経ブロックの適応と禁忌

　神経ブロックは，局所麻酔薬の投与や神経破壊的処置などにより，末梢から中枢への侵害性入力を抑制または遮断することにより鎮痛効果を発揮する手法です。がん疼痛においては，オピオイドの全身投与で効果が不十分な場合（神経障害性疼痛，骨転移の痛み，体動時痛など）や副作用（悪心・嘔吐，便秘，眠気，意識障害など）のために十分な量のオピオイドが投与できない場合，薬物療法よりも優れた効果が期待できる場合（膵臓がんに対する腹腔神経叢ブロックなど）に適応となります。ただし，止血凝固障害がある場合や，ブロック針の刺入経路に感染巣がある場合は禁忌です。

　患者さんのQOLを劇的に改善する可能性がある一方で，ADLを低下させる不可逆的合併症の可能性や，病変の進行によって効果が得にくくなるブロックがあることなどから，適応とタイミングを慎重に判断する必要のある治療オプションです。

疼痛治療の応用 VI

Q62 神経ブロックのタイミングは?

## 神経ブロック実施前の確認事項

神経ブロックを行うにあたっては，以下のことを事前に確認します。

### 1 患者さんの意思

神経ブロックは，有効であれば劇的な効果をもたらす一方で，ADLを低下させる重篤な合併症を引き起こす可能性もあります。患者さんには，得られるメリットと合併症を含めたデメリットを十分に理解していただく必要があります。

### 2 患者さんの全身状態

神経ブロックの種類によっては，一定の体位を1時間近く保持する必要があります。患者さんが必要な体位に耐えられることを確認しておきます。また，血液検査で凝固機能に異常がないことも重要な条件のひとつです。化学療法などで汎血球減少を来し得る時期などは，注意が必要です。

### 3 テスト注入

患者さんの状態や時間が許せば，局所麻酔薬を用いて試験ブロックを行い，患者さんにブロックの効果を体験していただくことも，ブロックの満足度を高めるうえで重要です。

## 神経ブロックの種類とタイミング

がん疼痛に対する代表的な神経ブロックには，①内臓痛に対する交感神経ブロック，②体性痛に対する，特に随伴痛のコントロールを目的とした知覚神経ブロック，③混合性の複雑なメカニズムに伴う難治性疼痛に対する持続硬膜外/くも膜下ブロック——があり，それぞれにブロックのタイミングに関する考え方があります（表）。

### 1 交感神経ブロック
#### ①ブロックの種類と特徴

多くの内臓の痛みは交感神経遠心路とともに脊髄に運ばれることから，

313

表　神経ブロックの種類，特徴，タイミング

| | 交感神経ブロック | 知覚神経ブロック | 硬膜外/くも膜下ブロック |
|---|---|---|---|
| がん疼痛治療に用いられるブロック | ・腹腔神経叢ブロック<br>・上下腹神経叢ブロック | ・三叉神経ブロック<br>・脊髄神経根ブロック<br>・脊髄後枝内側枝ブロック<br>・くも膜下フェノールブロック | ・硬膜外ブロック<br>・くも膜下ブロック |
| メリット | ・知覚・運動障害がない<br>・オピオイドの便秘を改善する可能性がある | ・レスキュー対応の難しい随伴痛*など | ・オピオイド量の削減による副作用の軽減<br>・局所麻酔薬の併用で随伴痛*にも対処可能<br>・投与量の調節が可能 |
| デメリット | ・交感神経以外の痛みには無効で，完全除痛は困難 | ・知覚障害の不快感<br>・運動神経障害の可能性 | ・感染<br>・尿閉 |
| ブロックのタイミング | ・病巣が限局的で痛みの種類が内臓痛であるとき | ・副作用を許容できる範囲の鎮痛薬で除痛が困難となったとき | ・さまざまな鎮痛薬投与で効果が得られない，または耐え難い副作用があるとき |

＊随伴痛：誘因の明らかな突出痛

交感神経の通過するコンパートメントや神経叢に神経破壊薬を注入して疼痛伝達を遮断する方法です。

### ・腹腔神経叢ブロック

　上腹部内臓の痛み刺激は，腹腔動脈前面で腹腔神経叢を形成した後に左右の内臓神経に分かれ，椎体，横隔膜脚，大動脈に囲まれたコンパートメントを貫いて脊髄に入力します。腹腔神経叢あるいは内臓神経の通るコンパートメントに神経破壊薬を注入することで，上腹部内臓の痛みの伝達を遮断します。

### ・上下腹神経叢ブロック

　骨盤内臓の多くの痛みインパルスは，L5，S1椎体前面にある上下腹神経叢を通るので，この神経叢に神経破壊薬を注入することで骨盤内臓の痛みの伝達を遮断します。直腸，前立腺，精囊，膀胱後半部，子宮頸部，膣円蓋部などの骨盤内臓器による下腹部痛の痛みに適応があります。

### ②適応

### ・腹腔神経叢ブロック

　胃，肝臓，胆囊，膵臓，脾臓，腎臓，右半結腸由来の痛み。

## ・上下腹神経叢ブロック

直腸，前立腺，精嚢，膀胱後半部，子宮頸部，膣円蓋部などの骨盤内臓器による下腹部痛の痛み。

### ③合併症

感染や出血，下痢，一過性の血圧低下があります。また，内臓知覚がなくなるため，臓器の異常の発見が遅れる可能性はありますが，臨床で問題になることはあまりありません。

### ④ブロックのタイミング

交感神経ブロックは，神経の通るコンパートメントに神経破壊薬を注入してブロックを達成するため，病変が進行してコンパートメントに薬液を十分注入できなくなると，効果は期待できません。神経破壊薬の効果持続は1～2年なので，進行がんで予後半年程度と考えられる時点で，痛みがあれば適応を考慮します。

## 2 知覚神経ブロック

### ①ブロックの種類と特徴

神経破壊薬（無水エタノール，フェノールグリセリン）を用いる方法と，高周波熱発生装置を用いてターゲットとなる神経を焼灼する高周波神経破壊法があります。

神経破壊薬を用いる方法はブロック効果が確実で，1～2年の効果持続が期待できますが，随伴する運動神経遮断を起こしやすいことや，予想外の薬液の広がりに伴う感覚・運動障害の発生に注意が必要です。高周波神経破壊法は，知覚神経のみをピンポイントで破壊でき，運動神経への影響が少なく不快な感覚異常の発生も少ないというメリットがある一方，効果持続が約6カ月と短く，また，効果が不十分で複数回の施行を必要とする場合もあります。

放射線治療や内服治療で除痛困難な椎体転移に対し，椎体内にポリメチルメタクリレート（PMMA）を注入する経皮的椎体形成術が行われていますが，その鎮痛機序は椎体の不安定性改善（内固定効果）に加え，PMMA凝固時に発生する熱による骨髄内知覚神経遮断が考えられています。

### ②適応

ほとんどの脊髄神経根，脊髄神経後枝内側枝，三叉神経などのブロックに適応があります。近年は，三叉神経ブロックや脊髄神経根ブロックは必要とされるブロック範囲が狭いことや副作用回避の面から，高周波神経破壊法が用いられることが増えています。一方，直腸がんの局所再発に伴う肛門痛に対しては，神経破壊薬（フェノールグリセリン）を用いたくも膜下ブロックが行われています。

### ③合併症

感覚神経遮断に伴って，局所に知覚麻痺とともに種々の感覚異常が認められる場合があります。神経破壊薬使用においては運動神経障害（三叉神経ブロックに伴う咀嚼力低下，脊髄神経ブロックにおける四肢運動障害や膀胱直腸障害）の可能性があります。合併症については十分な説明を行います。

### ④ブロックのタイミング

内服薬によるコントロールが困難な痛みがあり，たとえ合併症が発生しても，鎮痛による QOL 改善効果のほうが上回ると考えられるときに考慮します。

## 3 持続硬膜外/くも膜下ブロック

### ①ブロックの種類と特徴

硬膜外腔または脊髄腔内にカテーテルを挿入し，神経根や脊髄神経のオピオイド受容体に直接オピオイドを作用させることにより，全身投与よりも少ない投与量で同等の鎮痛効果を得る方法です。

ちなみに，モルヒネ内服に比較して硬膜外投与の場合は 1/10，くも膜下投与の場合は 1/300 ～ 1/100 の量で同等の鎮痛効果が得られます。また，オピオイドと局所麻酔薬を併用することで，$A\delta$ 線維由来の体性痛にも対処できます。

### ②適応

オピオイドが有効であるものの副作用のために大量の全身オピオイド投与が困難な難治性疼痛（腰仙部や腕神経叢障害の痛みや，がん性腹膜炎の痛みなど）に考慮されます。

### ③合併症

感染（膿瘍や髄膜炎），硬膜外血腫，神経損傷の可能性があります。また，オピオイド投与に伴う瘙痒感，尿閉，呼吸抑制，局所麻酔薬投与による筋力低下，尿閉，低血圧などがあります。

### ④ブロックのタイミング

カテーテル留置20日以内では，硬膜穿刺に伴う頭痛などの合併症がくも膜下ブロックで多くみられ，同じく20日以上になると，硬膜外ブロックにおいてカテーテル位置異常や効果の減弱といった副作用の頻度が高くなります。したがって，患者さんの病状が週単位であれば硬膜外，月単位以上であればくも膜下投与を選択します。薬液の投与量が多くなる場合は，病態によっては硬膜外投与薬液による脊髄圧迫の可能性があるため，使用量減量の点からも，くも膜下投与を選択するケースが増えます。

---

#### 文 献

1) 日本緩和医療学会緩和医療ガイドライン委員会 編：がん疼痛の薬物療法に関するガイドライン 2014 年版，金原出版，2014
2) 日本ペインクリニック学会がん性痛に対するインターベンショナル治療ガイドライン作成ワーキンググループ 編：がん性痛に対するインターベンショナル治療ガイドライン，真興交易医書出版部，2014

（冨安 志郎）

## Q63

# 骨転移による痛みの治療法は？

## A

骨転移による痛みの緩和には，薬物療法，放射線治療，手術療法，リハビリテーション，ケアなどを複合的かつ有機的に用いる必要があります。薬物療法では突出痛への対策が重要です。

### 骨転移による痛みの原因と治療戦略

骨転移の痛みには
・骨の脆弱性による疼痛
・局所の炎症による疼痛
・骨内の酸素の低下やpHの変化，破骨細胞の活性化などの骨微小管環境の変化
・骨内の神経に対する障害
などが影響していると考えられています。

痛みの特徴として，負荷時の突出痛が強いことや，神経圧迫による神経障害性疼痛を合併しやすいことが挙げられます。そのため，薬物による疼痛緩和のみでは不十分なことが多く，放射線治療，化学療法，神経ブロックのほか，生活の工夫や負荷の軽減といったケアなどを加えた集学的・総合的な対策が必要です（図）。

### 薬物療法

骨転移による痛みの場合，薬物療法は他の集学的治療が奏功するまでの期間の苦痛をできるだけ軽減することが第一の目標であり，そのうえ

# 疼痛治療の応用

## Q63 骨転移による痛みの治療法は？

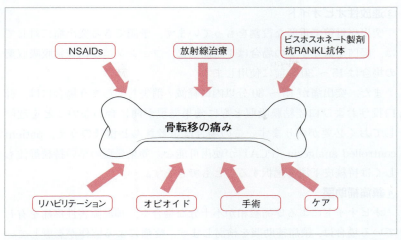

図　骨転移の痛みへの対策

で集学的治療後に残る疼痛の緩和が目的となります。

### 1 一般的な疼痛対策
#### ①持続痛対策
　WHO除痛ラダーに準じ対応します。
#### ②突出痛対策
　体動時や姿勢による突出痛が強く出現しやすいため，予測できる突出痛に対し事前のレスキュー薬投与が有効です。

### 2 選択する薬剤の種類と目的
#### ①NSAIDs
　炎症が疼痛発生の機序に関与している場合も多いため，よく使用されます。
#### ②徐放性オピオイド
　持続痛の緩和や負荷時の疼痛の軽減を目的に使用されます。ただし，非負荷時と負荷時で疼痛の強さの差が大きい場合は，漸増に伴い，非負荷時にオピオイドの影響が強くみられる可能性が高いため，投与量の設定に注意が必要です。

319

### ③速放性オピオイド

突出痛対策で重要な役割をもっています。予測できる突出痛に対しては，経口オピオイドの場合は1時間前に，フェンタニル口腔粘膜吸収薬の場合は15〜30分前に使用します。

また，突出痛が15〜30分以内に軽減・消失してしまう場合には，経口投与および口腔粘膜吸収ともに効果発現が間に合わないことを理解しておく必要があります。この場合は患者さんと相談のうえ，patient controlled analgesia（PCA）が使用可能な，効果発現の早い持続静注もしくは持続皮下注を選択することもできます。

### ④鎮痛補助薬

オピオイドによる疼痛緩和が不十分な場合や，神経障害性疼痛を有している場合は，鎮痛補助薬を検討します。疼痛による感作が影響している緩和困難な疼痛の場合には，ケタミンの使用を検討することもあります。

### ⑤ビスホスホネート製剤，抗RANKL抗体

骨転移に伴う骨関連事象（skeletal related event；SRE）の発生を減少させる効果が認められています。また，疼痛の緩和に関しては4週までのNNT（number needed to treat）が11，12週までのNNTが7という成績が得られています[1]。これらのことからも疼痛緩和の即効性はなく，また，ビスホスホネート製剤や抗RANKL抗体は骨転移による骨折や麻痺のリスク軽減が主目的であることを理解する必要があります。

## 放射線治療

放射線治療による腫瘍縮小効果，骨の再石灰化による強度の増強などにより疼痛軽減が得られます。骨転移の疼痛緩和において欠かせない治療です。

総合的なレビューによると[2]，放射線治療1カ月後に疼痛が50％軽減するのは35％，除痛が得られるのは25％であり，除痛をアウトカムとしたNNTは4.2となっています。最終的に疼痛の50％の緩和が得られるのは全体の41％です。

## 手術療法

がんの骨転移による骨折予防や骨安定性の確保，時に骨折後の固定なども含め，手術療法の適応がある場合は，推定される予後を踏まえつつ検討する必要があります。手術後にはオピオイドの離脱が可能となることも少なくなく，薬物の影響から解放される利点を患者さんにもたらすため，十分に検討していく必要があります。

## リハビリテーション，ケア

骨転移に伴う体動時痛は，薬物のみで十分な緩和を得るのは困難なことが少なくありません。また，薬物の増量により眠気の増強や意識障害の出現などを来し，QOL が損なわれる危険性があります。そのため，他の治療法と一緒に，痛みの出ない動き方，体勢，肢位，装具などの工夫が欠かせません。

### 文献

1) Wong RKS, Wiffen PJ：Bisphosphonates for the relief of pain secondary to bone metastases（Review）. Cochrane Database Syst Rev. 2002；（2）：CD002068
2) McQuay HJ, Collins SL, et al.: Radiotherapy for the palliation of painful bone metastases. Cochrane Database Syst Rev. 2000；（2）：CD001793

（田巻 知宏）

## Q64

# がん疼痛に対する放射線照射の適応とタイミングは？

## A

がん疼痛の原因部位が特定できる場合，放射線治療は考慮すべき方法の一つとなります。骨転移が骨折や神経症状の原因となることが予想される場合も，放射線治療の対象と考えられています。

薬物による疼痛緩和が十分得られない場合や，疼痛部位が限定的であり放射線治療による疼痛緩和で薬物の投与量低減が可能と考えられる場合などには，放射線治療の積極的な応用が検討されます。

## 対象となる疼痛の原因

放射線治療の対象となることの多いがん疼痛の原因には，①転移性骨腫瘍，②原発巣自体が疼痛の原因となっている病態，③リンパ節転移・軟部転移・皮膚および皮下などの転移巣が挙げられます。

放射線治療の効果は治療範囲に限定されるため，緩和を目指す症状の原因が特定されることが重要です。原因の特定が困難な場合は，より合理的と考えられる病巣を対象として治療を計画し，実施することとなります。その際は治療効果に応じて柔軟な対応が必要となることもしばしばあり，患者さんと医療チームで円滑なコミュニケーションをとり，治療範囲やスケジュールを調整することがあります。

### 1 疼痛以外の症状と放射線照射

疼痛緩和目的の放射線治療の対象は，前述の①〜③のうち①転移性骨

腫瘍が最も多いのですが，②原発巣や③リンパ節などの転移巣が疼痛の原因となっている場合も対象となります。これらの病巣では，出血や通過障害など疼痛以外の症状を伴うこともしばしばあり，疼痛とともにこれら不快な症状の改善・制御にも放射線治療が有用であることがあります。疼痛のみならず，これらの症状の緩和に有効と考えられる場合や，骨折や神経症状の原因となり得る転移性骨腫瘍に対しては，薬物による疼痛緩和がある程度可能なタイミングでも，放射線治療の積極的な応用が望まれます。

### ② 最適な治療法を患者とともに選択

転移性骨腫瘍に対する放射線治療は，腫瘍の種類や病期，全身状態にかかわらず適応があると考えられています。原発巣およびその組織型による疼痛緩和効果の差は明らかでなく[1]，薬物による疼痛コントロールで問題となる突出痛や神経障害性疼痛に対しても有効であると考えられています[2-4]。

放射線治療にはさまざまな方法があり，患者さんの身体や病巣の状況，考えられる今後の状態および抗がん剤治療や手術など他の治療との関わりから，最適と考えられる治療方法を本人とともに選択します。どのような療養を希望されるかにより治療方法の選択が変わるため，本人や家族，医療チームのコミュニケーションが重要な役割を果たします。

## 放射線治療方法の種類と選択

放射線治療方法で選択される頻度が最も高いのは，X線による外部照射です。外部照射は，部位やサイズなどさまざまな状態で最適と考える治療回数や期間を調整します。よく用いられるのは，30グレイ/10回分割/2週間で治療する方法です。そのほかには20グレイ/5回分割/1週間や50グレイ/25回分割/5週間など，さまざまな分割方法が用いられ，近年は8グレイを1回で照射する方法もよく用いられるようになってきました。

これまでに臨床試験で検討されてきた治療方法による疼痛緩和効果と副作用を表に示します[5-9]。この表や多くのメタアナリシスの検討から

**表　有痛性骨転移に対する放射線治療に関する臨床試験**

| 臨床試験 | 照射方法 | 症例数 | 疼痛完全消失率 | |
|---|---|---|---|---|
| RTOG7402（1982）[5] | 40.5 Gy/15 回分割 | 74（単発性） | 61% | |
| | 20 Gy/5 回分割 | 72（単発性） | 53% | |
| | 30 Gy/10 回分割 | 167（多発性） | 57% | |
| | 15 Gy/5 回分割 | 143（多発性） | 49% | |
| | 20 Gy/5 回分割 | 155（多発性） | 56% | |
| | 25 Gy/5 回分割 | 148（多発性） | 49% | |
| Bone Pain Trial Working Party（1999）[6] | 20 Gy/5 回分割または 30 Gy/10 回分割 | 378 | 58% | |
| | 8 Gy/1 回分割 | 383 | 57% | |
| Dutch Bone Metastases Group（1999）[7] | 24 Gy/6 回分割 | 578 | 33% | |
| | 8 Gy/1 回分割 | 579 | 37% | |
| RTOG9714（2005）[8] | 30 Gy/10 回分割 | 443 | 18% | |
| | 8 Gy/1 回分割 | 455 | 15% | |
| 神経障害性疼痛に関する Trans-Tasman Radiation Oncology Group 9605（2005）[3] | 20 Gy/10 回分割 | 135 | 27% | |
| | 8 Gy/1 回分割 | 137 | 26% | |
| JAROG0201（2008）[9] | 8 Gy/1 回分割 | 97 | 34% | |
| 再照射に関する非劣性試験＊（2014）[14] | 20 Gy/5 回分割または 20 Gy/8 回分割 | 425（PP263） | 7%（PP11%） | |
| | 8 Gy/1 回分割 | 425（PP258） | 8%（PP14%） | |

PP：per-protocol

＊：Brief Pain Score にて 2 点以上の疼痛があり，18 歳以上で以前に同部位の骨転移に対し疼痛緩和目的の放射線治療を実施

わかることは，疼痛消失率は 23 〜 34％ですが，疼痛緩和率は 59 〜 73％と高いということです[10-12]。神経障害性疼痛でも疼痛緩和効果は同等と考えられています[3]。

　放射線治療開始から疼痛緩和効果出現までの期間は 3 〜 4 週間必要であり，持続期間は 5 〜 6 カ月とされてきました[6-7]。放射線治療の効果は，疼痛緩和のみでなく骨折予防効果や脊髄圧迫などの神経症状対策でも期待されます。溶骨性骨転移の再骨化率が高いことは知られていますが[13]，骨折予防効果についての情報はいまだ十分ではないと考えられています。照射方法を検討する場合の注意点として，脊髄圧迫の可能性が

| 疼痛緩和率 | 急性期<br>有害事象 | 遅発性<br>有害事象 | 病的骨折 | 脊髄圧迫 | 再照射 |
|---|---|---|---|---|---|
| 85% | | | 18% | | 全体で16% |
| 82% | | | 4% | | 単発 20 Gy：24% |
| 87% | | | 8% | | 多発 15 Gy：23% |
| 85% | | | 5% | | |
| 83% | | | 7% | | |
| 78% | | | 9% | | |
| 78% | 32% | 1% | 2 例/12 カ月後 | 4 例/12 カ月後 | 10%<br>$P<0.001$ |
| 78% | 30% | 2% | 7 例/12 カ月後 | 6 例/12 カ月後 | 23% |
| 69% | 有意差なし | 2% | 2%<br>$P<0.05$ | 2%<br>有意差なし | 7%<br>有意差あり |
| 72% | | 4% | 4% | 2% | 25% |
| 66% | 17% | 4% | 4% | | 9%/3 年<br>$P<0.001$ |
| 66% | 10% | 4% | 5% | | 18%/3 年 |
| 61% | 11% | 4% | 5 例 | 8 例 | 24% |
| 53% | 5% | 5% | 6 例 | 9 例 | 29% |
| 72% | 悪心3%<br>食欲低下4% | なし | | | |
| 32%（PP51%）<br>（PP $P=0.17$） | 食欲不振66%<br>下痢31% | | 5%<br>$P=0.15$ | <1%<br>$P=0.094$ | |
| 28%（PP45%） | 食欲不振56%<br>下痢23% | | 7% | 2% | |

ある場合や，荷重骨の骨折リスクが高いと考えられる場合は1回照射を避けることが挙げられます。

## 放射線治療の副作用

　放射線治療は，効果も副作用も治療範囲に限定されます。副作用は皮膚炎・粘膜炎が代表的ですが，治療範囲により，頸椎や胸椎では食道炎が，腹部では下痢が予想されます。分割照射に比較し1回照射のほうが，使用する線量が少ないため副作用も軽いと考えられています（表）。日本

で行われた1回照射の臨床試験では，治療を要する悪心が3%，同じく
食欲低下が4%という結果が報告されています[9]。

　全身状態によりなるべく負担を軽減することを優先する場合がありま
すが，長期的な効果持続が必要な場合は，一時的な副作用がある程度は
出現する線量を使用し，治療期間がある程度長くなる治療を計画します。
このように，効果や副作用，治療期間，費用など，さまざまな要素のバ
ランスが良い治療を選択できることも，放射線治療の特長と考えられて
います。

## 再照射

　治療の進歩により生存期間が延びていくに従い，疼痛緩和の持続期間
が十分でないために疼痛が再燃することが出てきます。疼痛緩和目的の
放射線治療で使用する線量は，正常組織の耐えられる線量より少ないこ
とも多く，疼痛が再燃した場合や効果が十分でないと判断された場合は
再照射が検討されてきました（表）。

　再照射の場合も疼痛緩和率は50%前後と高い報告が多く，安全な再照
射が可能と考えられる場合に実施されています。特に注意すべき臓器と
しては，脊髄や視神経などの神経，腸管などの粘膜が含まれる部位があ
り，慎重に検討のうえ，メリットとデメリットをよく相談して再照射の
実施を決める必要があります。再照射には1回照射も有効性が示されて
います[14]。

## 併用療法

　有痛性骨転移に対する放射線治療を施行する際には，十分な薬物によ
る疼痛コントロールを行うことが，最適な治療の実施に必要不可欠です。
全身療法としてはビスホスホネート系薬剤が有効であるとされ，骨関連
事象の発生を低下させる効果が認められています。脊髄圧迫症状がある
場合にはステロイドの併用が必要であり，可能な場合は手術を行った後
に放射線治療を行います。荷重骨の溶骨性骨転移で骨折のリスクが高い
と判断された場合は，可能であれば手術の後に放射線治療（術後照射）

を行います。

　骨転移の放射線治療に関しては，2011 年に発表された米国放射線腫瘍学会（ASTRO）のガイドラインで，線量と分割回数や再照射，定位放射線治療などの高精度放射線治療の役割について，明らかでないことが指摘されました[15]。しかし，2017 年に発表された改定版では，脊椎転移への 1 回照射や痛みの再発に対する再照射の適応が示されています[16]。

　放射線治療のエビデンスは，がん疼痛への適応に関しても，今後さらに充実していくことが望まれます。

## 文 献

1) Janjan NA, et al.: Palliative care. In：Radiation Oncology 8th ed（Cox JD eds.），954-986, Mosby, 2001

2) Agarawal JP, et al.: The role of external beam radiotherapy in the management of bone metastases. Clinical Oncology, 18：747-760, 2006

3) Roos D, et al.: Randomized trial of 8 Gy in 1 versus 20 Gy in 5 fractions of radiotherapy for neuropathic pain due to bone metastases（Trans-Tasman Radiation Oncology Group, TROG 96.05）. Radiother Oncol, 75：54-63, 2005

4) Lutz S, et al.: Palliative radiotherapy for bone metastases：an ASTRO evidence-based guideline. Int J Radiat Oncol Biol Phys, 79：965-976, 2011

5) Tong D, et al.: The Palliation of Symptomatic Osseous Metastases. Final Results of the Study by the Radiation Therapy Oncology Group. Cancer, 50：893-899, 1982

6) Bone Pain Trial Working Party：8 Gy single fraction radiotherapy for the treatment of metastatic skeletal pain：randomized comparison with a multifraction schedule over 12 months of patient follow-up. Radiother Oncol, 52：111-121, 1999

7) Steeland E, et al.: The effect of a single fraction compared to multiple fractions on painful bone metastases：a global analysis of the Dutch Bone Metastasis Study. Radiother Oncol, 52：101-109, 1999

8) Hartsell W, et al.: Randomized trial of short versus long-course radiotherapy for palliation of painful bone metastases. J Natl Cancer Inst, 97：798-804, 2005

9) 伊藤芳紀，他：第 6 回日本臨床腫瘍学会学術集会抄録集，196，2008

10) Wu JS-Y, et al.: Meta-analysis of dose-fraction radiotherapy trials for the palliation of painful bone metastasis. Int J Radiat Oncol Biol Phys, 55：594-605, 2003

11) Sze WM, et al.: Palliation of metastatic bone pain：single fraction versus multifraction radiotherapy--a systematic review of randomised trials. Clin Oncol（R Coll Radiol), 15：345-352, 2003

12) Chow E, et al.: Update on the systematic review of palliative radiotherapy trials for bone metastases. Clin Oncol（R Coll Radiol）, 24：112-124, 2012

13) Koswig S, Budach V：Remineralization and pain relief in bone metastases after different radiotherapy fractions（10_3 Gy vs. 1_Gy）：A prospective study. Strahlenther Onkol, 175：500-508, 1999

14) Chow E, et al.: Single versus multiple fractions of repeat radiation for painful bone metastases：a randomised, controlled, non-inferiority trial. Lancet Oncol, 15：164-171, 2014

15) Lutz S, et al.: Palliative radiotherapy for bone metastases：an ASTRO evidence-based guideline. Int J Radiat Oncol Biol Phys, 79（4）：965-976, 2011

16) Lutz S, et al.: Palliative radiation therapy for bone metastases：Update of an ASTRO Evidence-Based Guideline. Pract Radiat Oncol, 7（1）：4-12, 2017

（角 美奈子）

# Q65
## 突出痛の治療方法は？

**A**
突出痛は,「持続痛の有無にかかわらず発生する一過性の痛みの増強」と定義されています。定時オピオイドのタイトレーションによって持続痛が十分にコントロールされた後に残存する突出痛は,QOLを著しく低下させます。突出痛の原因や痛みの種類などを評価したうえで,レスキュー薬の効果を最大限に引き出す多面的アプローチを行うことがポイントです。

## はじめに

　突出痛に万国共通の定義はありません。日本緩和医療学会のがん疼痛治療ガイドライン[1]のように「持続痛の有無にかかわらず発生する一過性の痛みの増強」と痛みのパターンを定義するものから,「元からの痛み(background pain)が適切にコントロールされている患者に自然に,または予測できる/できないトリガーに関連して発生する一過性の痛みの増強」[2]と,より限定的に定義するものまでさまざまです。

　がんによる痛みの治療は,元からの痛みのパターンのうち持続痛を十分にコントロールしたうえで残存する突出痛に対処する,というプロセスで行われます。したがって定義にはこだわらず,"持続痛をコントロールした後に残存する突出痛にはどのようなものがあるのか"を知ったうえで評価・治療を行うことが重要です。

　本稿では,突出痛の種類と痛みに対する適切な評価,実際の治療について述べます。

## 突出痛の種類

持続痛をコントロールした後に残存する突出痛には，元からの痛みに関連（連続性）のあるものと，関連（連続性）のないものがあり，痛みの種類によって鎮痛薬の選び方は異なります（**表1**，12頁，「Q3. 持続痛とは？　突出痛とは？」参照）。

表1　突出痛の時間経過を考慮した鎮痛薬の選択

| | | 痛みの発生からピークに達するまでの時間 | 持続時間 | 鎮痛薬の選択 |
|---|---|---|---|---|
| 元からの痛みとの関連がある突出痛 | 元からの痛みのゆらぎ | ゆっくり | 比較的長い | ・定時オピオイドの増量<br>・これまで使用してきたレスキュー薬 |
| | 定時鎮痛薬の切れ目の痛み | 定時鎮痛薬開始前 | 定時鎮痛薬の効果発現まで | ・定時オピオイドの増量<br>・これまで使用してきたレスキュー薬 |
| 元からの痛みとの関連がない突出痛 | 誘因のある，予測できる痛み | 非常に短い | 非常に短い | ・これまで使用してきたレスキュー薬の予防投与<br>・フェンタニル口腔粘膜吸収剤<br>・注射剤による対応 |
| | 誘因があるが，予測できない痛み | 非常に短い | 非常に短い | ・フェンタニル口腔粘膜吸収剤<br>・注射剤による対応 |
| | 誘因のない痛み | 短い | 短い | ・フェンタニル口腔粘膜吸収剤<br>・注射剤による対応 |

## 突出痛治療での評価項目

突出痛を適切に治療するために，次のようなことを評価します[3,4]。

### 1 持続痛が適切にコントロールされているか

がんによる痛みの治療プロセスの第1段階として持続痛の治療が不十分だと，突出痛の治療もうまくいきません。ここはしっかり評価しましょう。

## ２ 痛みの病態生理

突出痛の原因（骨転移に伴う体動時痛，消化管閉塞に伴う疝痛発作など）や痛みの種類（体性痛/内臓痛/神経障害性疼痛/混合性疼痛）を評価しましょう。痛みの発生部位や痛みの性質，寛解/増悪因子を問診し，画像所見などをもとに判断します。原因にアプローチすることで突出痛が消失する場合があります。また，痛みの種類によっては鎮痛補助薬の定期投与が有効です。

## ３ 痛みの特徴

痛みについて以下の特徴を確認します。

①持続痛との関連（連続性）

②定時オピオイドとの関連性

③誘因の有無

④予測の可否

⑤痛みの発生からピークに達するまでの時間（Time to Peak）

⑥無治療の場合の持続時間

⑦持続痛のタイトレーションに用いたレスキュー薬の効果

これらを聴き取ることで，突出痛の種類を同定することができます。これらを評価するための問診の例を表2に示します。

表2　突出痛治療のために必要な問診の例

---

**治療介入の必要な突出痛の存在**
・持続的な痛みは十分に改善していますか？
・時に強い痛みの波がありますか？

**痛みの病態生理**
・強い痛みが起こる場所を教えてください。
・どのような痛みですか？
・どんなときにその痛みは強くなりますか？　または和らぎますか？

**痛みの特徴に関すること**
・痛みが発生してピークに達するまで，どれくらいかかりますか？
・治療しなければその痛みは何分（何時間）くらい持続しますか？
・痛みが起こる引き金のようなものはありますか？
・痛みの発生を予測することは可能ですか？
・1日に何回くらい，強い痛みの波が起こりますか？

**レスキュー薬に関すること**
・今使用しているレスキュー薬はよく効きますか？

## 治療にあたっての検討事項

突出痛の特徴にかかわらず，以下の3つを考慮します。

### 1 痛みの原因に対するアプローチ

例えば，骨転移の体動時痛に対する手術，放射線治療，消化管閉塞による蠕動痛改善のための人工肛門造設，神経ブロックなどを検討します。

### 2 定時オピオイド・鎮痛補助薬の増量や開始

持続痛が適切にコントロールされている場合でも，眠気などの副作用を許容できる範囲で定時オピオイドを増量することで，突出痛の発生回数を減らせたり痛みの程度を軽減できる場合があります。

また，痛みの評価に従って，神経障害性疼痛に対する抗うつ薬や抗痙攣薬，骨転移におけるビスホスホネート系製剤やデノスマブ，消化管閉塞に対するオクトレオチドなど，鎮痛補助薬の定期投与を検討します。

### 3 非薬物的治療・ケア

コルセット，歩行器などの補助具，リクライニング付きベッドの導入，リハビリテーションスタッフ介入による痛みの出にくい動作訓練，温罨法など，誘因の除去につながるケア介入を検討します。

## 突出痛の種類に応じたレスキュー薬の適正化

持続痛治療に用いたレスキュー薬で効果が不十分な場合は，以下の対応を行います。

### 1 持続痛治療に用いたレスキュー薬の増量・予防投与

レスキュー薬の1回量を再検討しましょう。持続痛治療で定時オピオイドタイトレーションを行う際のレスキュー薬は通常，定時オピオイドと同じ種類の速放性製剤を選択し，1回量は定時オピオイド1日量の1/6を目安に設定します（134頁，Q28の表）。しかし，突出痛の痛みの程度はそれぞれの患者で異なり，定時オピオイド鎮痛薬1日量とレスキュー

薬1回量には相関がないことがわかっています。

　レスキュー薬の効果がみられない場合は，副作用が許容できるのであれば，現在使用しているレスキュー薬の1回量を増量してみましょう。また，発生予測が可能な突出痛の場合は，誘因が発生するタイミングに合わせてレスキュー薬の効果が最大となるように予防投与を行いましょう。

### 2 痛みの時間経過を踏まえたレスキュー薬変更

　レスキュー薬として投与された経口オピオイドは，内服後に最高血中濃度に達するまでに30〜60分かかり，効果は4〜6時間持続します。一方，持続痛と関連のない突出痛の多くは，痛みが数分でピークに達し，30分以内に終息します。

　したがって，痛みがピークに達したときにはレスキュー薬の効果は発現しておらず，痛みが和らいだ頃に効果が発揮されて持続するという「痛みと薬効のミスマッチ」が生じている場合があります。このような場合は定時オピオイドの種類・投与経路にこだわらず，効果発現の早い注射剤やフェンタニル口腔粘膜吸収剤への変更を検討しましょう。

### 3 フェンタニル口腔粘膜吸収剤への切り替え

　フェンタニル口腔粘膜吸収剤は，脂溶性の高いフェンタニルを口腔粘膜から吸収させ，速やかに鎮痛効果を発現させる突出痛専用治療薬です。rapid onset opioid（ROO）と呼ばれ，本邦ではバッカル錠（fentanyl citrate buccal tablet；FBT）と舌下錠（fentanyl citrate sublingual tablet；SLF）が使用可能です[5,6]（表3）。

　臨床効果は15分以内に認められ，2時間程度持続します。この薬物動態は，持続痛と関連のない突出痛の時間経過と類似していることから，経口オピオイドのレスキュー薬で治療困難な場合に切り替えて使用します。

　開始量は定時オピオイドの使用量によって決められており，効果が不十分な場合に1段階ずつ増量する用量調節期を経て至適用量を決定するプロセスが必要です。用量調節後の維持投与期においては薬剤の蓄積を防ぐため，投与間隔・投与回数上限が製剤ごとに決められています。適正使用のためには，持続痛をいかに適切にコントロールしておくかがポイントになります。

## おわりに

突出痛の治療では，痛みの原因や持続痛へのアプローチをはじめ，ケアなども含めて多面的なアプローチを行い，レスキュー薬の効果を最大限に引き出すことがポイントになります（図）。進行がんにおいては痛

表3　フェンタニル口腔粘膜吸収剤の特徴

|  | バッカル錠 | 舌下錠 |
| --- | --- | --- |
| 規格（μg錠） | 50, 100, 200, 400, 600, 800 | 100, 200, 400 |
| バイオアベイラビリティ(%) | 約65% | 約50% |
| **用量調節期** | | |
| 開始用量[1日当たりの定時オピオイドのモルヒネ換算内服量] | [≧30mg かつ ＜60mg] 50μg<br>[≧60mg] 100μg | [60mg≧] 100μg |
| 対処可能な突出痛回数 | 1日4回以下 | 1日4回以下 |
| 投与間隔 | 4時間以上空ける | 2時間以上空ける |
| 効果不十分時の対処 | 30分後以降に<br>初回量と同一量追加＋1段階増量 | 30分後以降に<br>設定量の追加＋1段階増量 |
| 追加投与でも効果不十分なとき | これまでのレスキュー薬を使用 | これまでのレスキュー薬を使用 |
| 至適用量決定 | 3回投与のうち2回が初回で有効 | インタビューフォームに記載なし |
| **維持投与期** | | |
| 対処可能な突出痛回数 | 1日4回以下 | 1日4回以下 |
| 投与間隔 | 4時間以上空ける | 2時間以上空ける |
| 効果不十分時の対処 | 原則として追加投与は認められない | 原則として追加投与は認められない |

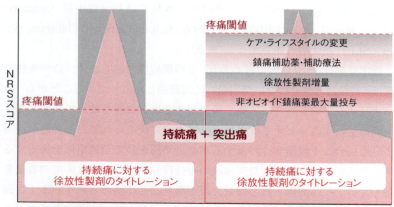

図　多面的アプローチによる突出痛対処の重要性

みが常に変動しています。痛みと薬剤の効果の継続的な評価を行いましょう。

**文献**

1) 日本緩和医療学会緩和医療ガイドライン作成委員会 編：がん疼痛の薬物療法に関するガイドライン 2014 年版, 金原出版, 2014
2) Davies AN, et al.: The management of cancer-related breakthrough pain: recommendations of a task group of the Science Committee of the Association for Palliative Medicine of Great Britain and Ireland. Eur J Pain, 13（4）: 331-338, 2009
3) Daeninck P, et al.: Canadian recommendations for the management of breakthrough cancer pain. Curr Oncol, 23（2）: 96-108, 2016
4) Working Group Nientemale DEI: What to do, and what not to do, when diagnosing and treating breakthrough cancer pain（BTcP）: expert opinion. Drugs, 76（3）: 315-330, 2016
5) イーフェンバッカル錠 インタビューフォーム
6) アブストラル舌下錠 インタビューフォーム

（冨安 志郎）

# Q66 神経障害性疼痛の治療の進め方は？

**A**
神経障害性疼痛は「体性感覚神経系の病変や疾患によって引き起こされる疼痛」と定義されます。がん患者さんには，①がん，②がん治療，③がん・がん治療と直接関係のない原因——により発生します。神経障害性疼痛であることを診断するとともに，障害の原因を併せて診断することが適切な治療につながります。

## はじめに

　神経障害性疼痛は「痛覚を伝える神経の直接的な損傷やこれらの神経の疾患に起因する痛み」と定義されます[1)]。その発生メカニズムとしては，異所性神経活動，感作，脱抑制の3つが考えられています（5頁，「Q2．がんの痛み（体性痛，内臓痛，神経障害性疼痛）のメカニズムと特徴は？」参照）。

## 神経障害性疼痛の診断

　神経障害性疼痛の治療にあたっては，痛みの問診や神経学的所見から神経障害性疼痛であることを診断すること，そして神経障害性疼痛の原因（がんによるものか，がん治療によるものか，がん・がん治療と直接関係のない原因によるものか）を同定して治療アプローチを考えることが重要です。図1に示すようなアルゴリズムに従って，問診，評価，診断が行われます。

# VI 疼痛治療の応用

## Q66 神経障害性疼痛の治療の進め方は？

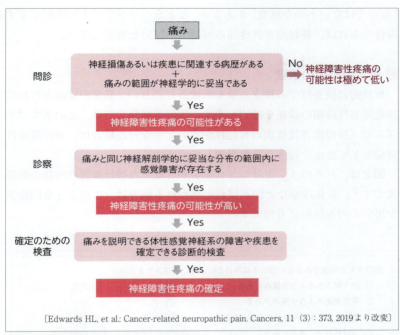

[Edwards HL, et al.: Cancer-related neuropathic pain. Cancers, 11 (3): 373, 2019 より改変]

図1 神経障害性疼痛の診断アルゴリズム

### 1 問診

　問診においてはデルマトームを念頭に置いて，まず神経解剖学的に明確で妥当な痛みの分布があるかを聴取します。病歴については，痛みの発生時期に一致する事象，例えば，がんの進行との相関や，手術，放射線・化学療法との関連などを確認します。そのほか帯状疱疹の罹患や，糖尿病・変形性関節症・脊椎症の既往の有無なども聴取します。

### 2 診察

　痛みの範囲や病歴から神経障害性疼痛の可能性があれば，次に身体診察において，痛みと同じ範囲に感覚障害を伴っているかを評価します。神経学的な評価は，正常領域（健側）に比べて痛み刺激を強く感じるか（痛覚過敏），あるいは弱く感じるか（痛覚鈍麻），通常は痛みを起こさない刺激（触る程度など）で痛みが生じるか（アロディニア），感覚異常

（痛みではない不快な感覚）があるか，などをベッドサイドで評価します。陽性であれば，神経障害性疼痛の可能性が高いと判断します。

### 3 確定のための検査

最終的に検査室での検査結果や画像所見において異常が検出されれば神経障害性疼痛の診断を確定します。国際疼痛学会では，このアルゴリズムで「神経障害性疼痛の可能性が高い」となった場合は，神経障害性疼痛として治療を行うことを推奨しています。

図2は，日本ペインクリニック学会が作成した神経障害性疼痛の問診表です[3]。身体診察などが不慣れと思われる場合は，このような問診表を用いるのも診断に有用です。

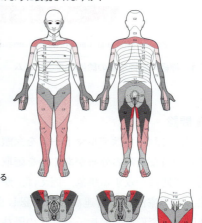

図示された範囲であなたの感じる痛みはどのように表現されますか？
1) 針で刺されるような痛みがある
2) 電気が走るような痛みがある
3) 焼けるようなひりひりする痛みがある
4) しびれの強い痛みがある
5) 衣服が擦れたり，冷風に当たったりするだけで痛みが走る
6) 痛みの部位の感覚が低下していたり，過敏になっていたりする
7) 痛みの部位の皮膚がむくんだり，赤や赤紫に変色したりする

0：全くない　1：少しある　2：ある
3：強くある　4：非常に強くある

痛みの範囲を図示してください

1)～7)それぞれの項目をスコア化した場合（合計0～28点）のカットオフ値9点で感度70％，特異度76％

（小川節郎：日本人慢性疼痛患者における神経障害性疼痛スクリーニング表の開発．ペインクリニック，31：1187-1194, 2010より改変）

図2　神経障害性疼痛スクリーニング問診票

# 原因別の治療の考え方

神経障害性疼痛の診断がついたら，障害の原因を同定することが重要です。がん患者さんに発生する神経障害性疼痛の原因は，①がんの増大，②がん治療，③がん・がん治療に関連のない原因の3パターンがあり，それぞれで治療アプローチが異なります（**表**）。

表　がん患者さんに発生する神経障害性疼痛と対処法

| | 疾患の例 | 対処法 |
|---|---|---|
| **がんの増大が原因** | ・腫瘍/転移の末梢（神経，神経叢）・中枢（脊髄，脳）への浸潤，圧迫<br>・腫瘍随伴神経症候群 | ・原因に対する対処<br>・WHO方式がん疼痛治療法<br>・鎮痛補助薬 |
| **がん治療が原因** | ・外科的処置（乳房切除後，開胸術後など）<br>・化学療法誘発末梢神経障害<br>・放射線治療後（神経叢障害） | ・鎮痛補助薬<br>・リハビリ，ケア　など |
| **がん・がん治療と直接関係のない原因** | ・変形性脊椎・関節症<br>・帯状疱疹後神経痛<br>・糖尿病性神経障害　など | ・原因への対処<br>・鎮痛補助薬<br>・リハビリ，ケア　など |

## 1 がんの増大が原因の場合

増殖したがんが神経を圧迫あるいは神経に浸潤することにより，痛みが発生します。増殖したがんが神経に到達する前に周囲の体性組織も破壊していますので，痛みは侵害受容性疼痛と神経障害性疼痛の混合性疼痛です。

障害局所の侵害受容性疼痛と，障害神経以遠の神経支配領域にさまざまな感覚・運動障害を伴う痛みが混在します。例えば，脊髄硬膜外浸潤においては，仰臥位で増強する背部痛で発症します。転移局所の痛みのほか，神経根・脊髄刺激に伴う神経支配領域に広がる痛みと感覚・運動障害が特徴的です。進行すると，障害脊髄レベル以下の麻痺が出現し，膀胱直腸障害を伴うようになります。

治療は，原因除去が可能であれば，放射線治療や手術による除圧・固定などを行います。薬物療法においては，まず侵害受容性疼痛に対してWHO方式がん疼痛治療法に則って鎮痛薬を投与し，増量に見合う効果が得られない場合に鎮痛補助薬を選択します[4]。鎮痛補助薬は全身状態，

```
┌─────────────────────────────────────────────────┐
│ 第一選択薬（複数の病態に対して有効性が確認されている） │
│  Ca²⁺チャネルα₂δリガンド                          │
│    プレガバリン，ガバペンチン                      │
│  セロトニン・ノルアドレナリン再取り込み阻害薬       │
│    デュロキセチン                                  │
│  三環系抗うつ薬（TCA）                            │
│    アミトリプチリン，ノルトリプチリン，イミプラミン │
└─────────────────────────────────────────────────┘
                        ▼
┌─────────────────────────────────────────────────┐
│ 第二選択薬（1つの病態に対して有効性が確認されている）│
│  ワクシニアウイルス接種家兎炎症皮膚抽出液          │
│  トラマドール                                      │
└─────────────────────────────────────────────────┘
                        ▼
┌─────────────────────────────────────────────────┐
│ 第三選択薬                                        │
│  オピオイド鎮痛薬                                  │
│    フェンタニル，モルヒネ，オキシコドン，          │
│    ブプレノルフィン，タペンタドール，ヒドロモルフォン│
│    など                                            │
└─────────────────────────────────────────────────┘
```

(日本ペインクリニック学会神経障害性疼痛薬物療法ガイドライン改訂版作成ワーキンググループ 編：神経障害性疼痛薬物療法ガイドライン 改訂第2版，真興交易医書出版部，2016より改変)

**図3　神経障害性疼痛の薬物療法アルゴリズム**

　既往症，代謝状態などを評価したうえで，図3のようなアルゴリズムで薬剤を選択しますが，オピオイドとの併用では効果を上回る副作用発現の可能性もあるため，効果と副作用を注意深く評価する必要があります。

## 2 がん治療が原因の場合
### ①外科的処置に伴う神経障害性疼痛
　開胸，乳房切除，四肢切断などに伴って，創傷が治癒した後も痛みが持続する場合があります。手術により微細な神経が損傷することや，切断された神経の末端が神経腫を形成して自然発火を繰り返すことなどが原因と考えられており，術創やその周囲にさまざまな感覚障害を伴う灼熱痛，電撃痛，アロディニアなどを認めます。
　治療は，鎮痛補助薬の投与・併用が主体となりますが，併せてリハビリテーションや理学療法，間歇的に神経ブロックなどをペインクリニック専門医と相談して行うことも有用な場合があります。

## ②化学療法に伴う神経障害性疼痛

プラチナ製剤（ビンカアルカロイドなど）やタキサン系抗がん剤（パクリタキセル，ドセタキセル）などは神経障害に伴う痛みを引き起こします。これは用量依存的に四肢遠位の大小感覚神経の軸索変性が起こるためであり，糖尿病やアルコール依存症などの既存の神経障害を合併している場合に発症率が高まります。

臨床的には，感覚異常や知覚低下を伴う四肢のピリピリした痛みが特徴的です。左右対称にみられ，病状の進行とともに深部腱反射の消失，筋力の低下も伴いますが，薬剤によって障害部位が異なるため，抗がん剤の種類と神経障害部位を理解しておく必要があります。

治療は，四肢などの冷却による予防や，鎮痛補助薬投与，リハビリテーション，ケアなどを組み合わせた多面的アプローチを行います。鎮痛補助薬は，効果と副作用を十分に説明したうえで図2に示す薬剤を選択します。痛みの軽減よりも QOL の改善が目標であることを患者さんと共有しましょう。

## ③放射線治療に伴う神経障害性疼痛

放射線による神経周囲組織の線維化，動脈内膜炎に伴う神経の血流障害によって神経障害が発生します。傷害された神経支配領域に感覚・筋力低下を伴う痛みが起こります。乳がん局所再発に対する鎖骨上窩への放射線照射時の腕神経叢障害は，上肢の知覚異常と肩の痛み，腕や手の締め付けや重だるい感じが特徴的です。

治療は，化学療法が原因の場合と同様，多面的アプローチが重要です。6カ月以上経過後の痛みの増強は再発との鑑別が必要です。

## ❸ がん・がん治療と直接関係のない原因の場合

脊椎の変形や椎間板障害に伴う神経根由来の痛みや，免疫機能の低下したがん患者さんに発生する帯状疱疹に伴う痛み，糖尿病性の末梢神経障害など，がんやがん治療に由来しない神経障害性疼痛があります。

治療は，ペインクリニックや整形外科などと連携をとり，鎮痛補助薬やオピオイドなどの鎮痛薬の適応を検討します。また，理学療法やケアなどの多面的アプローチを行います。

## おわりに

　がん患者さんに発生する神経障害性疼痛は，さまざまな原因や痛みの種類が混在していることから，診断は慎重に行い，また，治療アプローチは神経障害の原因によって異なることを念頭に置く必要があります。診断に迷う場合は，がん治療医や放射線科医，ペインクリニック専門医などに相談しましょう。治療においては，痛みの低下のみにとらわれず，QOL の改善をゴールにすることも重要です。

### 文 献

1) 日本ペインクリニック学会神経障害性疼痛薬物療法ガイドライン改訂版作成ワーキンググループ 編：神経障害性疼痛薬物療法ガイドライン改訂第2版，真興交易医書出版部，2016
2) Edwards HL, et al.: Cancer-related neuropathic pain. Cancers, 11（3）: 373, 2019
3) 小川節郎：日本人慢性疼痛患者における神経障害性疼痛スクリーニング表の開発. ペインクリニック，31：1187-1194，2010
4) 日本緩和医療学会緩和医療ガイドライン委員会 編：がん疼痛の薬物療法に関するガイドライン 2014 年版，金原出版，2014

（冨安 志郎）

疼痛治療の応用 VI

# Q67 悪性腸腰筋症候群の痛みの治療の進め方は？

悪性腸腰筋症候群（malignant psoas syndrome；MPS）は，難治性疼痛と重篤な ADL 障害が長期続く重要な概念です。まれな疾患ですが，医療者がその理解と治療方針を理解しておけば，早期の放射線治療や脊髄鎮痛を含む多職種・複数薬剤による集中的治療で，患者 QOL を改善し得るでしょう。

## 悪性腸腰筋症候群の概念

- 国内では慣習的に，"腸腰筋（iliopsoas muscle）"症候群とされますが，原義や国内外の複数報告からは"大腰筋（psoas muscle）"症候群というべきものです。
- 豪州の Stevens（1990 年に第 1 報，2010 年に概念・治療レビュー報告）によれば[1,2]
  ①近位の腰神経叢障害（proximal lumbar plexopathy）
  ②股関節の有痛性屈曲固定があり，伸展テストで痛みが悪化する
  ③悪性腫瘍病変が大腰筋に及ぶ（原発と転移，圧迫・浸潤のいずれでも）
  ④腰神経根症状や脊椎管内播種，腰椎・骨盤・大腿骨近位の切迫骨折が除外診断される
  の 4 つを満たす症候群と定義されています〔④は後述する当院のアルゴリズム（346 頁，図 3）に採用〕。
- 同じく豪州の Agar らは 4 例の自験報告，文献レビューを併せた治療

**表1　Agar らが提唱した悪性腸腰筋症候群の診断基準**

患側において以下の3症状・所見のうち少なくとも1つを認めること
　①下腹部，腰・臀部，大腿部が痛む［侵害受容性疼痛］
　②腰仙部神経叢障害に伴う感覚異常を伴う鼠径部～下肢の痛み［神経障害性疼痛］
　③股関節の伸展・外転は激痛を伴い，屈曲肢位で固定［筋攣縮性疼痛］
そのうえで CT/MRI にて患側の大腰筋に腫瘍病変を認めれば診断確定とする。

〔Agar M, et al: The management of malignant psoas syndrome: case reports and literature review.
J Pain Symptom Manage, 28（3）: 282-293, 2004 より引用〕

推奨を報告し，早期発見に有用な定義を提唱しています[3]（**表1**）。
・良性腸腰筋症候群として，細菌の血行播種・周囲臓器からの感染波及で大腰筋肉内に膿瘍（嚢胞）を形成し，MPS 類似の症状と所見を呈することがあります。嚢胞形成性がんや感染所見が乏しい場合は鑑別が困難なことが報告されており〔Karla ら（2009 年）など〕，侵襲的な検査（生検や原因菌採取）を要することがあります。

## 腰仙骨神経叢症候群と悪性腸腰筋症候群の関係

・WHO のガイドライン「がんの痛みからの解放 第2版」（1996 年）では，「がん疼痛症候群」リストに MPS ではなく「腰仙骨神経叢症候群」が記載されています[4]。
・腰仙骨神経叢症候群は，大腰筋や股関節よりも神経叢と周囲臓器（尿管や外腸骨静脈など）への圧迫・浸潤に着目した疾患概念と思われます。同ガイドライン作成者の一人である米国の Foley らが1985 年，その5徴（Quintet）を 85 例レビューに基づき提唱しました。**表2**に示しますので参考にしてください。

**表2　腰仙骨神経叢症候群の5徴**

| 痛　　み | 患側の下肢（大腿～膝）前側面の神経障害性疼痛 |
|---|---|
| 麻　　痺 | 痛みのある部位に筋力低下（垂れ脚など） |
| 浮　　腫 | 患側の下肢浮腫（外腸骨静脈の圧迫） |
| 水腎症 | 患側に水腎症・水尿管症を認める（尿管の圧迫） |
| 断層画像 | 骨盤内・会陰部に腫瘍がある |

〔Jaeckle KA, et al: The natural history of lumbosacral plexopathy in cancer. Neurology,
35（1）: 8-15, 1985 より引用〕

# 疼痛治療の応用 VI

Q67 悪性腸腰筋症候群の痛みの治療の進め方は？

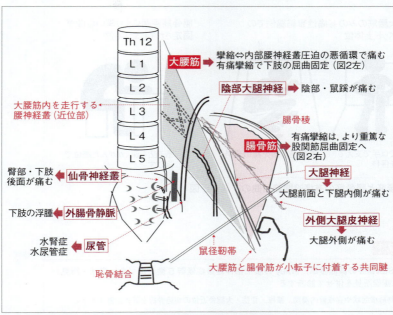

**図1　悪性腸腰筋症候群と腰仙骨症候群を理解するための模式図**

- 5徴は同時に認められるとは限らないのですが，股関節固定より麻痺が目立つ例もあり，腰仙部神経叢症候群はMPSとともに重要な概念です。
- 腰仙部神経叢症候群とMPSはオーバーラップする部分が多く，図1の模式図が診断・治療の参考になります。腸骨筋は腸骨全体に付着するため，大腰筋よりも強力な牽引力があります。よって，有痛性固定の程度に差がみられるようです（図2）。

## 悪性腸腰筋症候群の治療方針とその要諦

筆者らが用いているMPS診断・治療アルゴリズムを図3に示します。

345

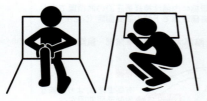
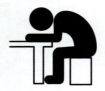

大腰筋のみの有痛性攣縮縮例での
ベッド上体位

腸骨筋浸潤により深い屈曲が
固定されてしまう体位

座位では手で支えて
屈曲を保持

寝るときは胎児様の姿勢

昼夜とも深くかがんだ座位で
過ごす

**図2 大腰筋と腸骨筋の有痛股関節屈曲のイメージ図**

### ステップ1

Agar や Stevens の診断基準，Foley の腰仙部神経叢症候群5徴に基づき，症状・所見パターンに画像所見を併せて診断する
注：腰椎神経根症状や脊椎管内浸潤，腰椎・骨盤・大腿骨近位の切迫骨折を除外診断するべし

### ステップ2

複雑な痛み（complex pain）で，かつ治療抵抗性であることを医療者間で早期から認識し，多職種・多剤による治療を開始する
① 組織破壊の痛み ➡ オピオイド
② 神経障害性疼痛
　　➡ オピオイドを十分効かせたうえで鎮痛補助薬を追加（抗うつ薬，ケタミン，プレガバリンを含む抗痙攣薬）
③ 筋攣縮の痛み ➡ 筋弛緩薬（ジアゼパム，バクロフェンなど）
④ 神経叢周囲と罹患筋の炎症
　　➡ NSAIDs（感染が否定できる場合または抗菌薬併用下でデキサメタゾンも検討可）
⑤ 減圧治療 ➡ 腫瘍囊胞ドレナージ・放射線治療の検討
⑥ 疼痛性の ADL 障害 ➡ リハビリ的・整形外科的なアプローチ

### ステップ3

上記①〜⑥によっても十分な除痛が得られない場合は，緩和ケア・ペイン専門医に早期のコンサルトを行い，
⑦ メサドンの導入・タイトレーション
⑧ 硬膜外・くも膜下の脊髄鎮痛（局所麻酔薬＋モルヒネ）
のいずれかの導入で対応する。

もし全身状態不良で，⑦⑧ともに導入が困難な場合は，抗不安薬（ミダゾラムなど）を用いた夜間鎮静の検討に入る

**図3 悪性腸腰筋症候群の治療アルゴリズム**

疼痛治療の応用 **VI**

**ステップ1** **診断・発見**

・臨床で遭遇する確率が低いため（当院緩和ケアチームで 0.3%，諸家の報告でも 1%前後），見逃されがちですが，重篤な痛みと ADL 障害が長く続くことから，MPS の概念はとても重要な情報となります。特に泌尿生殖器や下部大腸の悪性腫瘍を扱う部署には前もって周知する必要があります。

・放射線の早期照射で除痛できたケースも報告されているため[5]，周知は重要です。ただし，進行により激痛と強い屈曲股関節がみられる場合は放射線治療自体が困難であり，硬膜外麻酔を要する可能性もあります[6]。

・典型的な「手ごわい」，「複雑な」痛みとして，診断直後から多職種・多剤による集中的治療を計画しましょう。ルーチンの"内服オピオイド＋/－非オピオイド"では除痛困難なことが多いです。

**ステップ2** **マルチモーダル治療**

・痛みが複雑（complex pain）かつ治療抵抗性であることが多いため，鎮痛補助薬を含む複数のアプローチの組み合わせが必要になります。リハビリ的なアプローチも ADL 保持に有用です。

**ステップ3** **難治性疼痛の治療**

・Stevens らの報告（2010 年）にあるように[2]，進行したケースではステップ3に移行する可能性が大きいことに留意して，専門家へのコンサルトが遅れないようにしましょう。

---

**文 献**

1) Stevens MJ, Gonet YM: Malignant psoas syndrome: recognition of an oncologic entity. Australas Radiol, 34（2）: 150-154, 1990

2) Stevens MJ, et al.: The malignant psoas syndrome revisited: case report, mechanisms, and current therapeutic options. J Palliat Med, 13（2）: 211-216, 2010

3) Agar M, et al.: The management of malignant psoas syndrome: case reports and literature review. J Pain Symptom Manage, 28（3）: 282-293, 2004

4) World Health Organization: Cancer pain relief: with a guide to opioid availability, 2nd ed., World Health Organization, 1996

Q67 悪性腸腰筋症候群の痛みの治療の進め方は？

5) 柏木秀行，牧野毅彦：放射線治療により良好な鎮痛を得た悪性腸腰筋症候群の1例．日本ペインクリニック学会誌，21（2）：137-140，2014
6) 滝本佳予，小野まゆ：硬膜外鎮痛の反復により放射線治療を継続し得た悪性腸腰筋症候群の1例．Palliat Care Res，12（3）：547-551，2017

（吉本 鉄介）

疼痛治療の応用 **VI**

# Q68

## 脳転移や髄膜播種に伴う頭痛の治療の進め方は？

**A**

脳転移や髄膜播種に伴う頭痛は，しばしば非オピオイド鎮痛薬やオピオイド鎮痛薬による鎮痛が困難です。また，鎮痛補助薬の多くも眠気を引き起こすなど意識レベルに影響しやすく，緩和に難渋する症状の一つです。

そのようななか，頭蓋内圧亢進に伴う頭痛に適応をもつ薬剤が無水カフェイン（以下，カフェイン）です。メカニズムは明らかにされていませんが，意識レベルの低下を来すことも頭蓋内圧を亢進させることもなく，臨床的な経験では高い有効性がみられます。オピオイド鎮痛薬などの基本的な治療薬で効果が得られない場合には，投与を検討してみるべき薬剤です。

## 薬剤の選び方

### 1 頭蓋内圧亢進と頭痛

脳自体は痛みを感じないと考えられており，硬膜に圧がかかることで頭痛が生じるとされています。また，三叉神経や頚神経が傷害されることでも頭痛や悪心が生じます。

### 2 基本的な治療

転移性脳腫瘍や髄膜播種に伴う頭痛に対しては頭蓋内圧を低下させることで症状の改善が得られることも多く，ステロイドやグリセオールなどの投与が一般的です。程度の軽い初期の段階ではアセトアミノフェン

349

や NSAIDs が効果的なこともあります。また，オピオイドも有効な場合があるため，投与して効果をみるのが基本です。

しかし，オピオイド開始後に効果がみられない場合，薬剤を増量してもかえって傾眠が強くなることもあります。このようなケースでは，病状の進行に伴い意識レベルが低下しているのか，オピオイドの副作用として傾眠がみられているのかの判断が難しくなります。

その対応としては形式的に増量するのではなく，原因の再評価と他の治療法の検討が必要です。意識障害を繰り返す場合は，てんかんが原因のこともあります。全身性の痙攣が明確でない場合でも，痙攣が部分的ではっきりしなかったり，非痙攣性のてんかんでは急に意識が悪くなるというエピソードを繰り返すことがあります。このような場合には，抗痙攣薬の投与で意識レベルが改善すると同時に頭痛の軽減も期待できます。

## ▌カフェインの使い方

転移性脳腫瘍や髄膜播種に伴う頭痛に対する臨床研究で効果を確認した報告はありません。しかし，カフェインは頭蓋内圧亢進に伴う頭痛に適応をもち，脳外科領域で使用されることもある薬剤です。臨床的な経験からは有効性が高く，有効性の判定も容易です。

投与量・投与方法は，カフェインとして1回150～200mg を頭痛のあるときに内服します。1回投与して効果がない場合には，繰り返し投与による効果の改善は期待できません。また，投与量の増量にあたってはカフェイン中毒に注意が必要です。

がんの痛みの治療薬の基本に反して，カフェインを転移性脳腫瘍や髄膜播種に伴う頭痛に対して使用する場合は，頓服を基本とします。1日1～2回，多くても3回の使用で頭痛の軽減が維持できます。繰り返しになりますが，1回投与して効果が認められなかった場合は，効果がないと判断して投与を中止します。

注射剤にはカフェインの単味剤はありません。カフェインを含む注射剤としては安息香酸ナトリウムカフェイン（商品名：アンナカ注）がありますが，適応症は，ねむけ，倦怠感，血管拡張性および脊椎穿刺後頭

痛となっています。なお，カフェイン製剤の薬価は以下の通りです（2019 年 4 月末現在）。

- 無水カフェイン：9.5 円/g（脳圧亢進性頭痛に適応あり）
- アンナカ注 10%：63 円/A
- アンナカ注 20%：63 円/A

※注射剤はいずれも脳圧亢進性頭痛に適応はない

## カフェインの鎮痛メカニズム

　転移性脳腫瘍や髄膜播種に伴う頭痛に対して，カフェインが有効なのかは明らかになっていません。しかし，頭痛のメカニズムの一つとして，脳の疲労に伴いアデノシンが産生され，脳の血管内径を拡大することで頭痛を引き起こすというものがあります。カフェインはアデノシンに似た構造をもつことから，アデノシン受容体に結合し競合的な阻害によってアデノシンの作用を抑えるともいわれています。

　ただし，日本薬局方では「脳の血流量を減少して脳脊髄圧を下げるが，本品の頭痛寛解作用がこのような作用によるのか，脳内細動脈に対する作用によるものであるかは明らかでない」と記載されています。また，日本緩和医療学会の「がん疼痛の薬物療法に関するガイドライン 2014 年版」にも，頭蓋内圧亢進などに伴う頭痛に対する治療薬としてのカフェインの記載はありません。今後，基礎と臨床の双方からのメカニズム解明の研究が期待されます。

（的場 元弘）

## Q69

# 頭頸部がんの痛みの
# 治療の進め方は？

## A

感覚・知覚神経が複雑な顔面を含む頭頸部領域へのがん浸潤による疼痛に対しては，医療用麻薬の十分な適用はもちろんですが，$Na^+$チャネル遮断薬をはじめとする鎮痛補助薬の適切な使用が必要となります。また，頭頸部がんの場合，①顔面・容姿の変貌，②手術痕や永久気管孔の露出，③腫瘍増大に伴う臭気などが発生し，羞恥心に苛まされつつ治療に臨んだり，また，④生命維持や社会生活に影響を及ぼす嚥下機能喪失，⑤声帯喪失，構音障害による意思疎通困難，⑥腫瘍増大に伴う周辺臓器への影響などにより，精神的なダメージも非常に受けやすいため，これらに配慮しつつ速やかな薬物療法による症状緩和を行うことが重要です。

## 頭頸部がんの神経障害性疼痛

　基本的な疼痛管理は本書でも述べられている通り WHO 三段階除痛ラダーや，がん疼痛の薬物療法に関するガイドラインに則って行われる必要がありますが，本項では頭頸部がんに特化した痛みについて述べます。

　頭頸部の神経組織学的解剖の細部については成書に譲りますが，図に示すように，頭頸部には三叉神経や舌咽神経などが広く分布しています。これらの分布部位に腫瘍が発生し，直接的にこれらの神経を圧迫，浸潤，さらには破壊することが，神経障害性疼痛が発生する原因となっています。

　神経障害性疼痛は発作性疼痛として，しばしば「鋭い激痛」，「電撃痛」，

# VI 疼痛治療の応用

## Q69 頭頸部がんの痛みの治療の進め方は？

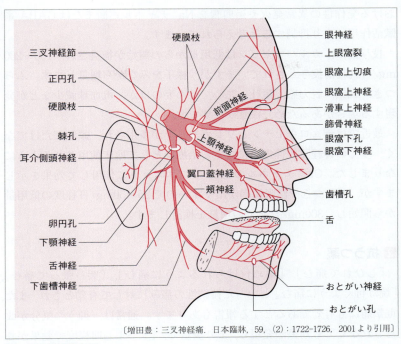

図　三叉神経走行図

〔増田豊：三叉神経痛．日本臨牀，59，(2)：1722-1726，2001より引用〕

「刺すような」，「焼けるような」，「ピリピリとした」，「むしりとられるような」といった表現で訴えられますが，持続性疼痛が合併することも珍しくありません。これらの疼痛は抵抗性であり，完全寛解が難しいことも多くみられます。

## 鎮痛補助薬の選択と使用法

### 1 抗痙攣薬

「電気が走るような」，「鋭く痛む」，「刺すように痛む」といった発作性・電撃性の痛みに対して有効とされています。三叉神経痛治療薬として知られるカルバマゼピンをはじめ，フェニトイン，バルプロ酸ナトリウム，クロナゼパムが挙げられます。これらの作用は，神経障害部位に

353

おける発作性の異常発火や過興奮を Na$^+$ チャネル遮断または GABA 系賦活作用により抑制すると考えられています。

投与量は，カルバマゼピンは低用量からの開始が推奨され，100〜200 mg/日就寝前投与とされていますが，様子をみながら増量します。ふらつき，眠気，脱力感，嘔吐，悪心，せん妄のほか，汎血球減少などが発現する場合があるため，注意が必要です。

最近ではデュロキセチンとプレガバリンが多用され，頭頸部だけでなく，多くの神経障害性疼痛に対する治療薬として臨床使用されるようになりました。Ca$^{2+}$ チャネルの $a_2\delta$ -サブユニットに作用して効果を示しますが，ふらつきや傾眠傾向が出やすいので 25〜50mg/日程度の低用量から開始し，300mg/日までの増量を検討します。

## 2 抗うつ薬

「しびれて痛む」，「締め付けられるように痛む」，「突っ張って痛む」，「焼け付くように痛む」といった持続性の痛みに対して有効とされ，また，電撃痛にも有効であるとする報告もあります。通常は，抑うつ気分が改善されなくても効果が発現し，より少量で，4 日〜1 週間程度で効果が判定できます。

アミトリプチリン，イミプラミン，ノルトリプチリンなどが主に使用されており，これらの作用は，神経終末におけるノルエピネフリンやセロトニンなどのモノアミンの再取り込み阻害によって疼痛抑制伝導経路（下行抑制系）を活性化することでもたらされるとされています。

## 3 抗不整脈薬

抗痙攣薬や抗うつ薬で良好な除痛が得られない場合に，使用が考慮されます。神経障害によって発生した異所性電気活動を抑制する作用をもち，これによって鎮痛効果を発揮します。

使用できるのはメキシレチン，リドカイン，タンボコールなどで，これらは Na$^+$ チャネル抑制作用をもつ Vaughan Williams 分類の I 群に属します。メキシレチンはリドカインとほぼ同様の化学構造をもち，薬理作用も類似しています。通常は 150〜300mg/日 分 3 で投与され，悪心・嘔吐，めまい，ふらつきなどが発現する場合があるため注意が必要です。

リドカインは，200～300mg/日から開始し，経過をみながら増量します
が800mg/日程度までとします。また，使用中は催不整脈作用，特に
Torsades de pointes に十分な留意が必要です。

### 4 ステロイド

がんに伴うさまざまな関連症状を改善する作用が知られています。具
体的には，がんに伴う頭蓋内圧亢進や脊髄神経圧迫，軟部組織浸潤，骨
転移，リンパ浮腫，腫瘍周囲の炎症・浮腫などによる痛みの改善に有効
とされています。

一般的には，ベタメタゾンとして2～4mg/日より始め，適宜漸増しま
す。脊髄圧迫や頭蓋内圧亢進がみられる場合には，4～8mg/日の大量か
ら開始し，効果がみられた後で漸減，必要量で維持します。しかし，副
作用として易感染状態を誘発することがあるため，口腔内ケアなどによ
り感染防止に努める必要があります。

### 5 NMDA 受容体拮抗薬

前述の各種薬剤で良好な鎮痛が得られない場合にケタミンなどの選択
を考えます。脊髄におけるNMDA受容体拮抗作用を示し，鎮痛効果が
期待できるとされています。通常は100～500mg/日を持続皮下注または
持続点滴で用いますが，幻覚や精神症状などの発現をみることがあるた
め注意を要します。また，麻薬及び向精神薬取締法により医療用麻薬と
されていることに留意する必要があります。

ケタミン以外の薬剤としてはイフェンプロジルがあり，60mg/日 分3
程度から開始します。そのほか，メサドンにも同様のNMDA受容体拮
抗作用があることから，その応用が期待されています。

本項で述べた薬剤を段階的に使用し，患者の状況をみながら細かく調
整することが求められます。一般に，頭頸部における神経障害性疼痛は
難治性とされているため，医療者のたゆまない努力と根気が必要です。
なお，臨床での使用量は表を参照してください。

表　頭頸部の神経障害性疼痛に対する薬剤使用量

| | 一般名 | 主な商品名 | 投与法 |
|---|---|---|---|
| 抗痙攣薬 | カルバマゼピン | テグレトール<br>（500mg/g 散,<br>100mg/200mg 錠） | 開始量：100～200mg/日（就寝前）<br>増　量：3～4 日ごとに 200mg/日ずつ<br>　　　　または 1 週間ごとに 200mg ずつ<br>最大量：1200mg/日 |
| | フェニトイン | アレビアチン<br>（100mg/g 散,<br>25mg/100mg 錠,<br>250mg 注） | 開始量：100mg/日（就寝前）<br>増　量：3～4 日ごとに 25～50mg/日ずつ<br>最大量：400mg/日 |
| | バルプロ酸ナトリウム | デパケン<br>（200mg/g・400mg/g 散,<br>100mg/200mg 錠,<br>50mg/mL シロップ）<br>デパケン R<br>（100mg/200mg 徐放錠） | 開始量：400～500mg/日（就寝前）<br>　　　　高齢者では 100～200mg/日<br>増　量：3～4 日ごとに 200mg/日ずつ<br>　　　　または 4～5 日ごとに増量<br>最大量：1500mg/日 |
| | クロナゼパム | ランドセン, リボトリール<br>（1mg/g・5mg/g 散,<br>0.5/1mg/2mg 錠） | 開始量：0.5mg/日（1日 1回就寝前）<br>　　　　徐々に増量し, 1.5～9mg/日まで |
| | プレガバリン | リリカ<br>（25mg/75mg/150mg<br>カプセル） | 開始量：150mg/日（1日 2回）<br>通常有効量：300～600mg/日<br>最大量：600mg/日 |
| 抗うつ薬 | 塩酸アミトリプチリン | トリプタノール<br>（10mg/25mg 錠） | 三環系抗うつ薬の投与法（就寝前から開始）<br>　　　　　　高齢者/外来　　成人/入院<br>25mg　　　第 1 週　　　　初日<br>50mg　　　第 2 週　　　　第 2～4 日<br>75mg　　　第 3～4 週　　第 5 日～第 2 週<br>100mg　　第 5～6 週　　第 3～4 週 |
| | 塩酸イミプラミン | トフラニール<br>（10mg/25mg 錠） | |
| | 塩酸クロミプラミン | アナフラニール<br>（10mg/25mg 錠,<br>25mg 注） | |
| | アモキサピン | アモキサン<br>（100mg/g 散,<br>10mg/25mg/50mg カプセル） | |
| | デュロキセチン | サインバルタ<br>（25mg/50mg カプセル） | 開始量：20mg/日, 1 週間以上の間隔を空けて 1 日用量として 20mg ずつ増量, 60mg まで増量可能 |
| 抗不整脈薬 | 塩酸メキシレチン | メキシチール<br>（50mg/100mg/125mg/<br>5mL 注） | 開始量：150mg/日（1日 3回）, 数日ごとに増量<br>　　　　または 300～600mg/日（1日 2～4 回）<br>最大量：900mg/日（1日 3回） |
| | 酢酸フレカイニド | タンボコール<br>（50mg/100mg 錠） | 開始量：100mg/日（1日 2回）<br>常用量：200mg/日（1日 2回）<br>　　　　または 400mg/日（1日 2回） |
| | 塩酸リドカイン | キシロカイン<br>（100mg/5mL 注）<br>オリベス<br>（2000mg/200mL 注） | 100～160mg/hr（皮下注）<br>（有効血中濃度：1.5～5 $\mu$g/mL） |
| NMDA受容体拮抗薬 | 塩酸ケタミン | ケタラール<br>静注用（200mg/20mL）<br>筋注用（500mg/10mL） | 持続静注・持続皮下注（開始量）：50mg/日<br>経　口：1 回 12.5～50mg（1日 4回）<br>　　　　または 25～50mg（1日 2～3 回） |

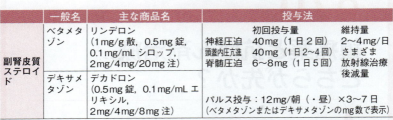

(国立がんセンター中央病院薬剤部 編著：オピオイドによるがん疼痛緩和 改訂版，p218，エルゼビア・ジャパン，2012 より引用)

### 文献

1) 増田豊：三叉神経痛．日本臨牀，59（9）：1722-1726, 2001
2) 国立がんセンター中央病院薬剤部 編著：オピオイドによるがん疼痛緩和 改訂版，p218，エルゼビア・ジャパン，2012

〔伊東 俊雅〕

## Q70
## 鎮痛薬と抗がん剤治療，どちらが先か？

鎮痛薬と抗がん剤を必要に応じて使います。がん性疼痛をもつ患者さんには抗がん剤よりも先に鎮痛薬が使用されることがあります。抗がん剤により腫瘍が縮小して疼痛が軽快することに期待して，鎮痛薬投与を控えることがあってはなりません。疼痛治療に限らず，診断・治療早期から緩和ケアが提供されることで進行肺がん患者の生存期間が延長したという2010年の米国からの報告は，がん治療医にも大きなインパクトを与えました。

### がん性疼痛は積極的に治療を

　疼痛をもつがん患者の診療では，その疼痛の原因検索はもちろん，適切な疼痛治療が必要であることは議論の余地がありません。2016年に改正されたがん対策基本法第17条では，「国及び地方公共団体は，がん患者の状況に応じて疼痛等の緩和を目的とする医療が早期から適切に行われるようにすること」とされています。

　急性・良性疾患の診療では，「痛み」を治療効果の基準にするために鎮痛薬を投与しないという場合もありますが，がん性疼痛に関しては不適当です。なぜならば，がん性疼痛の場合には，治療内容を含めた身体的因子だけでなく，心理的・社会的・スピリチュアル的因子が痛み閾値に複雑に関係し（トータルペイン），「痛みの程度」が治療効果の客観的な物差しにはなりにくいからです。がん患者における疼痛では，的確な原因診断と積極的な治療が必要です。

## 抗がん剤による疼痛

### 1 フレア現象（フレアアップ現象）

　抗がん剤治療が，がんに関する疼痛を一時的に増悪させる場合が知られています。有名なものとして，乳がんあるいは前立腺がんに対するホルモン療法を開始した直後の，ホルモン環境の変化によると思われる骨痛や腫瘍に起因する神経症状・尿路通過障害の悪化が挙げられます。

　これはフレア現象あるいはフレアアップ現象と呼ばれます。前立腺がん治療では，その予防として，LH–RH アゴニストを最初に投与する場合には投与 1 週間前から投与開始後 2〜4 週間は抗アンドロゲン薬を併用します。また，乳がん治療に用いられるアロマターゼ阻害薬による（エストロゲンの抑制が原因とされる）慢性的な関節痛も認められます。特に，タキサン系薬剤の治療歴があると，そのリスクが高まるとの報告があります。

### 2 末梢神経障害による疼痛

　抗がん剤治療の有害事象である末梢神経障害が（多くは蓄積性に）疼痛として感じられることは，タキサン系製剤，ビンカアルカロイド系製剤，白金製剤などでしばしばみられます。決定的な予防・治療法はいまだ見出されておらず，原因と考えられる抗がん剤の減量や休薬・中止が必要となる場合も少なくありません。プレガバリンやデュロキセチンなどの薬物の有効性が検討されています（日本がんサポーティブケア学会編：がん薬物療法に伴う末梢神経障害のマネジメントの手引き 2017年版，金原出版，2017）。

### 3 その他のがん治療関連疼痛

　ほかに疼痛を引き起こす可能性のあるがん治療関連の薬剤としては，タキサン系薬剤の投与後数日で始まり 7 日以内に解消する筋肉痛・関節痛（パクリタキセル急性疼痛症候群と呼ばれることもある），顆粒球コロニー刺激因子（G–CSF）による骨痛・筋肉痛・発熱，ビスホスホネート製剤による（特に初回点滴投与時の）骨痛などが知られています。こうした可能性については当該薬剤の使用前に患者に説明し，アセトアミノフェンや NSAIDs などの鎮痛薬をあらかじめ処方する必要があります。

## 「早期からの緩和ケア」の重要性

緩和ケアが早期から介入した患者が，症状が出現してから介入した患者よりも生存期間が長くなったとする有名な論文〔Temel JS, et al.: NEJM, 363（8）：733-742, 2010〕が示すように，身体的疼痛をはじめとする各種苦痛を取り除き QOL を向上させることが，患者自身の治療法選択の判断を的確にして，結果的に生存期間延長にも寄与すると思われます。

これを受けて米国臨床腫瘍学会（ASCO）も「診断直後から患者と医師が予後について話し合うべきです。生活の質は治療過程のすべてにおいて最優先にすべきもののひとつで，医師は患者に予後を知らせ，利用可能なすべての治療のリスクと利益について説明して，両者ともに生活の質に関する意識を高める必要があります。積極的な治療が生存期間を延長できないと考えられる場合には，医師は，並行して行うべき治療または代替となる治療を提案し，患者の選択を支援します」との声明（ポリシーステートメント）を発表しています〔Peppercorn JM, et al.: JCO, 29（6）：755-760, 2011〕。

（丹田 滋）

疼痛治療の応用　VI

# Q71

# 口腔内の痛みの治療・対応は？

## A

口腔内は細菌の多い部位であるため，症状があるときは何らかの局所感染が関与していることが多く，局所感染管理が症状緩和につながります。また，乾燥はさまざまな口腔不快症状の増悪因子となるため，粘膜保湿が重要です。そのほか，歯科で行うちょっとした応急処置が口腔症状の緩和に有用なこともあるため，歯科との連携もぜひ行ってください。

## 口腔内の感染所見に注意

### 1 がん患者の口腔内感染のリスク

　口腔内は常在細菌が非常に多く，その種類も豊富な部位です。症状がなくても感染の源となるような慢性感染病巣（いわゆる齲蝕や歯周病など）は高い頻度で存在し，常に局所感染や全身感染の原因となる可能性があります。特に，がん患者さんの場合は，治療そのものによる免疫抑制だけでなく，全身状態の低下や口腔内の清掃状態の悪化，唾液分泌の低下に伴う口腔乾燥などにより，口腔内の感染リスクが上がっています。口腔内に常在する一般細菌による歯周炎の急性化や，粘膜の傷（義歯による褥瘡や粘膜炎など）の二次感染だけでなく，カンジダやヘルペスウイルスによる特異的な感染症も起こりやすくなります。

　口腔内の急激な疼痛の出現や増悪は，そこに何らかの局所感染が関与している可能性があります。歯周炎の急性発作，智歯周囲の歯肉炎，口内炎や粘膜創傷への二次感染などは，いずれも口腔内の衛生状態不良に起因する感染です。ブラッシングなど口腔内の清掃を励行し，頻回な含

361

嗽で粘膜の保湿を行う，いわゆる口腔ケアだけでも消炎され，疼痛が緩和することもよくあります。

### 2 カンジダの症状

　特にがん患者さんは，カンジダによる口腔内感染のリスクが高いです（発症頻度30〜50％）。口腔カンジダ感染は日和見感染症であり，全身状態の悪化とともに口腔内に症状が現れます。典型的な症状として，粘膜に白い汚れのような偽膜が現れ，ピリピリした持続する痛みがあり，食事がしみたりするのですが，一方，偽膜を伴わず，粘膜の発赤や乳頭の萎縮のみが現れることもあるため，注意が必要です。

　カンジダ感染を疑う口腔内の所見を示します（表1）。口腔カンジダ感染の治療には一般的に抗真菌薬が非常によく効くのですが，口腔内の誘発因子を改善しないと何度も再発します。口腔ケアによる口内清掃，保湿と義歯の管理が重要になります。

表1　口腔カンジダ感染を疑う所見

| 全身状態 | ・compromised host（高齢，易感染状態） |
|---|---|
| 口腔内の状態 | ・乾燥，清掃状態の不良，典型例では白色の偽膜<br>・粘膜の発赤，荒れ<br>・舌乳頭の萎縮（舌粘膜の平滑化）<br>・両側の口角炎（難治性） |
| 疼痛の性質 | ・ヒリヒリ・ピリピリした痛み，灼熱感<br>・じっとしていても痛い（自発痛），1日中持続する痛み<br>・食事（特に熱い食べ物，刺激物）で痛みが増悪する<br>・1カ所ではなく，口内全体が痛い |
| 味覚の異常 | ・食事と関係なく口内に苦み，渋みを感じる<br>・醗酵したような甘いにおい |

## 口腔乾燥

　がん患者さんの多くは口腔乾燥を自覚し，それを苦痛に感じています。口腔の乾燥はそれ自体も不快な症状ですが，他のさまざまな口腔症状を増悪させる因子となるため，口腔内の症状緩和のために乾燥への対応は非常に重要です。具体的には，保湿剤の塗布など対症療法が主体となります。保湿剤は効果や好みに個人差がありますので，まずはいろいろ試

してみてもらい，使用感が良く，症状が最も緩和する保湿剤を選んでいただくのがよいでしょう。

## 口腔粘膜炎

がん患者さんの口腔粘膜炎には，放射線や抗がん剤の影響による副作用としての粘膜炎と，全身状態の悪下や免疫能の低下などによる粘膜炎があります。感染により粘膜炎ができたり，粘膜炎に二次感染を起こすこともあり，いずれも感染が関与すると痛みは悪化し，安静にしていても痛むようになり（自発痛），治癒も遅延します。したがって，口腔ケアを行うことで感染の制御に努めます。

粘膜炎の痛みは侵害受容性の痛みであり，NSAIDs やアセトアミノフェン，オピオイドなどの効果が期待できるため，全身的な問題がなければ積極的に使用します。局所の疼痛緩和の処置として，キシロカインなどの局所麻酔薬の外用や，口内の潰瘍表面を接着性の保護膜でカバーする口腔粘膜保護材（エピシル®口腔用液）の使用も，食事や会話の際の疼痛緩和に有効です。また，半夏瀉心湯の含嗽（口内炎の保険適用あり）も，粘膜炎の疼痛緩和や治癒促進の効果が期待できます。

粘膜の乾燥は粘膜炎の疼痛悪化や治癒阻害を来します。口腔内の保湿だけでも，粘膜炎の症状は軽減するため，含嗽や保湿剤で粘膜の保湿に努めます。また，アフタ性の口内炎には，ステロイド軟膏（デキサルチン®など）やパッチ（アフタシール®，アフタッチ®など）の塗布が効果的なことがあります。ただし，使用の際には口内の感染の有無に注意する必要があります。

## 歯や歯周組織，義歯などの問題

がん患者さんは歯科受診の機会から疎遠になっていることが多く，かつ，口腔のセルフケアが困難なため，今まで症状がなく放置されていた歯性病巣の問題が顕在化することが多いです。歯科治療は時間が長く，処置回数も多くかかるため，身体に負担がかかるから無理だろうと思っている方もいますが，応急的な歯科治療によって，短時間で患者さんに

負担をかけずに口腔の症状を緩和できた事例がたくさんあります。積極的に歯科へ相談してみましょう。

### ■1 義歯の不具合

　るい痩により歯槽歯肉が痩せ，義歯の使用が困難になることがあります。そのような状況への対応としては，歯科による応急的な調整で，義歯の使用感が改善することもあります。また，義歯の維持・安定には唾液の介在が不可欠であるため，乾燥が義歯の不具合の原因となることも多くみられます。義歯の裏面に唾液代わりの保湿剤を塗布してみるだけで，義歯の使用感が改善することがあります。

### ■2 歯周病や齲歯がトラブルを起こした場合

　歯科疾患由来の感染症に対し十分な制御を行うには，歯科治療が必要です。また，う窩の仮封や鋭縁部の研磨，動揺歯の応急的な固定処置，マウスピースの作成など，全身状態をみながら負担の少ない，症状緩和を主目的にした歯科治療も検討します。

## ■ 口腔ケアを取り入れる

　口腔ケアとは，患者さん本人が行う歯みがきなどのセルフケア，家族や介護者が行うセルフケアの支援，看護職などが行う口腔清拭，歯科医師・歯科衛生士が行う専門的口腔清掃，歯科治療，口腔管理を指します。

　適切な口腔ケアによる口腔衛生管理は，全てのがん患者さんにとって大切です。口腔内を清潔で湿潤した良好な環境に維持することで，感染リスクを軽減し，口腔の不快症状を取り除き，経口摂取を支援します。口腔ケアを日常的なケアとして積極的に導入することで，患者さんのQOLの維持・向上につながります。

　口腔ケアの基本は，歯ブラシによる清掃です（表2）。歯面をしっかり擦ることで，プラーク（こびりついた細菌塊）を除去します。含嗽だけでは口腔内の細菌数を減らすことはできません。

　含嗽は，口腔内に貯留している唾液や食渣を洗い流し，保湿して粘膜を保護するために行います。通常は水で十分ですが，口内の状況により

疼痛治療の応用　**VI**

## 表2　歯みがきの基本

- 歯ブラシによる歯みがきは，可能であれば1日1〜3回程度行う
  （体調に応じて。必ずしも食後でなくてもよい）
- ブラシの持ち方はペングリップで，手鏡で口内を見て，確認しながら磨く
- 歯磨剤は適切に使用すればプラーク除去効果を上げるが，粘膜に歯磨剤がしみる
  場合は無理に使用せず，水だけでブラッシングする

〈歯ブラシ選びのコツ〉

①毛先はナイロン製で，毛の硬さは「ふつう〜柔らかめ」
　（ブラッシングの際に痛みがないもの）

②ヘッドは小さめで，凹凸のないもの

③柄はストレートで持ちやすいもの

④歯ブラシは毛先が開いてくると清掃効率が低下するので，適宜交換する
　（通常1カ月に1回程度）

含嗽薬を使い分けます。粘膜炎や口腔乾燥があるときは，アルコール（エタノール）含有の含嗽薬（ポビドンヨード，グルコン酸クロルヘキシジンなど）は疼痛や口腔乾燥を助長することがあるため，使用を避けます。

（上野　尚雄）

## Q72
## 漢方薬の緩和ケア領域での使い方は？

オピオイド製剤の処方により，便秘，悪心・嘔吐，食思不振，眠気，せん妄，口腔乾燥などの副作用が現れます。それぞれの症状改善薬はありますが，100種類以上もある医療用漢方薬のなかにも副作用改善に対応するものがあります。

便秘に対しては腸管の自然な働きによって便通を促す大建中湯，食思不振に対しては六君子湯，せん妄の予防・改善には抑肝散，口内炎には半夏瀉心湯，口腔乾燥には白虎加人参湯などが用いられます。漢方薬は味や形状のため飲みにくいことがありますが，工夫により飲みやすくすることができます。

## オピオイドの副作用対策での漢方薬の有用性

　がん患者のQOLの維持・向上に大きな障害となっているものに，がん自体およびがん治療に伴う痛みがあります。がん患者は身体の痛みに加え，社会的，心理的，スピリチュアルな痛みにもさいなまれ，痛みは総合的にがん患者のQOLを低下させます。

　したがって，がんの痛みはがんの進行ステージにかかわらず，すぐに対応することが肝要であり，近年はWHO方式3段階除痛ラダーのがん疼痛治療に準拠した対応が浸透し，普及してきました（70頁，「Q16. WHO方式がん疼痛治療とは？」参照）。本邦においては，これまでのモルヒネなどオピオイド製剤に対する誤解も払拭されつつあり，「痛みに

疼痛治療の応用 **VI**

Q 72 漢方薬の緩和ケア領域での使い方は？

対しオピオイド製剤を使用する」ことが臨床の場に広がっています。

正しい知識をもちオピオイド製剤を正しく用いることで，痛みは効果的に取り除かれます。一方，オピオイド製剤はその作用メカニズムに照らしても鎮痛以外のさまざまな症状が生じ，一部は副作用として現れます。起こりやすい副作用には，①便秘，②悪心・嘔吐，③眠気があり，口渇，呼吸抑制，せん妄・幻覚，瘙痒感なども現れます。

これらの副作用改善に漢方薬が奏効します。日本では西洋薬も医療用漢方薬も保険収載されており，医師が両方の薬を処方できます。オピオイドの副作用対策としての漢方薬の使用も一策かもしれません。

## ▌漢方薬の効果が期待できる副作用

### ■1 便秘

さまざまな便秘改善薬がありますが，漢方薬では大建中湯が用いられます。大建中湯は，乾姜（蒸した生姜を乾燥させたもの），山椒，人参の植物成分でできています。これら3成分が相乗的に働き，腸管の運動を高めます。大建中湯は自然な腸管の動きを惹起すると考えられ，腸管の動きに基づいた便通が期待できます。また，他の便秘薬と作用メカニズムが異なるため，併用することも可能です。

### ■2 食思不振

食思不振，悪心・嘔吐などの改善に漢方薬が用いられることがあります。代表的なのが六君子湯で，科学的エビデンスが得られている漢方薬の一つです。その作用は，末梢組織で唯一食思亢進作用をもつホルモンである「グレリン」の分泌を増やすなどして，グレリンシグナルを高めることにより食思増進作用を有します[1,2]。食思不振に併せ全身倦怠感やだるさなどがみられる際には，六君子湯のほかに補中益気湯，十全大補湯，人参養栄湯といった補剤と呼ばれる漢方薬も用いられます。

### ■3 せん妄

抑肝散は術前に処方されると，術後せん妄の頻度および症状を軽減させることがわかってきました。元々は神経症，不眠症，小児夜泣きに適

367

応のある漢方薬ですが，近年ではアルツハイマー病，認知症の周辺症状
（幻覚，妄想，抑鬱，せん妄，徘徊など）を改善することがエビデンスを
もって知られてきています[3]。

### 4 口内炎

がん化学療法や放射線療法などで生じる口内炎は，痛みが生じるだけ
でなく「飲む，食べる，話す」ことにも影響を与えるため，患者のQOL
は著しく低下します。これまでは適切な治療薬がありませんでしたが，近
年，半夏瀉心湯を構成する7生薬が協調して，①抗菌，②抗炎症，③抗
酸化，④鎮痛，⑤組織修復の作用を発揮することがわかってきました[4, 5]。
さらに二重盲検臨床試験で，半夏瀉心湯のうがいが口内炎を早期に治癒
させることが明らかとなり[6]，口内炎に有効な処方として注目されてい
ます。

### 5 口腔乾燥

白虎加人参湯は，のどの渇きとほてりの改善の適応をもち，オピオイ
ドによる口渇や口腔乾燥に用いられます。

## 漢方薬を飲みやすくする飲食物は？

漢方薬は味，におい，薬剤の形状により一般的に飲みにくいことが難
点ですが，剤形の工夫やマスキングを行うことで，小児でも飲めるよう
にすることができます。剤形の工夫としては，少量（15mL）の熱湯で溶
かしたり，溶かしたものを冷凍してアイスキューブとして食べるといっ
た工夫があります。

表に，各種飲食物とともに漢方エキスを服用したときの飲みやすさを
示します。データによれば，多くの漢方薬がココアやミロ（ネスレ）に
よって味がマスキングされて飲みやすくなります。ただし，漢方薬の種
類によってはジュースなどで溶かすことにより，味がまずくなることも
あります[7]。

# 疼痛治療の応用

表　各種飲食物で漢方エキス剤を服用した時の飲みやすさ

| | 小青竜湯 | 葛根湯加川芎辛夷 | 桔梗石膏 | 小柴胡湯加桔梗石膏 | 五虎湯 | 麦門冬湯 | 五苓散 | 半夏瀉心湯 | 小建中湯 | 甘麦大棗湯 | 抑肝散 | 柴胡加竜骨牡蛎湯 |
|---|---|---|---|---|---|---|---|---|---|---|---|---|
| オレンジジュース | △ | × | ○ | △ | ◎ | × | × | × | × | ◎ | × | △ |
| リンゴジュース | ◎ | × | ○ | △ | ◎ | △ | △ | × | ◎ | ◎ | × | △ |
| 牛乳 | △ | △ | ○ | ◎ | ◎ | ◎ | ◎ | × | ◎ | ◎ | ◎ | △ |
| コーヒー牛乳 | × | ○ | ○ | ◎ | ◎ | ◎ | ◎ | ◎ | ◎ | ◎ | △ | △ |
| 乳酸菌飲料(カルピス) | × | ◎ | × | ○ | ◎ | × | × | × | × | ◎ | △ | × |
| ココア，ミロ | ◎ | ◎ | ◎ | ◎ | ◎ | ◎ | ◎ | ◎ | ◎ | ◎ | ◎ | ◎ |
| 野菜ジュース(黄色) | △ | △ | ○ | △ | ◎ | △ | △ | △ | △ | ◎ | △ | △ |
| チョコレートアイス | × | ◎ | ○ | ◎ | ◎ | ◎ | ◎ | ◎ | ◎ | ◎ | ◎ | ◎ |
| バニラアイス | △ | ◎ | ○ | ◎ | ◎ | ◎ | ◎ | ◎ | ◎ | ◎ | ◎ | × |

◎：漢方薬の味がほとんどしない　○：漢方薬の味が多少わかる　△：漢方薬の味がしっかりわかる
×：まずくなる

〔武井克己氏（たけい小児科・アレルギー科）の資料より引用〕

## 文　献

1) Takeda H, et al.: Rikkunshito, an herbal medicine, suppresses cisplatin-induced anorexia in rats via 5-HT2 receptor antagonism. Gastroenterology, 134 (7)：2004-2013, 2008

2) Uezono Y, et al.: A review of traditional Japanese medicines and their potential mechanism of action. Curr Pharm Des, 18 (31)：4839-4853, 2012

3) Matsuda Y, et al.: Yokukansan in the treatment of behavioral and psychological symptoms of dementia：a systematic review and meta-analysis of randomized controlled trials. Hum Psychopharmacol, 28 (1)：80-86, 2013

4) 宮野加奈子, 他：抗がん剤治療による口内炎に対する半夏瀉心湯の効果～明日の口内炎患者のために～. 日本薬理学雑誌, 146 (2)：76-80, 2015

5) 宮野加奈子, 他：口内炎. 薬局, 69 (2)：13-18, 2018

6) Matsuda C, et al.: Double-blind, placebo-controlled, randomized phase II study of TJ-14 (Hangeshashinto) for infusional fluorinated-pyrimidine-based colorectal cancer chemotherapy-induced oral mucositis. Cancer Chemother Pharmacol, 76 (1)：97-103, 2015

7) 加納亜子：小児診療で漢方薬を使いこなす. Nikkei Medical, 4：24-26, 2014

（上園　保仁）

# Q73

## 乳がん患者の痛みの原因と治療方法は？

### A

乳がん患者の痛みの原因として，乳房切除後疼痛症候群や骨転移のほか，リンパ節転移による神経因性疼痛なども挙げられます。それぞれに応じた薬物療法などが必要となります。

## 乳房切除後疼痛症候群

乳房切除後疼痛症候群（post mastectomy pain syndrome）は，患側上腕内側や腋窩，胸部の慢性的な疼痛で，乳房手術後から発症し，場合によっては数年間疼痛が続くことがあります。症状としては，ヒリヒリ／チリチリとした疼痛で，感覚の低下やアロディニアなどの感覚異常がみられます。原因としては，腋窩リンパ節を隔清する際，第1，第2肋間上腕神経を損傷して起こると考えられていますが，肋間上腕神経を温存していても発症する場合もあります。

治療方法は，筋力の低下や肩関節の可動制限，日常生活・仕事に影響がある場合には，薬物療法を行います。薬剤は三環系抗うつ薬が第一選択です。ノリトリプチリン（ノリトレン）は，アミノトリプチリンよりも口渇や眠気などの副作用が少ない薬剤です。

【処方例】
ノリトリプチリン 30 mg　分3

外科医はこの乳房切除後疼痛症候群に関心が低く，治療可能であるにもかかわらず，放置されている患者さんが多数存在します。大事なこと

疼痛治療の応用 VI

は，痛みの訴えを聴く医療者の姿勢です。

## 骨転移

　乳がんの再発形式で最も多いのは骨転移です。骨転移の痛みに対しては，体性痛であることからアセトアミノフェン 3,000 ～ 4,000 mg/日を基本とします。NSAIDs を併用してもよいのですが，NSAIDs 同士の組み合わせは禁忌です。ジクロフェナクナトリウムは，頓用で使用することはあっても，連日定期投与は消化管障害や血小板への影響などを考えるとお勧めできません。

　骨転移の痛みには，強オピオイドを積極的に使用します。また，骨転移による骨破壊があると神経因性疼痛が混在します。しびれるような痛みが交ざっていたり，電気が走るような痛みがある場合は，鎮痛補助薬を早期に開始します。

　その他の薬物療法としては，デノスマブ（ランマーク）注射やビスホスホネート製剤（ゾレドロン酸 4 mg）を 4 週ごとに使用します。1～2 回の投与で痛みが軽減する場合が多いです。

　放射線治療は，痛みのある骨転移には有効で，放射線治療医にコンサルトする必要があります。

　体動時の痛みの治療としては，薬物療法のほかに，患部の保護（コルセットの着用）があります。患者さんが嫌がる場合がありますが，よく相談して決めなくてはなりません。また，痛みが取れたことによって，無理な荷重をかけて骨折してしまう場合もありますが，これは避けなければなりません。骨転移の治療目標は，QOL をできるだけ維持することにあります。

## リンパ節再発による難治性疼痛，パンコスト型再発など

　鎖骨上のリンパ節転移や頸部リンパ節転移により，腕神経叢を圧迫することによって起こる難治性の疼痛は，上腕の筋力低下や肩関節の可動制限，上腕の浮腫などを伴い，QOL を著しく低下させます。早期から診

断し，治療を行うことが重要です。

　疼痛治療としては NSAIDs とオピオイドが基本ですが，神経因性疼痛なので，ステロイドなどの鎮痛補助薬が必要になります。デキサメタゾン 12〜20 mg，三環系抗うつ薬や抗痙攣薬の併用が必要になります。重症な場合は，ケタミンを 200 mg/日から使用開始することもあります。

**（橋爪　隆弘）**

疼痛治療の応用 **VI**

# Q74
## 腹膜播種による痛みの
## メカニズムと治療の考え方は？

**A**

他のがん性疼痛と同様に，WHO3段階除痛ラダーに
沿って痛みの治療を行いますが，腹膜播種の痛みはモル
ヒネなどの強オピオイドを投与しても反応が乏しいこと
があります。その原因の一つとして，腹膜播種病態下で
は脊髄のμオピオイド受容体が減少していることが挙げ
られます。このような場合には，強オピオイドの増量だ
けでなく，リドカインなどの鎮痛補助薬の投与を検討し
ます。

## 腹膜播種の痛み

　腹膜播種とは，胃がんや膵臓がん，卵巣がんなどが播種性に腹膜転移
することです。腹膜播種は腹腔内で炎症を引き起こし（がん性腹膜炎），
その痛みは，①限局した部位ではなく腹部全体に痛みを呈する，②腹部
に圧力などを加えることで痛みは増強する――といった特徴を有してい
ます。このような痛みは，ある程度進行した腹膜播種病態下で出現する
といわれていますが，腹水は中等度以下の場合もあり，腹水で腹部が
張った重苦しさとは異なります。

　腹膜播種病態下で発生する痛みの種類は表に示す通り，内臓痛，体性
痛，神経障害性疼痛に大別されますが，3つの痛みは混在していること
が多く，患者さんごとに腫瘍の生着部位と深達度が異なるため，これら
を厳密に区別することはできません。

373

表　腹膜播種病態下で発生する痛みの種類と鎮痛

| 痛みの種類 | 原因となる臓器 | 治療法 |
|---|---|---|
| 内臓痛 | 腹膜・腸管膜・肝臓などの実質臓器被膜 | 強オピオイド。腸管拡張を伴う腸閉塞合併時はチューブで減圧，または鎮痙薬（ブスコパン）やオクトレオチドの投与 |
| 体性痛 | 腹壁，横隔膜 | 鎮痛薬（NSAIDs またはアセトアミノフェン ＋ 強オピオイド） |
| 神経障害性疼痛 | 後腹膜・骨盤腔内の神経節，自律神経叢 | ①鎮痛薬，②鎮痛補助薬としてリドカイン，③内臓神経ブロック，④硬膜外神経ブロック |

# 腹膜播種の痛みの治療

## 1 治療の進め方

　腹膜播種病態下でも他のがん性疼痛と同様に，WHO 3段階除痛ラダーに沿って痛みの治療を行いますが，モルヒネなどの強オピオイドを投与しても反応が乏しいことがあります。これは，脊髄の$\mu$オピオイド受容体が減少しているためと考えられ，このような場合は，リドカインなどの鎮痛補助薬の投与を早期から開始することが必要です。

　鎮痛補助薬を投与しても反応が乏しい場合は，全身状態を考慮しつつ，内臓神経ブロックも検討します。また，腹膜播種に伴う内臓痛がみられる場合は，がん結節により腸管が癒着や閉塞を起こしていることがあります。まれに腸管の穿孔から感染や腸液による腹膜炎を合併していることもありますので，まずは腸閉塞や穿孔の可能性を除外する必要があります（図）。また，がん性腹膜炎のある患者は，腸蠕動の低下や腸閉塞が起こりやすいため，消化管が拡張することによる内臓痛と鑑別します。

## 2 リドカインの投与

　モルヒネなどの強オピオイドが奏効しないがん性腹膜炎に伴う痛みに対してリドカインが有効であったという臨床的知見が散見され，本邦ではリドカイン持続静脈内投与が有効だった症例のケースシリーズが発表されています。この効果は，がん性腹膜炎疼痛モデルマウスを用いた解析でも確認されており，モルヒネ単独の投与では部分的な鎮痛にとどまるケースでも，モルヒネとリドカインを併用することでモデルマウスの

疼痛治療の応用

Q74 腹膜播種による痛みのメカニズムと治療の考え方は？

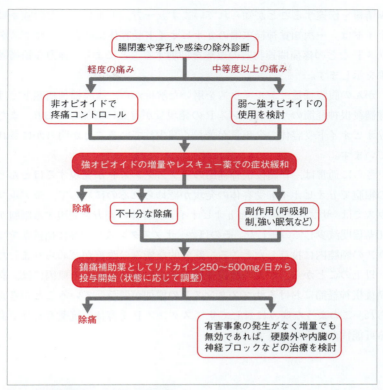

図　がん性腹膜炎による痛みの治療

痛み行動がほぼ完全に抑制されています。神経障害性の痛みへの対処が遅れてしまうと，痛みが難治化する恐れがあります。投与方法は，全身状態に応じて1日200〜500mgの持続静脈内投与から開始し，局所麻酔薬中毒に注意しながら効果が得られる用量まで漸増します（上限の目安は1日1,000mg）。有効例の多くは1日500〜1,000mgの持続投与で効果が発現しましたが，より少量でも有効だった症例もあります。

## 痛みのメカニズムと強オピオイドが効きにくい理由

　脊髄後根神経節で合成される疼痛関連神経ペプチドのサブスタンスPは，刺激に応じて一次知覚神経末端から遊離され，脊髄後角の神経へ痛

375

み情報を伝達することが知られています。一方，モルヒネなどの強オピオイドは，一次知覚神経末端の$\mu$オピオイド受容体に結合し，サブスタンスPなどの疼痛関連物質の遊離を抑制することにより，強力な鎮痛効果を示します。

がんの腹膜播種モデルマウスを用いた解析から，腹膜播種病態下では，脊髄後根神経節のサブスタンスPの発現量が有意に増加しており，また，$\mu$オピオイド受容体の発現量が著しく減少していることが明らかにされています。

さらに通常は，脊髄後根神経節のサブスタンスPが発現するほとんどの細胞で$\mu$オピオイド受容体の発現が認められるのに対して，モデルマウスでは，サブスタンスPと$\mu$オピオイド受容体の両方を発現する細胞が40％程度減少していました。そのほか，サブスタンスP受容体拮抗薬をマウスの髄腔内に投与したところ，部分的な痛みの改善が認められました。

以上のことから，がんの腹膜播種モデルマウスの痛みの原因には，脊髄後根神経節におけるサブスタンスPの増加が関与していることが考えられ，このような痛みに対してサブスタンスP受容体拮抗薬も有効である可能性が考えられます。

### 文 献

1) 網倉克己, 他：消化器末期癌患者の癌性疼痛に対するリドカイン持続注入法の効果. 日本消化器外科学会誌, 37：117-122, 2004
2) Suzuki M, et al.: Sensation of abdominal pain induced by peritoneal carcinomatosis is accompanied by changes in the expression of substance P and $\mu$-opioid receptors in the spinal cord of mice. Anesthesiology, 117 (4)：847-856, 2012
3) Tagami K, et al.: Analgesic effectiveness of systemic lidocaine administration for abdominal cancer pain caused by peritoneal carcinomatosis: a case series of 10 patients. J Palliat Med, 19 (12)：1247-1248, 2016

（鈴木 雅美，田上 恵太）

# Q75 浮腫による痛みへの対応は？

**A** 浮腫と痛みの原因をアセスメントしましょう。浮腫は，組織で不要になった水や蛋白が回収されずに組織間隙にたまっている状態です。浮腫が急激に強くなると，引き伸ばされた皮膚や皮下組織が「ピリピリと痛い」，「張って痛い」といった痛みにつながると考えられます。しかし，こうした組織の伸展以外にも，痛みの原因が潜んでいる可能性があります。痛みへの対応を考えるとき，まずは浮腫がなぜ生じているのか，なぜ痛みがあるのかということをアセスメントする必要があります。

## 浮腫の原因

　浮腫は臨床的には，細胞外液のうち間質液の増加と定義されます[1]。通常，組織液（間質液）の80〜90％は組織間隙から血管に戻り，10〜20％は毛細リンパ管へと再吸収されます。浮腫はさまざまな要因により，組織で不要になった水が正常に回収されず，組織間隙にたまっている状態をいいます。一方，リンパ浮腫とは，組織で不要になった蛋白と水分がリンパ管内に回収されず，高蛋白性の体液が組織間隙にたまっている状態をいいます[2]。

　進行がんにおける浮腫の原因を表1に示します。がん患者の浮腫の原因としては，リンパの遮断・破綻や，静脈の閉塞，リンパ静脈性浮腫，低アルブミン血症，心臓・腎臓の機能低下などがあります。がん患者では，これらの原因がいくつか重なっていることもまれではないでしょう。

　がん患者というとリンパ浮腫をイメージされる方も少なくないと思い

**表1　進行がんにおける浮腫の原因**

| 局所 | 一般的 |
|---|---|
| ●リンパの遮断/破綻（二次的リンパ浮腫）<br>・手術および放射線治療<br>・リンパ節や皮膚リンパへの転移性腫瘍<br>・感染<br>●静脈の閉塞<br>・深部静脈血栓<br>・上大静脈閉塞<br>・下大静脈閉塞<br>・腫瘍による外からの圧迫<br>・移行性血栓性静脈炎<br>●リンパ静脈性浮腫<br>・非活動性と依存<br>・神経障害による局所的な脱力 | ●心不全（二次的あるいは貧血によって悪化したもの）<br>●低蛋白血症<br>・異化状態<br>・肝臓疾患<br>・栄養欠乏<br>・ネフローゼ症候群<br>・タンパク喪失性腸疾患<br>●慢性腎不全の進行した段階<br>●薬物<br>・塩分と水分貯留<br>　（例：NSAIDsとコルチコステロイド）<br>・血管拡張（例：ニフェジピン）<br>●悪性の腹水 |

（Keeley Vaughan著，戸谷美紀 訳：進行がんにおける浮腫．リンパ浮腫　適切なケアの知識と技術，
中央法規出版，p320，2005より引用）

ます。しかし，がん患者の浮腫はリンパ浮腫だけとは限りません。浮腫に伴う痛みへの対応は，浮腫の原因によって異なります。浮腫の原因がわかれば，おのずと浮腫を緩和するための対応策が出てくるのではないでしょうか。そして，それが浮腫に伴う痛みの緩和につながる可能性もあります。まずは浮腫の原因をアセスメントしましょう。

## 痛みのアセスメント

### 1 浮腫によるさまざまな痛み

　痛みの原因や関連する病態，部位，強さ，性質，頻度，緩和因子・増強因子，痛みによる日常生活への支障などをアセスメントします。また，患者が訴える痛みに対しては，身体的な痛みだけでなく精神的な痛み，社会的な痛み，スピリチュアルペインにも視点を向けていく必要があります。

　患者は，浮腫によるボディイメージの変化や病気に対する不安，浮腫による生活への支障など，浮腫に関わるさまざまな痛みを体験している可能性があり，これらは痛みの閾値にも影響します。患者を全人的に捉

え，身体的な痛みだけに視点が向くことのないよう患者の訴えを傾聴する必要があります。

### 2 リンパ浮腫による痛み

リンパ浮腫における痛みの原因は**表2**に示す通り，組織の伸展以外にもいくつか指摘されています。痛みの原因や関連する病態，痛みに影響しているさまざまな要因によって，対応は異なります。表2に示すもののほかにも，例えば，病期の進行に伴う全身状態の悪化や，ADL低下など廃用症候群，著しい浮腫による四肢の機能・可動性の障害による場合もあります。患者の訴えを注意深く聴き，アセスメントすることが痛みへの対応を検討することに繋がります。

**表2　リンパ浮腫による痛みの原因**

- 肩への負担（重くなった腕による）　・炎症　・上腕神経叢や腰仙部神経叢の障害
- 筋膜性トリガーポイント　・癒着性関節嚢炎　・関節炎
- 滑液嚢炎　　　　　　　　・腱鞘炎　　　　　・深部静脈血栓症
- 神経障害性疼痛の原因として乳房切除術後肋間神経痛
- 放射線治療後線維症　・再発（腋窩，鎖骨上窩，頸椎，脊髄）　・化学療法
- 頸椎脊椎炎　　　　・腕神経叢症候群として放射線治療後神経叢障害
- 鎖骨上再発に伴う神経叢障害

(Twycross Robert, Wilcock Andrew 著，志眞恭夫，坂下美彦 訳：リンパ浮腫．トワイクロス先生のがん患者の症状マネジメント，医学書院，p382，2005，Twycross Robert 著，坂下美彦 訳：リンパ浮腫の痛み．リンパ浮腫　適切なケアの知識と技術，中央法規出版，pp68-69，2005 を参考に作成)

## 浮腫による痛みへの対応

リンパ浮腫診療ガイドラインでは，「痛みの評価には，原因，実態，頻度，タイミング，部位，程度と影響に注意を払う必要がある。効果的な治療戦略は，①リンパ浮腫治療に伴う痛み，②日々の活動に付随する痛み，③background pain（もともと持っている継続的もしくは連続する安静時痛）など，痛みの種類によって異なる。いずれも患者の伝達能力がその精度に影響を及ぼす可能性があるので，医療者は患者の疼痛体験を正確に吸い上げて，最も効果的な疼痛管理方法を選択する必要がある。疼痛管理とその評価は，緩和ケアチームやペインクリニックの活用も考

慮すべきである」と述べられています[3]。前述したように痛みへの対応
では，患者の訴えを注意深く聴き観察することと，痛みの原因によって
対応を検討することが大前提となります。

痛みへの対応には，非薬物的方法と薬物的方法があります。非薬物的
方法の多くは，浮腫によって生じた組織伸展に伴う痛みや不快感の緩和
を目指します。同時に，浮腫の悪化の原因をできる限り除去するという
視点も非常に大切になってきます。

患者の状態に応じて，非薬物的方法と薬物的方法を組み合わせて対応
を検討しましょう。

## ◼ 非薬物的方法
### ①体位の工夫

浮腫のある上肢・下肢を軽度挙上させることで，静脈還流が増加する
ため浮腫の軽減が期待できます。浮腫の軽減は，組織の伸展に伴う痛み
の緩和につながります。クッションなどで患者の安楽な体位を工夫して
みましょう。この際，理学療法士からアドバイスを得るのもよいでしょ
う。クッションを使う際，当て方によっては浮腫が局所的に集中してし
まったり，クッションの角などで圧痕が生じ，皮膚の損傷につながるこ
ともあるので注意が必要です。

### ②スキンケア

スキンケアの目的は，皮膚（爪も含む）の保清と保湿を維持し，健康
な組織の状態を保つことによって感染の危険性を低下させることです[4]。
浮腫がみられる皮膚は，伸展し乾燥も生じるため，傷つきやすくなって
います。皮膚の保清，保湿，保護，物理的刺激の回避に留意しましょう。
皮膚の損傷や感染は患者に新たな苦痛をもたらすことになります。

浮腫が生じることで皮膚が敏感になる方もいるようです。入浴，足浴，
手浴時は弱酸性洗剤を使用するなどして，洗剤による刺激を避けます。
また，乾燥を防ぐためにクリームやローションなどの保湿剤をこまめに
使用します。衣類や履物は，軟らかくゆったりとした大きめのものを選
び，ゴムなどによる締め付けにも注意しましょう。

### ③運動

リンパ浮腫の治療において運動は重要な位置を占めています。患者の

状態によって運動の可否はありますが，運動は一般的に，筋肉ポンプ作用と静脈弁の作用により静脈圧を下げるため，浮腫の軽減に効果があるとされています。ベッド上での自動・他動による屈伸運動や足踏み運動も効果があります。理学療法士に運動の方法を相談するのもよいでしょう。

### ④用手的リンパドレナージ

用手的リンパドレナージ（manual lymphatic drainage；MLD）の目的は，組織間隙に貯留している高蛋白性の体液を起始リンパ管に取り込ませてリンパ液とし，さらにそのリンパ液を標的リンパ節へ向けて排液することです[5]。これにより浮腫の軽減を図り，組織の伸展に伴う痛みの緩和が期待できます。

ただし，感染症による急性炎症，心性浮腫・心不全，深部静脈血栓症，急性静脈炎など，MLD禁忌の病態もあるので注意が必要です。MLDは医師の指示のもと，専門的な教育を受けた医療者により医療手技として行われます。適応については専門知識をもつ医療者に相談しましょう。MLDの適応とならない患者に対しては，ドレナージを目的としたマッサージではなく，タッチングによる快の刺激を目的としたマッサージも検討してみましょう。

### ⑤圧迫療法

圧迫療法には，弾性包帯を用いる方法と弾性着衣を用いる方法があります。どちらも間違った使い方をすると，リンパ液の流れを妨げ浮腫を悪化させてしまいます。また，浮腫によって脆弱となっている皮膚を傷つけてしまうことがあります。本稿では詳述しませんが，圧迫療法を行う場合は，専門知識をもつセラピストに相談しましょう。

## 2 薬物的方法

進行がん患者で浮腫に関連した痛みがみられる場合は，各種の鎮痛薬が有効な場合もあります。前述の通り痛みのアセスメントを行い，その結果をもとに鎮痛薬の検討を行いましょう。この場合，緩和ケアチームやペインクリニックなどに相談するのもよいと思います。

鎮痛薬などの選択は他のがん疼痛と同様，WHO方式がん疼痛治療法に沿って行います。WHO方式がん疼痛治療法と鎮痛薬の詳細は他項を参照ください。

## 文 献

1) 森田達也, 木澤義之 監：緩和ケアレジデントマニュアル, 医学書院, p162, 2016
2) 日本リンパ浮腫学会 編：リンパ浮腫診療ガイドライン 2018 年版, 金原出版, p12, 2018
3) 日本リンパ浮腫学会 編：リンパ浮腫診療ガイドライン 2018 年版, 金原出版, p18, 2018
4) 日本リンパ浮腫学会 編：リンパ浮腫診療ガイドライン 2018 年版, 金原出版, p26, 2018
5) 日本リンパ浮腫学会 編：リンパ浮腫診療ガイドライン 2018 年版, 金原出版, p25, 2018

（石川 千夏）

# Q76 在宅患者の痛みの治療と対応の難しさ，留意点は？

**A** 在宅緩和ケアは，患者さんとご家族の理解が十分に得られてから開始します。在宅だからといって痛みの治療が難しいわけではありませんが，鍵を握るのは家族です。緊急時の対応などの十分な説明と指導が必要となり，「家のもつ力」，「家族の力」がポイントになります。

## はじめに

筆者は2000年2月に東京都立川市に在宅緩和ケア専門診療所を開業しました。同市を中心とした半径16 kmの人口は350万人を超えます。その地域で2018年末までに3,400人を超える患者さんを看取ってきました。がん患者さんが85%，非がん患者さんが15%の割合です。半数以上は疼痛コントロールが必要な患者さんでした。本稿では，疼痛緩和ケアの概要，使用する薬剤の説明，医療用麻薬の誤解などの解説は省き，実践的なお話だけをお伝えします。

## 疼痛治療の前に必ず必要なこと

### 1 患者・家族に確認する5項目

在宅緩和ケアはがん終末期の患者さんが対象であり，そのゴールは「痛みのない，苦しみのない，穏やかな看取り」です。在宅療養が開始される前に，在宅緩和ケアについての本人・家族の理解がまず必要です。

在宅緩和ケアを開始する前に本人，家族にお会いして，①病院での治

療や説明の理解度，②現状の病識，③残された時間の認識，④今後に対する希望，⑤覚悟を確認します。これまでの経過や現在の病状を十分理解され，残された時間を在宅で過ごしたいという覚悟のある患者さんの場合は，家族も覚悟していることがほとんどです。

一方，病院での説明が不十分なため，これまでの経過や現状，今後に対し何も考えないまま，覚悟ももてないままの本人・家族に対しては，これまでの経過，現状，今後起こり得る症状，余命をありのままにお伝えします（本人への告知はお会いしたときの印象，先方からのご希望で判断します。家族へは全例でお伝えします）。在宅緩和ケアのスタートは十分お話しし，ご理解されてからです。

## 2 患者家族への指導

これから起こり得るすべての症状緩和の鍵を握るのは家族です。家族は在宅緩和ケアチームの一員で，「痛みのない，苦しみのない，穏やかな看取り」の成否は家族にかかっています。急変時，症状増悪時，疼痛増強時に，家族が落ち着いて医師・訪問看護師に電話をかけ，指示通りに落ち着いて対応できるように指導していくことが，在宅では最も重要です。在宅医や訪問看護師には24時間いつでも電話が通じることや，必要であればいつでも訪問する体制で見守っていることを繰り返しお伝えして，安心感をもってもらうことも重要です。

## 3 独居の場合

独居の場合は次のように対応しています。独居にも①天涯孤独の純粋な独居，②家族と音信不通状態や家族が介護拒否状態の独居の2通りがあります。本人に説明し，希望・覚悟は十分伺いますが，それとともに行政の担当者や，音信不通・介護拒否の家族へも連絡を取り，在宅療養・看取りになること，死亡後の対応，各種費用などをお話ししたうえで開始します。

友人，知人，隣人などの協力者がいれば協力を依頼し，ケアマネジャーと十分相談し，短くても頻回の訪問，できれば夜間の訪問介護の体制を作ることが必要になります。

## 在宅での痛みの治療

特に在宅だから痛みの治療が難しいということはありません。むしろ採用のない薬剤が使用できない病院とは違い，在宅では，疼痛緩和に使用できる薬剤は医療用麻薬（内服剤，貼付剤，坐剤，粘膜吸収剤，注射剤）まで全て速やかに処方できます。もちろん医療用麻薬を取り扱う免許は診療所と薬局の双方に必要ですが，在宅への配達，患者・家族への説明，服薬管理，投与効果の報告を行ってくれる薬局も増えています。

### 1 緊急用の薬剤

在宅緩和ケアをスタートする時点で，全ての患者さんに緊急用の坐剤として，アンペック 10 mg，ボルタレン 50 mg，ナウゼリン 60 mg，ダイアップ 10 mg，新レシカルボンを処方します。緊急の症状緩和は，ほとんどこれで対応が可能です。

使用する薬剤や医療用麻薬への誤解に関する説明，副作用の説明・対策は十分行い，穏やかな在宅療養のために疼痛緩和が不可欠であることを本人・家族にお伝えします。

### 2 医療用麻薬の処方

すでに医療用麻薬導入済みの場合には，病院処方の継続で開始します。コントロール良好の場合は問題ありませんが，不良の場合には使用中の薬剤の増量，変更を検討します。

医療用麻薬は，内服で家族が管理できる場合は増量していくことに問題はありませんが，家族の管理が難しい場合や独居の場合には，なるべく早い段階で貼付剤や持続皮下投与に切り替えるようにします。

一方，医療用麻薬を新規導入の場合には，疼痛のアセスメントを行い，WHO 疼痛ラダーに従い内服薬から開始しますが，スピードが大切です。

## 在宅で問題が起こりやすい場合

### 1 疼痛増強時

疼痛増強時の対応が難しいことが多いようです。夜間・休日の疼痛増

強で，内服のレスキューの増量でも緩和されないケースが問題となります。疼痛増強の場合には坐剤の使用になりますが，使用が難しいケースがあります。坐剤の使用が難しいケースとその対応を以下に示します。

### ①家族が坐剤を使用できないケース

坐剤の使用は，医師，訪問看護師，薬剤師が事前に，それぞれ十分に説明・指導することが，まず必要です。ほとんどの場合は問題ないのですが，突然のことに動揺して，できない場合があります。

電話では，どの坐剤を使用するか，どのように使用するかを伝え，落ち着いて行うように指示します。それでも使用できない場合は訪問看護での対応をお願いすることになります。

### ②患者の状況により坐剤を使用できないケース

肛門が手術で閉鎖していたり，痔や下痢などで坐剤が使用できない場合です。

肛門が手術で閉鎖している場合は，人工肛門が造設されています。その場合は人工肛門から坐剤を挿入します。1指分挿入できれば十分効果があります。

痔の場合には，キシロカインゼリーを十分量使用し，少し時間をおいて坐剤を挿入します。

下痢の場合は，2度までは坐剤を挿入して様子をみるようにします。それでも対応できない場合は，訪問看護での対応をお願いすることになります。

### 2 独居の場合

友人，知人，隣人など協力者がいる場合は，事前に指導して協力をお願いすることになります。また，夜間の巡回ヘルパーがいる場合も同様にお願いします。それでも対応できない場合は，訪問看護での対応をお願いすることになります。

## 内服困難時の対応

通過障害や意識障害，衰弱進行などにより，薬剤が内服困難になってからは投与経路をシンプルにします。貼付剤の場合は継続しますが，内

服の医療用麻薬の場合は，同じ製剤の持続皮下注に切り替えます。

　レスキュー薬はアンペック坐剤での対応とします。皮下注の濃度，速度を調整することでほとんど問題はありません。

## 疼痛コントロール困難の場合の対応

　疼痛コントロール困難の場合は，持続硬膜外投与，持続くも膜下投与も行います。持続硬膜外投与は自宅で行いますが，持続くも膜下投与は施行可能な施設へ依頼しています。

## 家と家族の力

　在宅緩和ケアでの疼痛緩和の大事なポイントは「家のもつ力」です。病院ではあれほど顔をしかめて痛がっていたのに，家へ帰ったら笑顔で痛みをあまり訴えないという患者さんは大勢います。自分の家，自分の部屋，庭の景色，家族の声などから視覚，聴覚，嗅覚すべてで安心を得て，誰にも遠慮なく自分の時間や空間を自由に使える，好きなものを飲んだり食べたり，出かけることもできるということで，痛みは和らぐようです。

　もうひとつのポイントは「家族の力」です。よそ行きの顔ではなく，普段の顔と仕草でいつも通りに側にいること，誰に遠慮もなく，いつまでも手を握ったり，体をさすったり，横に寝たりなど家族の温もりを感じることが痛みを和らげます。

　それに加えて，在宅医・訪問看護師には 24 時間いつでも電話が通じ相談でき，必要なら緊急で訪問してくれるという体制が，患者さん・家族のさらなる安心につながります。

（井尾 和雄）

## Q77
## 在宅がん患者の疼痛緩和ケアで薬剤師が果たすべき役割は？

在宅がん患者の療養環境はそれぞれに特異性があり，薬物治療はその内容を個別に最適化することで効果を発揮します。薬剤師は病状の変化を予測しつつ，安全性とアドヒアランスを確保しながら療養環境に適した薬物治療をコーディネートしていく視点が必要です。

### 薬局薬剤師が担う業務とは

　在宅療養中のがん患者に対する薬局薬剤師の業務は，処方医の指示を受け患者宅に薬剤を持参し，患者が生活のなかでどのように薬剤を使用しているか，また，処方された薬剤の効果や副作用，相互作用についてチェックを行います。在宅では患者により生活環境が異なり，薬剤の保管方法や服薬状況も千差万別です。外来では見えていなかった事情が自ずと浮き上がってきます。

　そのなかで薬剤師は，ほかの職種とも協働しながら，患者や家族とともに薬剤が適切かつ安全に生活にマッチして使用されるよう工夫を加えていきます。

### 在宅患者への対応事例

　実際の訪問にあたっては，それまで得られている患者情報などから観察すべきポイントを想定しておくとよいでしょう。訪問依頼のあった患者について，事前に得られていた患者情報と，その情報から計画した観

# VII 在宅がん患者の痛みの緩和

## Q77 在宅がん患者の疼痛緩和ケアで薬剤師が果たすべき役割は？

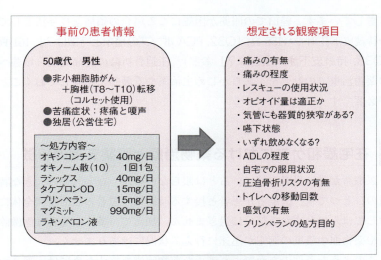

図1 療養環境情報から薬剤に関連する観察項目を作成する

察事項の一例を図1に示します。この症例を手がかりに考えてみます。

　患者は公営住宅に独りで暮らしており，日常生活で多くのことを自身でこなす必要があります。胸椎への転移があることから，体動時痛を含めて痛みがコントロールされているかどうか，その状態で居宅内をどのように移動しながら日常生活を営んでいるのか，ということが気になります。

　また，プリンペランが処方されているので，錐体外路症状の発現で運動機能が制限されていないか，どれぐらいの処方期間になるのかなども訪問時に聴取，あるいはお薬手帳などでチェックが必要です。もしもオピオイドの悪心予防として処方されているものであれば，現段階での処方の妥当性について処方医と相談する必要があります。

　レスキュー薬を含めた鎮痛薬の使用状況も薬効評価には欠かせません。服薬状況に関する確実な情報を踏まえた薬物治療アセスメントが可能なのも在宅医療の特性のひとつです。

　特に進行がん患者の在宅医療では，今後の病状変化を予測したうえでそれらに見合ったオプションを準備していくことも必要です。このケースでは，今後の嚥下困難への進行や転倒などによる脊椎損傷の可能性を

389

考慮しています。経口での服薬が困難になる場合の鎮痛薬投与法としての持続皮下注射や（155頁，「Q32. PCAポンプの種類と特徴は？」，161頁，「Q33. 持続皮下注入法とは？」参照），圧迫骨折時の疼痛発現・増強への薬物治療での対処を，あらかじめ主治医や看護師に相談しておくことが必要です。

## 在宅緩和ケアにおける薬物治療と服薬支援の特徴

　医療者が常に患者の傍にいるとは限らないのが，在宅医療の大きな特徴のひとつです。医療者が患者と接する時間は，患者の生活時間全体に対してほんのわずかな部分に過ぎません。加えて，多くの場合は画像診断や薬物血中濃度の測定が迅速に行える状況にはありません。

　このような条件のなかでより適正な薬物治療を施すためには，図2の3つの視点から配慮や工夫が必要です。

### 1 コンプライアンスの確保

　薬物治療の成否は，良好な服薬コンプライアンスが得られるかどうかにかかっています。一包化調剤や配薬ボックス，お薬カレンダーなどの

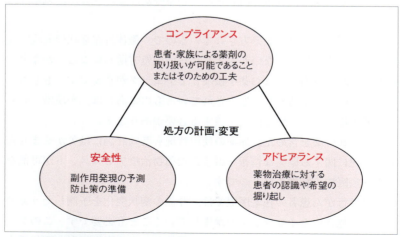

図2　在宅医療での薬物治療の成否要因

在宅がん患者の痛みの緩和　**VII**

利用はもちろん，家族や介入する他職種による服薬確認や介助が必要なこともあります。患者が薬剤をどのように管理し，手に取り，服用しているかの確認と評価を行い，最適な支援策を立案します。

　例えば「痛みがあるのにレスキュー薬が服用できていない」ということが明らかになった場合，①服用の判断を迷っている，②嚥下困難である，③薬剤が手の届かない場所に保管されている，④自力では包装を開けられないので服用を諦めている，⑤オピオイドの量が増えるのを恐れている──など，さまざまな要因が考えられます。これらの原因を評価し，適切な改善策を講じていく必要があります。

## 2 安全性への配慮

　緩和ケアにおける症状コントロールの軸とされる疼痛管理について，医療用麻薬の処方を例に挙げます。

　日本では多くの医療用麻薬製剤が発売されていますが，製剤の選択にあたっては，その有用性とリスクを十分に吟味する必要があります。徐放性製剤は，定時的な服用により安定かつ持続した血中濃度が得られますが，在宅環境下においては，誤薬や重複などで不意の過量服用が生じた場合に，製剤設計上の有用性がリスクへと転じます。すなわち，より長時間型の徐放設計であるほど薬剤の過量状態は長時間に及ぶ傾向にあります。これは貼付剤についても同様のことが考えられます。

　一方，速効性製剤は主にレスキュー薬として処方され，専ら突出痛の迅速な緩和を目的として処方されます。効果の持続は短時間ですが，過量投与においては腎機能低下などによる薬物の蓄積がなければ，数時間で過量状態を脱することが予測できます。

　投与経路の違いでみると，経口製剤による過量状態では，傾眠や意識障害によりそれ以上の服用は必然的に回避されるため，重篤な事態に至ることは少ないと考えられますが，持続注射や貼付剤による過量は，投与を中止しても皮下組織などに貯留して，これから血中へと移行する薬物が存在するために，重篤な状態に陥らないかの経過観察がより長時間に及ぶことがあります。

　これらの製剤特性が患者の服薬環境下で正しく効果を発揮するかどうか，アセスメントすることが処方の安全性の確保につながります。

391

### 3 アドヒアランスの確保

　薬物治療のアウトカムを考えた場合に，医療者と患者の考えるアウトカムは往々にして異なることがあります。苦痛症状の緩和を目的とした医療知識や服薬指導の実践はもちろん必要なことですが，患者は苦痛が緩和されたその先にある「生活にどのような良い影響をもたらすか」ということを，無意識のうちに目標として見据えています。それは例えば，痛みに苛まれることなく睡眠をとれることであったり，自力でトイレに行けるようになることであったり，ベッド上ではなく家族とともに食卓につけるようになることなど，当たり前ながらも生活の大切な構成要素です。

　「痛みを和らげるためにこの鎮痛薬を使います」という説明だけでは，必ずしも患者のニーズにマッチしていない可能性があることに留意しましょう。生活上どのような良い影響をもたらすかということに気付いてもらえることが，薬物治療の必要性の正しい認識と適正で円滑な症状管理につながります。

## 他職種との連携

　多くの場合，在宅医療ではそれぞれの職種が個別に患者宅を訪問します。薬剤師による観察やアセスメントだけでは情報は不足しがちであり，モニターすべき薬物治療の結果や療養環境の変化を見落としてしまうこともあります。主治医や訪問看護師，介護スタッフなどとも情報のやり取りを随時行い，その療養環境に適した薬物治療が行われているか観察していくことが必要です。

## 症状変化はあらかじめ予測し，共有する

### 1 対応方法を職種間で共有

　療養の経過では，病状の進行に伴う急激な症状変化が現れることがあります。例えば前述の症例では，転移巣での進行や転倒の衝撃による胸椎の圧迫骨折，腫瘍の拡大による気道の狭窄，嚥下困難などです。

　医療者間ではそれらの予測を共有し，症状変化時の対応方法を話し合

いQ77。患者や家族（介護者）にも説明しておく必要がありますが，単に症状変化の可能性だけを伝えることは，場合によっては不安感や恐怖だけを抱えさせてしまうことになります。症状変化時に恐怖が先行した場合には，望まれていなかった救急搬送に至る可能性があります。ファーストコールの窓口を明確にすること，自宅にいても可能な対応策を準備すること，いつでも対応可能であることなどを，患者や家族からある程度の信頼を得ていることを見計らって伝える配慮が重要です。

### 2 薬剤で対応可能な症状変化

薬剤の追加や増量で対応できる症状変化には，あらかじめ準備しておくとよいものもあります。例えば，疼痛の増悪に対してはレスキュー薬を多めに処方しておくことや，嚥下困難となった場合に備えて坐剤を処方しておくことも備えになります。苦痛が増悪してから診察〜処方指示〜薬剤師の訪問と一連の手順を踏むのは時間を要するため，現実的ではないことがしばしばあります。そのため，必要となることが予測できる薬剤を保険診療の範囲内で患者宅に準備しておくとスムーズに対応でき，患者が苦痛と不安に苛まれる時間を最小限にとどめることができます。

医療者がすぐには患者宅に駆けつけられない場合は，電話で薬剤使用を指示することになります。口頭で伝えるだけで患者や家族が正確に薬剤にアクセスできるような保管方法や識別性の確保など，薬剤使用環境の整備には普段から配慮しておかなければなりません。

---

### 文 献

1) 厚生労働省医薬食品局 監視指導・麻薬対策課 編：医療用麻薬適正使用ガイダンス，2017（http://www.mhlw.go.jp/bunya/iyakuhin/yakubuturanyou/other/iryo_tekisei_guide.html）
2) 轡基治：がん性疼痛管理と終末期における薬物治療の問題点．調剤と情報，18（10）：1517-1522，2012

（轡 基治）

# Q78

## スムーズな医療連携体制づくりのポイントは？

### A

ポイントとして，①共通認識，②家族が一番の戦力，③縁を結ぶ，④窓口との信頼関係，⑤情報の共有，⑥常にサポート，⑦緩和ケアネットワークの構築，⑧在宅ケアネットワークの構築，⑨縁のネットワークが挙げられます。

## はじめに

　筆者は2000年2月に東京都立川市に在宅緩和ケア専門診療所を開業しました。同市を中心とした半径16 kmの人口は350万人を超えます。その地域で2018年末までに3,400人を超える患者さんを看取ってきました。出身地の異なる人々の集まる都会で医療連携を構築するのは，たいへん苦労しました。出身地や習慣，言葉が違っても同じ人間同士，「人が人を看取る」ことは世界中変わらないという思いで，少しずつ患者さんを通じて他職種と連携してきました。本稿では，そのポイントをまとめてみます。

## 家族も在宅医療チームのメンバー

### ポイント①　共通認識

　「在宅緩和ケアのゴールは在宅看取り」であるという共通認識をもつことが最も重要です。患者さんを見守る家族も含めた全ての職種が同じ認識でいることが重要です。

## ポイント② 家族が一番の戦力

疼痛緩和ケアは在宅緩和ケアの一部です。在宅緩和ケアのゴールは在宅での自然で穏やかな看取りです。

家族も在宅医療チームの一員であり，一番の戦力です。患者さんにとって家族こそが，一番長い時間寄り添い，見守り，看取る，心許せる存在です。がん末期の状態で最期まで家で過ごしていくためには「家族の覚悟」が必要です。

覚悟をもってもらうために重要なことは「十分な説明」です。①今後起こり得る症状の説明，②十分緩和できることの説明，③医療用麻薬の誤解や安全・安心であることの説明，④残された時間は少なく，今を大事に過ごされることの説明，⑤最期の段階の呼吸や症状の説明，⑥医師や訪問看護師はいつでも連絡が取れ，いつでも駆けつけてもらえることの説明が重要です。

## 多職種連携の実際

### ポイント③ 縁を結ぶ

在宅での医療連携には次の3つがあります。
1) 病院との連携
2) 在宅医療チームとの連携
3) 在宅介護チームとの連携

それぞれの連携のために重要なのは，患者さんを通じて縁で結ばれていることを認識することです。患者さんを取り巻く家族も含めた医療・介護の多職種は，患者さんの看取りという人生で最も大事な縁でつながります。その思いをもって連携することが重要であり，思いのある・なしは患者さんにも伝わります。

### 1 病院との連携

#### ポイント④ 窓口との信頼関係

ここで重要なのは退院調整看護師やMSWとの連携です。病院医師と病棟看護師には在宅医療や訪問看護の情報が少なく，在宅での療養・看取りなどの認識が薄いために，患者さんを自宅へ帰すタイミングが遅れ

がちです。

　病院から在宅へ移行する際の窓口になる退院調整看護師や MSW は地域の情報をもっています。その窓口との綿密な連携，日ごろの情報提供，地域での研修会への勧誘などの努力が必要です。また，患者さん・家族・病院スタッフの顔が見える場である退院カンファレンスへの参加，自宅へ帰して正解だったと思える詳細な在宅診療状況などの報告も重要です。

### 2 在宅医療チームとの連携

**ポイント⑤　情報の共有**

　在宅医療チームは，在宅緩和ケア医，訪問看護師，薬局薬剤師がメンバーです。緩和ケアチームや緩和ケア病棟と違い，メンバー同士が同じ施設で働いていないので日ごろからの関係づくりが必要です。

　なかでも訪問看護師との連携が最も重要です。24 時間 365 日，患者さんと家族を見守り，緊急時には訪問し，看取りに駆けつけてくれるのは訪問看護師です。重要なパートナーとしての信頼関係の構築が日ごろから必要です。

　信頼関係の構築は，まず情報の共有から始まります。訪問看護は医師の指示書から始まります。また，在宅緩和ケアは相談から始まります。相談者は病院からの情報提供書とデータを持って来院されます。ほとんどは家族ですが，本人も一緒に来られることもあります。これまでのお話を十分お聴きし，補足説明を行い，今後起こり得る症状を説明し，残された時間のことを伝え，患者さんとご家族の希望を聴いて，訪問のプランを立てます。指示書には病院からの情報提供書，データ，お聴きしたすべての項目，予測される症状，余命，介護の予測，お願いしたい医療処置を明記します。

　診療が始まったら互いの診療記録と看護記録を，その日のうちに閲覧できるように送ります。iPad などのタブレットやパソコンでいつでも閲覧が可能です。

**ポイント⑥　常にサポート**

　医師は患者さんや家族を支えることは当然ですが，訪問看護に対しても全面的にサポートします。

在宅がん患者の痛みの緩和 **VII**

Q 78 スムーズな医療連携体制づくりのポイントは？

訪問看護時のトラブルや薬の不足，症状増悪時の処置に関する問い合わせには，いつでも 24 時間対応を行います（病院医師や外来も診る開業医では，これが困難なことが多いようです）。処置が困難なとき，症状増悪時，判断不能時の往診依頼には速やかに対応します。訪問看護師の安心が患者さん，家族の安心につながります。

次に重要なのが，薬局薬剤師との連携です。緩和ケアに使用する医療用麻薬，注射剤，IVH に関する知識と用意があり，配達し，服薬指導まで可能な薬剤師は，地域にそれほど多くはいません。日ごろからの情報交換，研修会，勉強会を通じた交流が欠かせません。

**ポイント⑦ 緩和ケアネットワークの構築**

筆者の地域では，緩和ケアに従事する緩和ケア病棟，緩和ケアチーム，在宅緩和ケア医，訪問看護師，薬局薬剤師，退院調整の医師・看護師・薬剤師のネットワークを共同で構築しています。

具体的には，緩和ケアの勉強会「多摩緩和ケア実践塾」や，緩和ケア専門職のネットワーク「多摩緩和ケアネットワーク」を構築し，日ごろから顔の見える関係をつくり，患者さんを通じて縁が深くなり，信頼のできる関係がますます構築されつつあります。

## 3 在宅介護チームとの連携

**ポイント⑧ 在宅ケアネットワークの構築**

在宅介護チームとは，患者さん・家族を介護面でサポートするチームです。そのメンバーは，ケアマネジャー，介護ヘルパー，訪問入浴，訪問リハビリ，訪問マッサージ，訪問歯科など在宅療養を支える全てのスタッフです。

なかでもケアマネジャーとの連携は重要です。がん末期の患者さんの介護は寝たきりの高齢者などの介護と違い，急を要すること，医療処置もあること，期間が短いこと，看取りもあることが特徴です。熟知したケアマネジャーとの連携が，在宅療養を快適に過ごす鍵になります。そのためには，やはり日ごろからの情報交換，研修会，勉強会を通じた交流が欠かせません。

筆者の地域では，患者さんを在宅でサポートする全ての職種，ボランティア，行政職員などの報告会や研修会，勉強会を行う「在宅ケアネッ

トワーク」を構築し，日ごろから顔の見える関係以上の頼みやすい関係を構築しています。

**ポイント⑨　縁のネットワーク**

　患者さんを通じた縁でつながる全ての職種が「在宅緩和ケアのゴールは在宅看取り」であるとの共通認識をもち，経験を重ねることにより，縁はさらに深いものになり，信念となり，次の患者さん，家族の安心につながっていきます。縁は途切れることはありません。

## おわりに

　世の中の全ての連携は「人と人をつなぐこと」だと思っています。これからも地に足の着いた医療連携，ネットワークの拡大を目指します。少しは皆さんのお役にたてば幸いです。

（井尾 和雄）

# Q79 医療用麻薬を自宅・介護施設で管理・廃棄する際の留意点は？

**A** 外来通院中や在宅（介護施設を含む）で療養中の患者に対しては，痛みの状況や薬剤の使用状況を患者自らが管理できるよう支援します。医療用麻薬の保管については，厳重な管理体制をとる必要はありませんが，患者以外が使用しないように注意喚起したり，不要となった医療用麻薬の返却方法を明確にしておくなどの配慮が必要です。

## 患者の主体的な管理を支援する

　患者が外来通院していたり訪問診療を受けている場合は，医療従事者の目が届いているとは限りません。多くの患者が自ら薬剤を管理し服用していますが，痛みが増強してレスキュー薬を服用する場合や，定時オピオイドを服用し忘れた場合など，対処の判断に不安を伴ったり躊躇する場面が生じることもあります。

　そういった患者をサポートする具体的な方法としては，服薬記録表（）のようなツールを使い患者に記録してもらうと，服薬アドヒアランスの構築につながり，同時に，医療従事者が服用期間中の経過を知り，薬物治療の評価に役立てることもできます。また，患者へのアドバイスでは生活環境の動線に配慮し，自宅ではレスキュー薬をリビングルームやベッドサイドなど手の届きやすい場所に配置するよう伝えてください。

## 自宅での管理・廃棄

　医療機関あるいは保険薬局で患者に交付された医療用麻薬は，調剤済

| | 月/日 | ○/○(日) | | | | ○/○(月) | | | | ○/○(火) | | | | ○/○(水) | | | | ○/○(木) | | | | ○/○(金) | | | | ○/○(土) | | | |
|---|---|---|---|---|---|---|---|---|---|---|---|---|---|---|---|---|---|---|---|---|---|---|---|---|---|---|---|---|---|
| | 時間 | 8 | 12 | 20 | 22 | 8 | 12 | 20 | 22 | 8 | 12 | 20 | 22 | 8 | 12 | 20 | 22 | 8 | 12 | 20 | 22 | 8 | 12 | 20 | 22 | 8 | 12 | 20 | 22 |
| 定時薬 | オキシコンチン(5) | 2 | | 2 | | 2 | | 2 | | 2 | | 2 | | 2 | | 2 | | 2 | | 2 | | 2 | | 2 | | 2 | | 2 | |
| レスキュー薬 | オキノーム(5) | | | | 1 | 1 | | | | | | | | | | | | | | | | | | 1 | | | | | |
| その他の薬 | ラキソベロン | | | | 15 | | | | | | | | | | | | 18 | | | | | | | | | | | | |
| | ロキソニン | 1 | 1 | 1 | | 1 | 1 | 1 | | 1 | 1 | 1 | | 1 | 1 | 1 | | 1 | 1 | 1 | | 1 | 1 | 1 | | 1 | 1 | 1 | |
| | ランドセン | | | | 1 | | | | | 1 | | | | | | 1 | | 1 | | | | | | 1 | | | | | 1 |

痛みの程度（0〜5）：日 8時=1, 日 22時=3, 火 8時=0, 火 12時=1, 火 20時=1, 水 8時=1, 水 20時=2, 木 22時=3, 金 8時=1, 土 8時=0

| | | 日 | 月 | 火 | 水 | 木 | 金 | 土 |
|---|---|---|---|---|---|---|---|---|
| 吐き気 | | | | | | | 少し吐き気 | |
| 眠気 | | | ない | | | | | |
| 便の性状 | | 硬くて出ない | 下剤で少し出た | | すっきり出た | | | |
| 食欲 | | | | | | | 気持悪くて食欲がなかった | |
| その他の症状 | | | | 今日は調子が良い | | | | |

図　服薬記録表

み麻薬として，基本的には所有者である患者の管理のもとで扱われます。しかし，麻薬及び向精神薬取締法の遵守や，適正な疼痛管理，健康被害防止などの観点からは，患者が誤った扱い方をしないように医療従事者が支援し，注意を促すことも必要です。医療用麻薬を使用中の患者とは，以下のような留意点を共有しましょう。

・医療用麻薬は他の薬剤と一緒に保管してもよいが，小児の手の届かない場所に保管する。患者家族など患者以外の者が誤って服用してしまった場合は，速やかに医療従事者に連絡する。

・患者以外の者に医療用麻薬を渡さない（法律違反の防止）。また，患者以外の者に服用させない（健康被害の防止）。

・用量の変更・中止や患者の死亡などにより使われず残った医療用麻薬は，交付した医療機関や保険薬局に返却する。回収・返却された医療用麻薬は調剤済み麻薬として廃棄する（医療機関が遠方にあるなどして返却が現実的でない場合は，麻薬診療施設や麻薬小売業者として届け出ている他の医療機関や保険薬局でも回収・廃棄が可能）。

## 介護施設での管理・廃棄

　介護施設利用者に医療用麻薬が交付される場合も，自宅と同じレベルの管理で問題ありません。施設で麻薬に対して厳重な管理を求め過ぎると，痛みの適正な管理から遠ざかってしまう可能性があるため，医療用麻薬の導入にあたっては介護施設との調整が必要になることがあります。

　まずは以下の点について施設スタッフの理解を求め，スムーズな導入を支援するとよいでしょう。

・痛みを管理する最大の目的は，より良い生活の支援である。
・医療用麻薬でなければ緩和できない痛みがある。
・状態変化時の緊急連絡先を明らかにしておく。

　そして導入が決まったら，表に示す留意点を患者と共有し，医療用麻薬の適正使用をサポートします。

### 表　介護施設での医療用麻薬管理の留意点

**保管**
・患者に交付された医療用麻薬は，介護施設で保管し服薬介助を行うことができる
　→施錠管理や金庫保管，届出などの必要はなく，他の処方薬と一緒に保管してよい。自立した自己管理が可能な場合は，患者自身が管理しても構わない。過度の管理体制により必要時に服用できないという状態は避ける
・医療用麻薬を他の施設利用者の処方薬とともに一括保管してもよいが，氏名入りの一包化包装や付箋・仕切りを利用するなど，識別できるよう工夫する
・患者以外の者に医療用麻薬を渡したり流用しないこと（法律違反の防止）
・患者以外の者が誤って服用した場合は，直ちに医療従事者に連絡する（健康被害の防止）

**服薬介助**
・緊急の連絡先（主治医，看護師，薬剤師など）を明確にしておく
・他の処方薬と同様，服用状況は継続的に記録し，過量投与や飲み忘れ，紛失があった場合は速やかに処方医や薬剤師に連絡し，指示を仰ぐ
・レスキュー薬を服用した場合は，服用した時間や痛みの程度，レスキュー薬の効果を記録し，受診の際に医療機関と連携できるようにしておく
・錠剤やカプセルを割ったり粉砕することはせず，嚥下機能の低下がみられる場合は医療従事者に連絡するよう伝えておく

**廃棄**
・医療用麻薬が用量の変更・中止や患者の死亡などにより残った場合は，他の施設利用者の薬剤とは分けて保管し，交付した医療機関や保険薬局に返却し廃棄を依頼する

---

### 文　献

1）厚生労働省医薬・生活衛生局監視指導・麻薬対策課：医療用麻薬適正使用ガイダンス〜がん疼痛及び慢性疼痛治療における医療用麻薬の使用と管理のガイダンス〜，2017

（轡　基治）

# Q80
## 患者・家族は「麻薬」の何が不安なのか？

### A

麻薬は法律（麻薬及び向精神薬取締法）で取り締まられていますが，法律によって管理や使用が規制されている薬剤にはさまざまなものがあります。医療用麻薬はマスメディアで報道されている「不正麻薬」とは異なりますが，患者・家族の「麻薬」に対する不安の背景には，「怖い薬」や，「最後の手段＝死のイメージ」など，医療用麻薬に対する誤解があります（表1）。

表1　麻薬に対する不安

- 麻薬を使うと，中毒になって気が狂ってしまうのではないか
- 麻薬を使うと，寿命が縮むのではないか
- 麻薬を使うのは"末期"のがん患者だけではないか
- 麻薬を使うと，もうおしまいだ
- 麻薬を使うと，いつか効かなくなるのではないか
- 麻薬を始めると，どんどん増えていくのではないか
- 麻薬を始めると，一生飲み続けなくてはいけなくなるのではないか
- 麻薬で体が悪くなるのではないか
- 麻薬には副作用があるのではないか

## 誤解を解くために伝えること

### 1 痛みがある人が麻薬を使っても中毒や廃人にはならない

麻薬中毒（薬物依存）には身体依存と精神依存があります。麻薬の中毒は，痛みのない人が医師の指導なく乱用した場合に生じます。

身体依存は，突然の薬物中止，急速な減量，血中濃度低下，および拮抗薬投与により，その薬物に特有な退薬症候が生じることで明らかにな

ります。身体依存は麻薬の長期投与を受けるがん患者の多くで認められ
ますが，①痛みのために麻薬が投与されていれば生体に不利益を生じな
いこと，②精神依存とは異なること，③バルビツール酸やアルコールや
ニコチンなど，麻薬以外の薬物でも生じる生理的な順応状態であるこ
と——を理解する必要があります。

　痛みのない人が麻薬を使用した場合には，精神依存を形成し薬物に対
する渇望を示すようになりますが，がん患者の痛みに対して麻薬を長期
間使用しても精神依存を起こすことはまれです。医療用麻薬の適正使用
においては，麻薬中毒は起こりにくいことが動物実験で証明されていま
す（Q11，12参照）。

## ❷ 麻薬を使うのは"末期"のがん患者だけではなく，適正使用で寿命が縮むこともない

　WHO方式がん疼痛治療が確立される以前は，麻薬に関する知識が不
十分でした。終末期のぎりぎりの状態になって初めて多量のモルヒネが
投与される場合がほとんどであったため，麻薬が死期を早めると誤解さ
れていました。

　現在では，痛みの程度に応じて初期の段階から安全に使用することで痛
みを緩和し，睡眠や食事がとれるようになり，体力が回復したり，がんの治
療に専念できた結果，寿命が延びる場合も多くみられるようになりました。

## ❸ 麻薬がいつか効かなくなるということはない

　がんの痛みの場合，徐々に痛みが強くなる傾向があります。薬に慣れ
て効かなくなるわけではなく，病状の進行などで痛みが強くなり，結果
的に麻薬の量が不足している場合がほとんどです。痛みの強さに合わせ
て増量することで痛みを緩和することができます。また，病状進行によ
り麻薬では効きにくい痛み（神経障害性疼痛）が出現することがありま
す。この場合は鎮痛補助薬などを併用します（Q15，40〜44参照）。

## ❹ 麻薬を開始しても減量や中止は可能

　医療用麻薬の適正使用においては，依存性はなく，手術，化学療法，放
射線治療などで痛みが緩和すれば，麻薬の減量や中止は可能です。急激

な中止は退薬症候を起こす可能性があるため，痛みの状況をみながら徐々に減量していきます（Q11参照）。

### 5 麻薬で内臓が悪くなることはない

「麻薬が胃や腎臓や肝臓など内臓を悪くするのではないか？」と誤解している患者・家族が多いようです。これが麻薬の導入や増量を躊躇している原因になることもあります。

麻薬は腸管の運動抑制は来しますが，内臓に直接的に影響を与えることはありません。むしろNSAIDsのほうが胃粘膜や腎臓や凝固系に影響することがあり，使用量にも上限があります。患者が「安心して，安楽に，効果的に」疼痛治療が行えるよう，医療者が正しい知識をもつことが必要です（Q35参照）。

### 6 麻薬の副作用は対応が可能

医療用麻薬の3大副作用には，悪心，眠気，便秘があります。WHOの鎮痛薬使用の5原則のひとつである「そのうえで細やかな配慮を」には，これらの副作用対策も含まれます。患者が「安心して，安楽に，効果的に」疼痛治療が行えるよう副作用対策は重要です（3大副作用対策に関してはQ47〜52参照）。

## 周囲の反応に対する不安

がん患者は，自身の麻薬使用に対する周囲の人々の反応にも不安をもっています。具体的には**表2**に示すような，家族や医療者の反応に対

表2 麻薬の使用に関連した周囲の人々の反応に対する不安

| 家族に対する不安 | 医療者に対する不安 |
|---|---|
| ・家族は麻薬を使うことを理解してくれるだろうか<br>・麻薬を飲み続けていると麻薬中毒だと思われないだろうか<br>・がんの末期だと思われていないだろうか<br>・弱い人間だと思われないだろうか | ・先生は，もうがんの治療はしてくれないのではないか<br>・見捨てられたのではないか<br>・痛みばかり訴える面倒な患者だと思われていないだろうか<br>・医療者によって言うことが違うが，本当に麻薬は大丈夫なんだろうか |

する不安があります。

## 1 家族に対する不安

　麻薬に対する不安は，患者だけでなく家族も同様にもっています。痛みは主観的なものなので本人にしかわかりません。しかし，「昔，家族や知り合いが麻薬を使用した後に亡くなった」，「麻薬を使用しているがん患者が次々に亡くなっていく」，「麻薬を使用し始めると死が近いということではないか」という不安から，患者が麻薬開始を希望しているにもかかわらず，家族が使用を躊躇する場合もあります。

　このような場合は，家族にも一緒に麻薬について説明し，患者も家族も同様の知識を共有することが必要となります。このときに最も気をつけることは，家族の不安を傾聴し，医療者の一方的な知識だけを押し付けないように対応することです。

## 2 医療者に対する不安

　がんの治療が困難になってから麻薬を開始すると「見捨てられたのではないか」と感じる人もいます。痛みがある患者には，がんの治療と並行して痛み治療も積極的に行っていくことが必要です。また，なかには「痛みばかり訴えていると，面倒な患者だと思われるのではないか」と感じ，痛みを訴えることを控える患者もいます。医療者側から痛みについて尋ね，迅速に対応していくことも必要です。

　麻薬について，さまざまな医療者の説明で矛盾があったり，自信がなさそうに説明すると患者は不安になります。医療者は正しい知識をもち，患者・家族が安心して疼痛治療を行えるように支援することが求められます。

### 文　献

1) 日本緩和医療学会緩和医療ガイドライン作成委員会 編：がん疼痛の薬物療法に関するガイドライン 2014 年版，金原出版，2014
2) OPTIM：付録—ツール・資料—．ステップ緩和ケア，2008

（松尾 久美）

# Q81

## 緩和ケアチームの医師と薬剤師が共働する意義とは？

### A

緩和ケアチームの医師は，患者の病態を正しくアセスメントし，患者・家族の QOL を最大限に改善できる方法を依頼者へ提案します。そのなかで薬物療法は大きな割合を占め，チームの薬剤師は薬物療法の専門家として，チームが行う薬物療法をコーディネートすることが求められます。医師と薬剤師が共働することで，より安全で効果的な薬物療法を効率的に行うことができます。

### 緩和ケアチームの構成メンバー

　緩和ケアチームは，一般病棟または外来において各診療科医師や病棟・外来スタッフなどのプライマリ・チームからの依頼に応じて横断的に緩和ケアを提供する，専門職で構成されたチームです。患者や家族が抱える複雑な問題や苦痛の緩和に対応するため，医師，看護師，薬剤師，ソーシャルワーカー，臨床心理士，リハビリテーション関連職種，栄養士などさまざまな職種がメンバーとして活動しており，なかには宗教家やボランティアが参加しているチームもあります。

　緩和ケアチームの定義（基準）はさまざまですが，代表的な定義でのメンバーに関する基準を表に示します。

### 求められる症状マネジメントと薬物療法

　緩和ケアチームが求められる症状マネジメントのうち，最も多いのは

教育，指導，医療連携　**VIII**

**表　緩和ケアチームのメンバーに関する基準**

○**日本緩和医療学会の緩和ケアチーム登録基準**
　緩和ケアを専門とする医師，看護師らを含めたチームによる緩和ケアの提供体制として以下の2項目を満たす。
　（1）緩和ケアチームに常勤の医師が1名以上配置されている（専従である必要はない）。
　（2）紹介患者の身体的・心理的・社会的・スピリチュアルな苦痛を包括的に評価し，必要に応じて疼痛・身体症状の緩和に関する専門家や精神症状の緩和に関する専門家と協力する体制がある（ペインクリニック，サイコオンコロジーなど特定の領域に限って対処しているのではなく，患者の苦痛すべてに対応が可能）。

○**緩和ケア診療加算に関する施設基準**（2018年度診療報酬改定）
　当該保険医療機関内に，以下の4名から構成される緩和ケアに係るチームが設置されていること
　ア　身体症状の緩和を担当する専任の常勤医師
　イ　精神症状の緩和を担当する専任の常勤医師
　ウ　緩和ケアの経験を有する専任の常勤看護師
　エ　緩和ケアの経験を有する専任の薬剤師
　なお，アからエまでのうちいずれか1人は専従であること。ただし，当該緩和ケアチームが診察する患者数が1日に15人以内である場合は，いずれも専任で差し支えない。
＊ア，イ，ウにはそれぞれ指定された経験年数および研修会修了の条件あり

○**がん診療連携拠点病院の指定要件**（健発0731第1号，平成30年）
　以下に規定する医師および看護師などを構成員とする緩和ケアチームを整備する。
・専任の身体症状の緩和に携わる専門的な知識および技能を有する常勤の医師を1人以上配置すること。なお，当該医師については，専従であることが望ましい。また，当該医師は緩和ケアに関する専門資格を有する者であることが望ましい。
・精神症状の緩和に携わる専門的な知識および技能を有する常勤の医師を1人以上配置すること。なお，当該医師については，専任であることが望ましい。
・専従の緩和ケアに携わる専門的な知識および技能を有する常勤の看護師を1人以上配置すること。なお，当該看護師はがん看護または緩和ケアに関する専門資格を有する者であること。
・緩和ケアチームに協力する薬剤師，医療心理に携わる者および相談支援に携わる者をそれぞれ1人以上配置することが望ましい。当該薬剤師は緩和薬物療法に関する専門資格を有する者であることが望ましい。当該医療心理に携わる者は公認心理士またはそれに準ずる専門資格を有する者であることが望ましい。

**Q 81　緩和ケアチームの医師と薬剤師が共働する意義とは？**

痛みに関するものです。診断された病態へのアプローチや原因療法に加えて，鎮痛薬の処方提案が必要となります。鎮痛薬の処方がWHO方式がん疼痛治療法に沿っているかなどを確認し，処方提案を行います。同時に副作用対策や，患者の服薬アドヒアランスを向上させるための対策・説明が必要です。さらに非薬物療法の適応も考慮します。

　痛み以外の身体症状マネジメントには，呼吸困難・悪心・嘔吐・不眠・せん妄への対応，栄養・輸液管理（特に輸液量の検討）などがあり，いずれにおいても薬物療法は大きな割合を占めます。

## チームの薬剤師に期待される役割

　緩和ケアチームの薬剤師は，薬物療法の専門家として患者の薬物療法全般を確認し，チームとして提案する緩和薬物療法をコーディネートする必要があります。患者の症状や治療計画を薬学的視点からアセスメントし，対応を立案します。具体的には，医療用麻薬などを用いた緩和薬物療法だけでなく，がん薬物療法やその他合併症などで患者が使用している（使用していた）薬剤全般について，使用の妥当性，薬剤の種類および用量の有効性，副作用，禁忌薬剤などを，臓器機能や薬物動態，薬理学的特徴，相互作用，配合変化，院内製剤の可能性，保険適用，費用対効果などの薬学的視点からアセスメントします。

## 医師と薬剤師の共働の実際

### 1 病院の緩和ケアチームの場合

　患者・家族への服薬指導はプライマリ・チームの薬剤師が担う場合が多くなってきています。患者やご家族に医療用麻薬への誤解・不安や，レスキュー薬の使用方法に関する理解不足などがある場合は，緩和ケアチームの薬剤師が病棟（服薬指導）担当薬剤師と連携して対応にあたり，その情報をチームの医師や看護師とも常に共有する必要があります。

　緩和ケアチームでは，薬剤師が薬物療法に関するアセスメントと問題解決への対応立案（問題がない場合は，その旨）を医師に伝えて，チームとしての対応をともに検討することが求められます。患者の症状と病態の関連性などの医学診断に関しては，早い時期に医師から情報を入手し，薬学的視点でのアセスメントに活かします。薬剤師は医師と共働して，チームの薬物療法をコーディネートする役割を担います。

　薬剤師は，自分がもっている薬剤の知識は当然医師ももっていると思いがちですが，医師の知識と薬剤師の知識が重ならないことは多く経験します。医師が問題解決に必要な薬剤情報を薬剤師に具体的に提示すれば，薬剤師は薬剤に関する系統だった知識と情報検索能力・ツールを用いて，必要な情報を早く的確に提供することができます。

　個々のチームごとに医師と薬剤師の共働のかたちは少しずつ違うと考

教育，指導，医療連携　VIII

Q81 緩和ケアチームの医師と薬剤師が共働する意義とは？

えられますが，PHSなどを用いて，その場にいなくても必要なときに気軽に連絡し合える関係で共働し，安全で効果的な薬物療法を効率的に依頼者へ提案することが求められます。

### 2 在宅医療での緩和ケアチームの場合

在宅医療が推進され，地域包括ケアシステムの枠組みが構築されてきました。そのなかでは，薬局が訪問薬剤管理指導（居宅療養管理指導）や他の医療提供施設との連携を図っていくことが示され，地域における社会資源のひとつとして位置付けられています。

在宅緩和ケアでは在宅医師や訪問看護師，薬局薬剤師など，異なる医療提供施設の職種が地域緩和ケアチームを構成し，患者のケアにあたります。薬局薬剤師には，前述した薬物療法のコーディネートに加え，医療用麻薬・注射剤などを含む医薬品の調剤・供給や，医療材料・衛生材料の最適化・供給などの役割も求められます。また，必要に応じて，病院で行われていた薬物療法を有効性・安全性を保ちながら患者の療養環境により適したものに替えるなど，在宅移行前から医師との間で双方向性の情報の共有・提供を行うことが望まれます。

### 文　献

1）日本緩和医療学会専門的・横断的緩和ケア推進委員会：緩和ケアチーム活動の手引き 第2版，日本緩和医療学会，2013
2）日本緩和医療薬学会 編：緩和医療薬学，南江堂，2013

（龍 恵美）

409

# Q82

## エビデンスが少ない緩和ケアの薬物療法に，薬剤師の視点をどう活かすか？

### A

薬物療法に関する薬剤師の視点による考察は，臨床疑問の解決に大きな役割を果たします。必要とされるのは，医薬品の基本的な情報と薬学的な判断であり，特別な情報源や技能ではありません。情報を整理して提供し，薬学的な根拠に基づいた視点による考察を行うことが，薬剤師の視点を活かすことにつながります。

## 緩和ケアにおける薬物療法のエビデンス

### 1 緩和ケア領域での臨床試験の難しさ

薬物療法のエビデンスは，臨床試験を実施し，科学的に評価することにより確立されます。ところが，緩和ケアの対象となる患者層は幅広いため，病態の相違が大きく，複数の症状が並存し，薬剤が多剤併用されていることなどから，患者の多様な背景の違いを踏まえた科学的な評価が課題となります。

また，臨床試験において評価が可能で，参加の同意が得られる症例は限定されるため，症例の集積に時間がかかります。そのほかに，苦痛症状を訴える患者に有効性が不確実な臨床試験を実施するには，倫理的な問題にも配慮した臨床試験の実施計画を策定する必要があります。緩和ケアにおける薬物療法の臨床試験の実施は，多くの困難を伴います。

教育，指導，医療連携　**VIII**

### **2** エビデンスが乏しいときこそ薬剤師の視点を

　緩和ケアの薬物療法の臨床試験は，多くの制限があるなかで実施されますが，全くエビデンスが確立されていないわけではなく，緩和ケアの薬物療法に関するエビデンスに基づいたガイドライン（以下，GL）が国内外で作成されています。

　本邦では日本緩和医療学会により，がん疼痛や，がん患者の消化器症状などに関する GL が公表されています。これらは日常診療においてエビデンスに基づいた治療を実践するために参照されますが，GL で示される治療が全ての患者に適合できるわけではありません。

　GL に沿った治療が適合できない場合は，エビデンスに乏しい経験に基づく治療を実施せざるを得ないことがあります。こういった状況では，薬剤師の視点による薬物療法に対する評価を医療チームに示すことが，質の高い医療を提供することに結びつくと考えられます。

## 臨床疑問の解決に向けたアプローチ

### **1** PECO で臨床疑問を的確に把握する

　緩和ケアの薬物療法に関して，さまざまな臨床疑問が日常診療において出てきます。それらを解決するためには，的確に問題点を分析することから始める必要があります。

　臨床疑問を的確に文章として簡潔に把握する方法が，PECO に基づく方法です。PECO は，Patient, Exposure, Control, Outcome から成り立っており（表1），これらの項目に臨床疑問を分解して文章にすると，何が，どう問題なのかが明確になり，情報検索の糸口や，得られた情報でどこまで問題を解決できるかなどの見当をつけることができます。

　Patient では，疾患や病態など，どのような患者が対象であるかを把握します。Exposure では，どのような要因や介入が問題点なのかを明確にします。Control では，Exposure の対照を設定します。Outcome では，どのような方法で問題点を評価するかを考えます。

　PECO に基づいた臨床疑問の把

**表1　PECO とは**

| **P**atient | （患者） | どのような患者が |
|---|---|---|
| **E**xposure | （曝露） | 何をすると |
| **C**ontrol | （対照） | 何に対して |
| **O**utcome | （結果） | どう評価できるか |

握において，薬剤師の視点で問題点を捉えることにより，他の医療スタッフが発想しない切り口で情報を提供することができます。臨床疑問を薬理学や薬物動態学などに基づいて把握することや，緩和ケア領域以外の薬物療法に関する情報を参照することにより，薬剤師の視点を活かすことができます。

## 2 IF を薬剤師の視点で活用

　薬物療法に関する臨床疑問の解決には，医薬品情報が欠かせません。医薬品に関する情報は添付文書から得るのが基本ですが，情報量が少ないため情報源としては不十分なことがあります。そのような場合には，医薬品のインタビューフォーム（IF）が情報源として活用できます。

　IF は，「医療用医薬品添付文書等の情報を補完し，薬剤師等の医療従事者にとって日常業務に必要な，医薬品の品質管理のための情報，処方設計のための情報，調剤のための情報，医薬品の適正使用のための情報，薬学的な患者ケアのための情報等が集約された総合的な個別の医薬品解説書として，日本病院薬剤師会が記載要領を策定し，薬剤師等のために当該医薬品の製薬企業に作成及び提供を依頼している学術資料」とされています。

　IF には，①医薬品の開発の目的・意義，②有効成分の物理化学的性質，③製剤に関する情報，④承認に関する臨床試験の情報，⑤承認に関する薬効薬理に関する情報，⑥薬物動態，⑦副作用等の安全性情報，⑧非臨床試験の情報——など，薬剤師の臨床業務に必要な事項（**表 2**）が集約されており，有用な情報源となります。ただし，IF で得られるのは承認事項に関する情報であり，承認外に関する事項の情報は記載されていないことに注意が必要です。

　医薬品の物理化学的性質，製剤に関する情報，薬効薬理，薬物動態，臨床試験などに関する情報は，添付文書になくても IF には記載があると

表2　インタビューフォームで得られる情報

| | |
|---|---|
| ・医薬品の開発の目的・意義 | ・承認に関する薬効薬理に関する情報 |
| ・有効成分の物理化学的性質 | ・薬物動態 |
| ・製剤に関する情報 | ・副作用などの安全性情報 |
| ・承認に関する臨床試験の情報 | ・非臨床試験の情報　　　　　　　など |

いう場合があり，これらを活用して薬剤師の視点が盛り込まれた情報を提供することは，他の医療スタッフにインパクトを与えます。

### 3 薬物療法に関する文献情報の入手

緩和ケアの薬物療法に関して，エビデンスに基づく診療GL，メタアナリシス，無作為化比較試験といったエビデンスレベルが高いとされる情報が文献検索において得られることがあります。しかし，エビデンスレベルが高い文献情報だからといって，問題となっている対象に適合できるとは限りません。文献で扱っている対象と問題となっている対象の違いを判断することが重要です。

実際には，臨床疑問に適合した文献が検索されることは少ないと思います。そういった場合は，他の条件で臨床疑問を考察できる文献情報がないかを検討します。このとき，問題となっている対象にはどのような条件が外挿可能であるかを判断して，文献を検索することになります。ここで，薬剤師の薬物療法などに関する幅広い薬学的知識と技能が活かされます。疾患や病態の類似性だけでなく，場合によっては薬理作用や薬物動態の類似性を捉えて文献情報を検索することが，臨床疑問を解決するための有力な判断材料になることがあります。こういった薬剤師ならではの着眼点が大切です。

### 4 情報提供の方法

文献検索などによって得られた情報の伝え方は，重要なポイントになります。他の医療スタッフが理解できる説明を行うのは当然ですが，相手が知りたいことに対してわかったこと・わからないことを明確にし，相反する結果がある場合はそれを整理して情報提供します。

また，わからないことや，相反する結果がある場合は，薬剤師の視点で考察したことを，私見でも構わないのでコメントします。わからないことや，相反する結果がある問題だからこそ薬剤師の見解が問われるのです。ただし，付け加えるコメントには薬学的な考察による根拠や理由を示すことが重要で，そうすることによって薬剤師の見解として受け入れられます。薬剤師個人の経験や印象を質問されることはまずないと考えるべきです。

## 薬剤師の視点を活かすには

　緩和ケアの薬物療法はエビデンスの確立が不十分な領域であり，正解の答えがないことが多いため，さまざまな情報を総合的に判断しなければならない機会が多くあります。

　そのような機会に薬剤師の視点を活かすには，日常から薬学的な思考に基づいて薬物療法を考察し，薬学的な考察であることが相手にわかるように情報を発信することが大切です。薬剤師から新たな見解を得られることがあると他の医療スタッフに理解されると，「薬剤師はどう思うのか？」と積極的に質問され，薬剤師の視点が活かされる機会がより多くなると考えます。薬学的な根拠に基づいた薬剤師の視点による情報を発信し続けることが，薬剤師の視点をさまざまな点に反映させることにつながると考えます。

### 文 献

1) Bruera E, Yennurajalingam S ed：Oxford American Handbook of Hospice and Palliative Medicine, Oxford University Press, 2011
2) 森實敏夫：EBM 実践のための医学文献評価選定マニュアル，ライフサイエンス出版，2004
3) 日本病院薬剤師会：医薬品インタビューフォーム記載要領 2018，2018

（赤木 徹）

教育，指導，医療連携　VIII

# Q83

## 初めてオピオイドを開始する患者への説明の仕方は？

### A

患者さんはオピオイドに関する説明を受けているにもかかわらず，実際に開始前になると不安感を抱きやすいケースがしばしばです。初めてオピオイドを開始する際の説明では，患者さんの取り巻く環境を推し量り，服薬の必要性を論理的に説明することが肝要です。また，オピオイド自体は痛みの軽減に従い減量・終了できるという情報の伝え方もひとつのポイントです。

## 初回面談前シミュレーション

　患者さんは医療者のひと言で不安を抱きやすいため，私たちには患者さんの行動心理を読み解くことや，細部に至る接遇マナーが求められます。特に初回面談では"道"，すなわち患者さんとのつながりを作ることが大切です。

　いったん作られた道は次のステップにつながりますが，ベッドサイドから遠ざかると良好なコミュニケーションが困難となります。そこで，初回面談前には図1のようなシミュレーションを行います。つまり，現在に至るまでの患者さんのナラティブアプローチを踏まえて「環境」を整え，痛みの「背景」について情報収集を行い，それをもとに「服薬説明」をスタートしていきます。

415

## 服薬説明で欠かせないこと

痛みの原因は複合的であるため，多角的に検討して除痛を図る必要があります。初めてオピオイドを開始する際の説明では，患者さんが理解できる継続した情報提供が望まれます。入院直後より患者さんとの関わりをもち，薬物療法の事前説明を行うのがポイントですが，何よりも大切なのは伝えるタイミングです。そのうえで服薬説明では，必要な情報提供（表1）を意識し，その都度，患者さんの理解度を確認しながら不足分を補います。

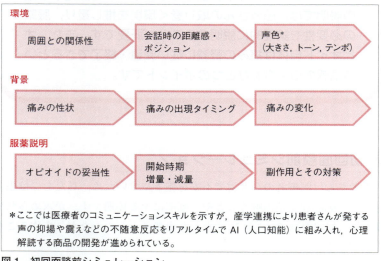

**環境**
- 周囲との関係性
- 会話時の距離感・ポジション
- 声色*（大きさ，トーン，テンポ）

**背景**
- 痛みの性状
- 痛みの出現タイミング
- 痛みの変化

**服薬説明**
- オピオイドの妥当性
- 開始時期 増量・減量
- 副作用とその対策

*ここでは医療者のコミュニケーションスキルを示すが，産学連携により患者さんが発する声の抑揚や震えなどの不随意反応をリアルタイムでAI（人口知能）に組み入れ，心理解読する商品の開発が進められている。

**図1 初回面談前シミュレーション**

**表1 初めてオピオイドを開始する場合に欠かせない服薬説明**

❶ 誤解や偏見を解く
❷ 鎮痛薬におけるオピオイドの位置づけ
❸ 製剤上の特徴
❹ レスキュー薬の使い方
❺ 副作用対策
❻ 除痛の目標
❼ 連絡先を確認　　　　　　　　など

教育，指導，医療連携　**VIII**

## 1 誤解や偏見を解く

　昨今，オピオイドの印象として"麻薬のような中毒"と一部のメディアで報じられ，負から正へイメージ転換することの難しさを思い知らされます。オピオイドについて十分理解できている患者さんでさえ，投与開始直前に躊躇する場面に遭遇します。つまり，誤解や偏見の壁は初めからあるものとして捉え，それを徐々に解く思考変容が求められます。

　耐え難い痛みは，抗腫瘍作用をもつ NK 細胞の活性低下につながり，免疫力にも影響を及ぼす[1] とされているため，決して痛みを我慢しないよう伝える必要があります。早期除痛を目指す場合は低用量のオピオイドで対応可能[2,3] ですが，痛みが増強した後のオピオイドの投与遅延では，初回時に高用量投与を余儀なくされる可能性もあります。

　また，医療用麻薬を始めることで，全ての痛みから解放されると誤解されるケースも少なくありません。しびれ感を伴う神経障害性疼痛のようにオピオイドでは改善が期待できない痛みが存在し，オピオイドスイッチングや鎮痛補助薬などの選択肢があることも説明していきます。

　不安要素を払拭していくコミュニケーション例を以下に示します。

---

　「麻薬と聞くと"中毒"や"最期に使う痛み止め"という印象がありますが，病院で使用する麻薬は安全性が確立されている医療用麻薬ですから，適正に使用すれば中毒にはなりません。決して最期の薬ということではなく，強い痛みに効果を期待できる鎮痛薬です。痛みが軽くなれば，薬の量を減らして終了することも可能なのです。ただ，安全だからといって副作用がないわけではありません。副作用について気になるところですが，眠気，便秘，吐き気が主なものです。眠気は数日のうちに改善しますし，便秘や吐き気についても身体への負担にならないよう副作用対策を十分に検討していきますね。痛みを我慢すると痛みの増強につながって，薬の量も必然的に多くなる可能性がありますので，早い段階から痛みを軽減することが大切です」。

---

　ポイントは，プロファイル（**図2**）を展開して，服薬に対する安心感

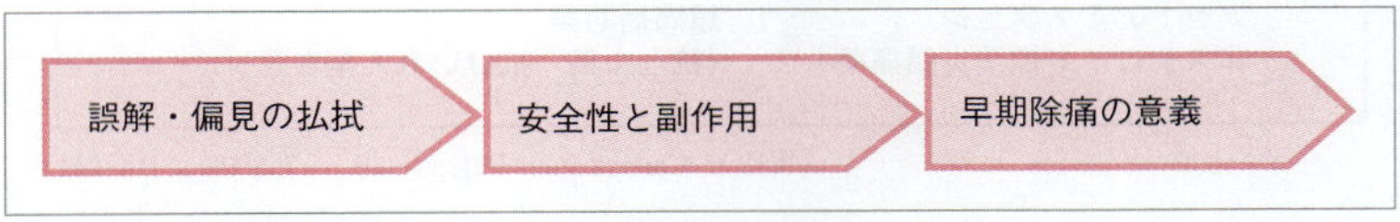

誤解・偏見の払拭　→　安全性と副作用　→　早期除痛の意義

**図2　初回面談時に押さえておきたいプロファイル**

**Q83** 初めてオピオイドを開始する患者への説明の仕方は？

417

を提供することです。

## 2 鎮痛薬における医療用麻薬の位置づけ

薬物療法では，WHO 3段階がん疼痛除痛ラダー（以下，WHO除痛ラダー）[4]に従い，系統立てた説明を行います（図3）。WHO除痛ラダーでは痛みの強さを3段階に分類し，それぞれに使われる鎮痛薬を紹介することでオピオイドの位置づけを明確にします。

軽度の痛みには非ステロイド性消炎鎮痛薬やアセトアミノフェンなどの非オピオイド鎮痛薬を使い，痛みが残存または増強する場合には第2段階を加え，それでも痛みが残存または増強する場合には第3段階のオピオイドに切り換えていくことになります。疼痛強度によっては，第1段階や第2段階をスキップして初めからオピオイトでの対応を必要とする場合もあり実際に2018年のWHOガイドライン改定において，疼痛治療法の5原則から"by the ladder"が外されています（https://www.who.int/ncds/management/palliative-care/cancer-pain-guidelines/en/）。2012年にメサドンが上市されましたが，当該薬は他のオピオイドで治療困難な中等度から高度の疼痛を伴う各種がんにおける鎮痛という位置づ

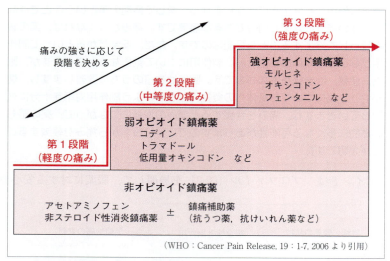

(WHO：Cancer Pain Release, 19：1-7, 2006 より引用)

**図3　WHO 3段階がん疼痛除痛ラダー**

けにあり[5]，e ラーニングの受講など一定の基準をクリアした医師でなければ処方できないという特殊性について理解が必要です。加えて，2014年にタペンタドールが，2017年にヒドロモルフォンが上市されオピオイド製剤のバリエーションも豊富になっています。

### 3 製剤上の特徴

速放性製剤と徐放性製剤の役割を説明します。速放性製剤は効果発現が早く持続性がないため，突出痛には対応しやすく，体内への貯留がほとんどありません。一方，徐放性製剤は，即効性の印象は弱いですが，持続痛の除痛を補います。

### 4 レスキュー薬の使い方

がん疼痛は病状の進行や痛みの性質により変動するため，レスキュー薬を活用した除痛コントロールが必要です。リーフレットを利用する服薬説明は，より理解度を深め，説明回数を重ねることで患者満足度を高めます[6]。レスキュー薬を1日4回以上必要とする場合はベース量を検討する目安になるため[7]，レスキュー薬自体をうまく使うための説明が重要です。また，放射線治療による嚥下時痛を緩和する目的の場合には，予防的レスキュー薬での対応が必要になることもあります。レスキュー薬は突出痛緩和が主な目的ですが，オピオイドに反応しやすい痛みかどうか検討するうえでも欠かせません。

### 5 副作用対策

副作用管理は，その後の疼痛コントロールの成否を握っているといっても過言ではありません。副作用対策のための服薬説明はアドヒアランスを高めます。

副作用の出現頻度の具体的な提示は簡便ですが，過大解釈される恐れがあります。そのため，副作用出現を安易に"あり・なし"で捉えず，段階的にみた grade で表現するとコミュニケーションギャップを埋めやすいです[10]。

オピオイドによる眠気は副作用で誘発されるだけでなく，除痛による不眠の改善が原因となることもあります。便秘については，薬剤のほか

食事量や水分摂取の程度，ADL などさまざまな交絡因子を吟味する必要があります。また，オピオイドの服用開始時期が抗がん剤による悪心・嘔吐（予期性，急性，遅発性など）の出現と合致することがあり，機械的にオピオイドが中止になっているケースも散見します。

### 6 除痛の目標

耐えられない痛みが除痛でき消失することは，誰しも願うところです。しかし，「今までの痛みが再び出現するのではないか？」という先々の不安を抱き，むしろ程よい痛みがあると安心感を得られると訴える患者さんも経験します。誰のための痛みゼロなのか？　誰がそう希望したのか？　患者さんをしっかり診・観・視ようとする心がけが医療者に求められます。

痛みは主観的感覚であり，除痛効果の判定を行うのは患者自身ですが，オピオイドは除痛の経過観察から用量を検討するために患者さんごとに必要量が異なることを説明します。

疼痛スケール[8]（図 4）は痛みを可視化し，患者さんと医療者間の共通言語をもつことを目的とします。第 1 目標は「痛みに妨げられず睡眠がと

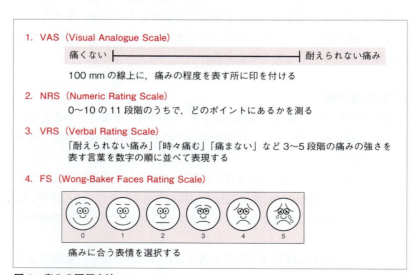

図 4　痛みの評価方法

表2　生活スタイル改善度のアセスメント項目

| | |
|---|---|
| ・ADL の変化 | ・睡眠の質 |
| ・娯楽への興味 | ・周囲との関係性 |
| ・食事摂取量 | ・整理整頓の適否　　　など |

れる」，第2目標は「安静時の痛みの消失」，第3目標は「体動時の痛みの消失」[9]，そして最終目標は「普段の生活に戻ること」です。しかし，痛みのスケールが低値を示すからといって，"患者さんは大丈夫！"と即時判断することは避けなければなりません。スケールは疼痛評価ツールのひとつにすぎず，生活スタイル改善度のアセスメント（表2）が大切です。

### 7 連絡先の確認

　服薬説明後，時間の経過とともに問題点や疑問が浮上してくることもあり，医療者への相談を勧めます。特に，外来または保険薬局での対応では，眠気，便秘，吐き気が出現したり，レスキュー薬を服用しても除痛できないなど，服薬による不安払拭のために連絡先を伝えておきます。

## おわりに

　初めてオピオイドを開始する際の説明では，根底にある悶々とした患者さんの気持ちに対し，機械的な対応を避けて，案じる気持ちを醸し出すことです。患者さんの理解度をその都度確認し，どのような経緯でオピオイドが開始となったか医療スタッフ間で共有し，また，オピオイドの必要性を論理的に説明し，投与後の備えも実践する医療コミュニケーションを目指します[11]。

　医療者は患者さんが話しやすい環境を提供するとともに，生活上の不具合や有害事象へ細やかに応えることで新たな展開がみえてきます。

### 文　献

1) Liebeskind JC.: Pain can kill. Pain, 44（1）: 3-4, 1991

2) Takase H, et al.: Advantage of early induction of opioid to control pain induced by irradiation in head and neck cancer patients. Auris Nasus Larynx, 38（4）：495-500, 2011

3) Marinangeli F, et al.: Use of strong opioids in advanced cancer pain：a randomized trial. J Pain Symptom Manage, 27（5）：409-416, 2004

4) WHO：Cancer Pain Release, 19：1-7, 2006

5) メサペイン錠インタビューフォーム，2017

6) 高瀬久光，他：薬剤師によるオピオイドレスキュー指導に対する患者満足度調査. 癌と化学療法，35（5）：803-808，2008

7) Ripamonti CI, et al.: Management of cancer pain：ESMO Clinical Practice Guidelines. Ann Oncol, 23（Suppl 7）：139-154, 2012

8) 片山志郎，佐伯俊成 監，高瀬久光 編著：がん患者の心の扉を開くコミュニケーション術─薬剤師のための POSSIBLE 理論，pp24-34，南江堂，2008

9) Chapman CR, et al.: Pain measurement：an overview. Pain, 22（1）：1-31, 1985

10) 世界保健機関 編，武田文和 訳：がんの痛みからの解放 WHO 方式がん疼痛治療法 第2版，pp41-42，金原出版，1996

11) 片山志郎，平井みどり 監，高瀬久光，井手口直子 編著：ケーススタディで学ぶがん患者ロジカル・トータルサポート，じほう，2017

（髙瀬 久光）

# Q84 医療用麻薬の入院中の自己管理の進め方は？

医療用麻薬は適切に保管・管理する必要がありますが、過剰な管理により患者が必要なタイミングで服用できず痛みに苦しんだり、服薬アドヒアランスが低下したりしないような運用が求められます。入院中から患者が自己管理を行い、服薬の方法や副作用への対処方法を身につけることが、退院後のより良い痛みのコントロールにつながります。

## 麻薬管理マニュアルでの自己管理に関する記載

　入院患者の麻薬の自己管理については、法で定められた"麻薬診療施設で管理する麻薬は、麻薬診療施設内に設けた鍵をかけた堅固な設備内に保管しなければならない"の解釈に差があり、医療用麻薬の自己管理を認めていない施設も一部あるようです。しかし、条件付きですが「病院・診療所における麻薬管理マニュアル」（厚生労働省）でも自己管理について記載されています。関連箇所の抜粋を表に示します。

　患者に処方、調剤されて交付された（渡された）医療用麻薬は、入院中の患者であっても患者がベッドサイドで自ら管理することができます。時間を決めて使用する定時薬に加えて、レスキュー薬についても同様です。

## 自己管理の必要性

　入院中、服用時間ごとに患者が服用すべき1回分の薬剤を渡して飲ん

表　麻薬の自己管理に関する記載の抜粋

第4　施用，交付（法第27条・法第30条・法第33条

(10) 入院患者に麻薬を交付した際，患者自身が服薬管理できる状況であれば，患者に必要最小限の麻薬を保管させることは差し支えありません。ただし，病状等からみて患者が服薬管理できないと認めるときは，麻薬管理者は，交付した麻薬を病棟看護師詰所等で保管，管理するよう指示してください。入院患者に交付された麻薬は，患者が麻薬を保管する際には看護師詰所等で保管する場合のような麻薬保管庫等の設備は必要ありません。しかし，麻薬管理者は，紛失等の防止を図るため，患者に対して，保管方法を助言するなど注意喚起に努め，服用状況等を随時聴取し，施用記録等に記載するようにしてください。なお，入院患者が交付された麻薬を不注意で紛失等した場合には，麻薬管理者は麻薬事故届を提出する必要はありませんが，紛失等した状況を患者から聴取して原因を把握したうえで，盗難や詐取等された蓋然性が高い時は，都道府県薬務主管課又は保健所にその状況を報告するとともに，警察にも連絡してください。

（厚生労働省医薬・生活衛生局監視指導・麻薬対策課：病院・診療所における麻薬管理マニュアル，
平成23年4月より引用）

でもらう，いわゆる都度与薬により，その時点での服薬コンプライアンスを高めても，服薬アドヒアランスを向上させなければ，患者が退院後に薬剤の使用や副作用への対処を適切に行うことは難しくなります。入院中は一切自己管理せず，退院時にいきなり何日分もの薬剤を渡されて，退院後に自宅で適切に管理・使用できる患者のほうが少ないのではないでしょうか。

　特に痛みは日々変化するため，疼痛治療ではレスキュー薬の使い方が重要なポイントとなります。"レスキュー薬をいつ使うか"を決めるのは患者自身です。患者がレスキュー薬をもっていても，使えなければ役に立ちません。入院中に，自分が効果を実感できる使用タイミングを見極め，実際に使用してもらうことが，退院後のより良い痛みのコントロールとQOL向上につながります。

## ■ 自己管理の進め方

　患者に交付された医療用麻薬を患者の自己管理とすることは，医療者が患者に医療用麻薬の管理・使用を全面的に任せ，その後関与しないと

いうことではありません。すなわち，医師，看護師，薬剤師から丁寧な説明を行ったうえで，患者の自己管理を試行し，自己管理が問題なく行われているかの評価を継続的に行い，問題があるならば原因を検討し，対応します。

## 1 患者の自己管理能力の評価

患者が医療用麻薬の自己管理を行うための特別な基準はなく，麻薬以外の処方薬を自己管理するのであれば，同様に医療用麻薬の自己管理も可能です。自己管理能力に問題がある場合は，退院後の管理方法も考慮しながら対応を検討します。入院生活は退院後に自己管理できるようになるための教育期間と位置づけ，退院後につながるような指導を行います。入院中は自己管理能力の評価を継続して行い，可能な時点で自己管理を試行します。

## 2 患者への説明

服薬指導を丁寧に行ったうえで，痛みの治療のためには，経時的に痛みの変動や痛みの性質を確認する必要があり，患者の協力が不可欠であることを伝え，痛みの治療は医療者と患者さんが一緒に行うのだと理解してもらいます。また，医療用麻薬は痛みの治療に必要な薬剤ですが，一方で麻薬として指定されているため，管理方法として次のような注意点があることを説明します。

・紛失・盗難に注意し，紛失に気づいたときは速やかに医療者に伝えること。
・本人以外はどのような理由があっても使用できないこと。他の人に譲ったり貸したり借りたりはできないこと。
・入院中は使用状況や残薬確認を定期的に行うこと。

## 3 服薬状況の確認と痛みの評価

患者には，レスキュー薬を使用した時間とその際の痛み，服用後のレスキュー薬の効果，副作用などを服薬記録表（自記式の服薬記録）に記録するよう説明し，実施してもらいます。また，痛みで困っていることがないかを質問し，結果を医療者で共有します。身体的な問題で患者自

ら記録することができない場合は，その代わりとなる簡便な方法を検討します。服薬状況と痛みの記録を共有することで，医療者は痛みのアセスメントが行いやすくなります。

### 4 自己管理中の麻薬の保管と診療録への記録

患者に自己管理分の麻薬を渡したときは，渡した麻薬の品名・数量，年月日を診療録に記載します。入院患者に交付された（渡された）医療用麻薬を患者がベッドサイドで保管する際は，特別な保管庫や鍵のかかる引き出しで保管する必要はありません。保管場所は患者のベッド周りなどで紛失しにくい場所にするように指導します。

### 5 自己管理中に誤薬が発生したときは

患者が服用方法（時間，量）を間違えた場合は，まず効果と副作用のアセスメントを行い，追加投与やスキップが必要な場合は対応します。患者が間違えたことに気づき，形式的に自己管理を中止するのではなく，原因を確認し，患者の自己管理の再評価を行います。自己管理の継続に問題がないと考えられる場合には，患者に合った指導方法を再検討したうえで，再度服用方法の説明を行い，退院後の自己管理につなげます。

### 6 退院に向けての注意点

患者が入院中から医療用麻薬を自己管理することによって，退院後も適切に自己管理できるようになります。退院直前や直後に処方変更がないように，事前に退院後を見据えた処方を検討します。退院後の服薬アドヒアランス向上のための工夫を入院中から行います。

### 文 献

1) 病院・診療所における麻薬管理マニュアル 平成23年4月版（厚生労働省医薬・生活衛生局 監視指導・麻薬対策課）
2) 医療用麻薬適正使用ガイダンス 2017年改訂版（厚生労働省医薬・生活衛生局 監視指導・麻薬対策課）

（龍 恵美）

# Q85

## 認知症患者のがんの痛みに対して オピオイドを使う場合の注意点は？

### A

認知症患者では，通常の言語的な疼痛アセスメントが通用しないことが多いため，何よりも非言語的な疼痛アセスメントが重要です。まずは痛みの表出としての表情や発語，些細な仕草や肢位・体位あるいは行動などの変化に細心の注意を払いながら，持続痛の有無と種類，突発痛の有無とその持続時間などの推定に努めます。

体性痛に対しては WHO 式 3 段階ラダーに沿って，なるべく半減期の短い製剤を最少量頓用から開始し，慎重に回数を漸増します。至適投与量を強く推定できれば持効性製剤も使用してよいでしょう。また，神経障害性疼痛に対しては，ごく少量の向精神薬併用も一考の価値があります。

### 認知症高齢者でのがん疼痛対策の現状と課題

　がんも認知症も高齢者に生じることが多いため，高齢がん患者に認知症の合併する可能性が非常に高いことは自明です。しかし，世界中で行われている疼痛制御研究において，高齢者に焦点を当てたものはその1％に満たないともいわれ，しかも認知症のある症例は研究対象から除外されているのが現状です[1]。

　その理由は，痛みという症状が多分に主観的で患者の自己申告によることが基本であり，患者からのそうした申告が乏しい，あるいは，あっても信頼性の低い認知症患者の疼痛制御研究には，あまりにも多くの困難が待ち受けているからでしょう。

したがって，認知症のある一般高齢者ですら疼痛制御に関する強いエビデンスはほとんど見当たりません。まして認知症のある高齢がん患者に焦点を当てたエビデンスに基づく鎮痛ガイドラインなどは存在しない，ということは，この冒頭でお断りしておきます。

　それでも，従来からの臨床経験則として，せん妄（delirium），認知症（dementia），抑うつ（depression）という 3 つの D は，高齢がん患者の疼痛アセスメントにおいて重大なバリアとなり，また，がん患者によくみられる抑うつが高齢者では仮性認知症（pseudo-dementia）として顕在化することなどは，比較的よく知られています[2]。

　こうした背景から，認知症のある高齢がん患者の痛みに対してオピオイドを使用する際の課題は，加齢に伴う疼痛の変化と認知症に伴う行動・心理症状（Behavioral and Psychological Symptoms of Dementia；BPSD）の双方に留意した適切な疼痛アセスメント，および加齢に伴う薬物動態の変化と BPSD ケアに十分配慮した疼痛マネジメントの 2 点に集約されるといえるでしょう。

## 認知症高齢者に対するがん疼痛アセスメント

### 1 考慮すべきさまざまなバリア

　認知症高齢者の疼痛は，認知症のない高齢者に比べて過小評価されやすい傾向にあるといわれています[1-3]。がん患者の痛みが，その診断過程や治療過程で生じる急性痛であれば，それでもまだ目が向けられますが，従前からの筋骨格系の合併症などに伴う慢性痛については，がん患者であろうとなかろうと，加齢による身体機能の劣化プロセスの一部とみなされて見過ごされがちです。

　そのうえ高齢者の疼痛に関してはさまざまな誤解，例えば，「高齢者は痛みの感受性が低下している」，「高齢者は痛み刺激に対して耐性がある」，「高齢者の鎮痛にオピオイド製剤を使うのは望ましくない」といった言説が蔓延しています。「認知症高齢者や認知機能低下のある患者は痛みを感じていない」，「痛みを感じているとしても，認知機能の正常な患者ほどは感じていない」との誤解も根強くあります。

　しかし，アルツハイマー型認知症の神経病理学的知見によると，脳の

体性感覚野は無傷で保たれているため，認知症患者の痛みの感じ方は非認知症患者と変わりはないと考えてよいでしょう[1]。ただ，感じている痛みを適切な言葉で表出することに困難を抱えているのが認知症高齢者なのです。しかも，実際には痛みが主な問題であるのに，認知症高齢者では，それが不眠・せん妄・徘徊・粗暴行為などのBPSDとして前景に出ることも多々あり，その場合には，痛みの問題ではなく精神面の問題とみられてしまいがちです。

## 2 アセスメントの進め方とポイント

このように，認知症高齢者のがん疼痛アセスメントにはさまざまなバリアが存在しますが，そうしたバリアを超えて適切なアセスメントを行うためのプロトコルを**表1**に示します。

表1　認知症高齢者のがん疼痛アセスメントとマネジメント

**1. 危険因子のチェック**
　高齢，認知症 and/or うつ病の既往，感覚障害，慢性疾患，乏しい社会的支援，がんのタイプと病期，多剤併用処方

**2. 疼痛アセスメント**
　1）痛みのタイプを評価する
　　突出痛／持続痛／混合痛
　　体性痛／内臓痛／神経障害性疼痛
　2）非言語的指標（痛みの表現としての行動上の変化）をよく考慮する
　3）BPSDの成因機序を見極める
　　①せん妄／抑うつ
　　②がんの原発巣・転移巣による痛みなどの不快な症状
　　③放射線療法・化学療法の有害事象
　　④身体症状（疼痛，発熱，便秘，尿閉など）の非典型的な表出
　　⑤定期薬物療法の有害事象

**3. 疼痛マネジメント**
　1）WHO方式がん疼痛治療法に従う
　2）速効性の鎮痛薬を用いる
　　①少量から開始，緩徐に漸増
　　②適切なら鎮痛補助薬/抗不安薬/抗うつ薬を併用
　　③処方は24時間対応で
　3）精神賦活薬（アンフェタミン系）は避ける
　4）物理的抑制（身体拘束）を避ける
　5）機能障害の改善を図る
　　がんリハビリテーション（理学療法/作業療法）
　6）代替療法を模索する
　　音楽，アロマ，気分転換，マッサージなど
　7）緩和ケアチームにコンサルトする
　8）非言語的指標を再度チェックする

〔McDonald M: Assessment and management of cancer pain in the cognitively impaired elderly. Geriatr Nurs, 20 (5)：249-254, 1999 より改変〕

高齢がん患者に認知機能障害がある場合には，痛みのタイプ・要因とともに，BPSD の要因をも同時に考慮するデュアル・アセスメント[2] が肝心です。高齢者では，痛みにも BPSD にも複数の要因が関与しているケースが多いことや，痛みがしばしば BPSD の要因となることに留意しましょう。

　効果的な疼痛アセスメントを実践するには，痛みに関連する行動の変化（表2）や非言語的な指標（表3）を常に念頭に置き，多面的な行動評価を行うことが最も重要です。

### 表2　痛みに関連する行動の変化

| 身体の動き | ・硬い，緊張，抵抗<br>・運動域制限，不必要な力み<br>・該当部位をさする，マッサージする<br>・もじもじする，揉む，拳を固める<br>・こちらの動作に合わせる，身体を揺らす<br>・歩行や体動の変化 |
|---|---|
| 従来からの日課や<br>行動パターンの変化 | ・拒食，食欲の低下<br>・睡眠・休息パターンの変化<br>・通常の日課をやめる<br>・徘徊する |
| 表情 | ・眉をひそめる，悲しみ，驚き<br>・顔をしかめる，顔をゆがめる<br>・額のしわ，眉間のしわ<br>・歯を食いしばる，口を噛みしめる<br>・頻回の瞬き<br>・つらそうな顔つき |
| 対人関係 | ・攻撃的，好戦的，抵抗的<br>・家族関係や社会活動の衰退<br>・破壊的な，あるいは不適切な引きこもり |
| 精神状態の変化 | ・泣く，流涙する<br>・混乱する場面が増える<br>・不穏，身の置き所がない<br>・焦燥，苦悩 |
| 発声/発語 | ・ため息，呻き，唸り<br>・泣く，泣き言をいう<br>・ブツブツ言う，歌を口ずさむ<br>・スタッフを呼び出す，ボソボソ言う<br>・助けを求める<br>・暴言 |

〔Curtiss CP: Challenges in pain assessment in cognitively intact and cognitively impaired older adults with cancer. Oncol Nurs Forum, 37 (Suppl)：7-16, 2010 より改変〕

表3　痛みに関連する非言語的な指標

**発声による訴え（言葉にならない痛みの表現）**
　うめく，唸る，ブツブツ言う，喘ぐ，泣き声，ため息
**表情の変化**
　・眉をひそめる，薄目を開ける，唇をきつく結ぶ，顎が下がる，
　・歯を食いしばる，表情をゆがめる
**不必要に力の入った動作**
　・しっかりと握る，掴む（ベッド柵，ベッド上の布団・シーツ・テーブルなど）
　・動作中に該当部位に力を入れる
**静座不能**
　・常にあるいは時々体位を変える，身体を揺らす，
　・常にあるいは時々手を動かす，じっとしていることができない
**さする**
　・該当部位を自らマッサージする
　・該当部位のマッサージを要求する
**その他（痛みを示唆する片言の発語ないし呪詛）**
　・「いたっ」，「つらい」，「やめて」，「もういい」

〔Curtiss CP: Challenges in pain assessment in cognitively intact and cognitively impaired older adults with cancer. Oncol Nurs Forum, 37 (Suppl)：7-16, 2010 より改変〕

# 認知症高齢者に対するがん疼痛マネジメント

## 1 速放性製剤の最少量から開始

　薬物の副作用を経験したことのある65歳以上の高齢者は，若年成人の2〜4倍に達するといわれています[2]。これは，加齢によって薬物の体内分布，吸収，代謝，排泄といった薬物動態が変化するからです。

　多くの薬物は肝代謝であるため，加齢によって肝質量，酵素活性，肝血流などが低下するとともに薬物代謝も低下します。また，多くの薬物は腎排泄であるため，加齢によって腎糸球体濾過率，腎血流，尿細管分泌などが低下すると薬物排泄も遅延します。薬物が適切に代謝・排泄されなければ，その半減期は延長し，したがって，高齢者においては薬物毒性に伴う脳機能障害が惹起されやすいわけです。

　これらのことから，認知症のある高齢がん患者において痛みがあることが強く推定されオピオイド使用が選択された場合は，まずは半減期が数時間と短い速放性製剤（商品名：トラマール，ナルラピド，オキノーム，オプソなど）を最少量から開始し，痛みが軽減するまで慎重かつ迅速に回数を増やします。そして，数日のうちに1日至適投与量を強く推定できれば，オピオイドの持効性製剤（商品名：ワントラム，ナルサス，オキシコンチン，モルペスなど）も使用してよいでしょう。

## 2 BPSD がみられる場合の留意点

不眠・せん妄・徘徊・粗暴行為などの BPSD が前景に出ている場合は，がん疼痛が大きな要因であっても，つい抗精神病薬や抗うつ薬などの鎮静系の向精神薬を投与しがちで，"まずは鎮痛薬の導入や増量から" という発想にはなりにくいものです。

高齢がん患者においては，前述した薬物の代謝・排泄遅延によって，いずれの向精神薬も過鎮静を引き起こしやすいことや，BPSD の主因であるがん疼痛が向精神薬によりマスクされてしまい，本来行うべき疼痛アセスメントができなくなることに十分な注意が必要です。

実臨床では，適切な疼痛アセスメントに基づく適切な鎮痛薬処方によって，高齢者の BPSD が明らかに改善することも少なくないことから，向精神薬よりもまずは鎮痛薬を投与するのが原則となります。また，種々の画像検査によって神経障害性疼痛の混在が強く推定できる際は，抗痙攣薬のなかでも精神安定作用を併せもつクロナゼパム（商品名：ランドセン，リボトリール）を 1 日 0.2〜0.3mg といったごく少量から投与することも積極的に考慮してよいでしょう。

蛇足ながら，BPSD ケアの要諦は薬物療法以前に生活療法であり[4]，医療・看護・介護を提供する側が「認知症は疾患ではなく老化症候群である」ということを理解し，むやみに，①指摘しない，②議論しない，③怒らない，の 3 原則を念頭に，年長者を尊重して全人的視点から丁寧な対応を心がけるのが何よりも大切であることを付言しておきます。

---

### 文 献

1) Corbett A, et al: Assessment and treatment of pain in people with dementia. Nat Rev Neurol, 8 (5): 264-274, 2012
2) McDonald M: Assessment and management of cancer pain in the cognitively impaired elderly. Geriatr Nurs, 20 (5): 249-254, 1999
3) Curtiss CP: Challenges in pain assessment in cognitively intact and cognitively impaired older adults with cancer. Oncol Nurs Forum, 37 (Suppl): 7-16, 2010
4) 小田陽彦：科学的認知症診療 5 Lessons，シーニュ，2018

（佐伯 俊成）

# Q86

## オピオイド使用患者に対する保険薬局での服薬指導とフォローアップのポイントは？

### A

保険薬局では患者さんの状態について情報が少ないため，まず患者さんの背景や病状などの情報収集から始めます。どんなことでも話してもらえるような雰囲気を作り，信頼関係を築くことで，適切な服薬指導を行うことができ，痛みやオピオイドの使用について不安のない生活を送れることにつながります。それぞれの患者さんが理解しやすい言葉や方法を使って説明することが大切です。

### まずは情報収集

　保険薬局では，患者さん本人は店頭に来ず，家族やヘルパーが処方せんだけをもって来局することも多いため，患者さんの病状などをお聞きしながら，来局された方が患者さん本人とどういう関係なのか，患者さんの状態をどの程度把握されているか，などを確認します。

　また，「医師から説明を聞いたので，わかっています」と服薬指導を断られることも少なくありません。特に，初めて来局した場合などは，こちらから一方的に情報を根掘り葉掘り聞き出すだけでは相手も話しにくいので，焦らずに少しずつ心を開いてもらえるように，時間や回数を重ねて情報を得ることが必要な場合もあります。時には他愛もない世間話から，患者さんの家族関係や生活スタイル，環境などが確認できることもあります。一方で，配慮を欠いた情報収集が治療の妨げになってしまうこともあるので，注意しなければなりません。

初めて来局する方にオピオイドが処方されていた場合，その薬が初めて服用するものなのか，入院中から服用していたものなのか，などを聞きます。「××というお薬は，今までに飲んだことはありますか？　今はどんなお薬を飲んでいらっしゃいますか？」というように，お薬手帳をもっているのであれば一緒に確認しながら，薬歴を確認します。

　そして，「△△というお薬について，先生からどのように説明されましたか？」と，医師からの説明内容を確認することも矛盾のない説明を行うために重要です。

## 情報提供で誤解を解く

　オピオイドに対し偏見や不安をもつ方に対しては，安心して使用できるように誤解を解くことから始めます。オピオイドに対して抱くイメージなどをお聞きすると，そこから1つずつ誤解を解くことができます。そして，オピオイドの特性について説明を行い，理解していただくことが大切です（**表1**）。

　また，患者さんには納得していただいても家族の理解が得られないケースもあります。特に，レスキュー薬が正しく服用されない原因のひとつに，家族が「レスキュー薬は1日2回まで」などと回数を制限しているケースがあります。これは，「痛いときに飲んでください」と説明されただけで，頭痛や歯痛などで使用する頓服薬と同じ鎮痛薬であると誤解されることによります。

　家族と一緒に説明を聞いてもらうことで，薬の使い方を理解してもらえると同時に，患者さんに対する薬の適正な使用にもつながります。例えば，「痛いときに飲む薬」と説明されたレスキュー薬などは，具体的に

**表1　処方されたオピオイドの情報提供のポイント**

- ・それぞれのオピオイド製剤の特徴
- ・ベースのオピオイドを定時で使用することの必要性と服用方法
- ・レスキュー薬の役割と必要性
- ・レスキュー薬の使用方法
- ・それまで使用していた NSAIDs とオピオイドの違い
- ・オピオイドの副作用とその対処方法

どのようなタイミングで使ったらよいのか戸惑う方もいます。食事やお手洗い・入浴のときなどの体動によって痛みが出る場合や，食事中の嚥下時に痛みが出る場合など，生活のなかでどのようなときに痛みが出るのかを家族と一緒に話すことで，レスキュー薬をスムーズに使ってもらうことができます。

## 情報提供は積極的に

保険薬局では病院内の薬局に比べ，医師や看護師との連携が難しい面があります。しかし，情報不足や不安を感じているのは薬局薬剤師の側だけではありません。院外処方を出す医療機関の医師や看護師，薬剤師の側も，他施設の医療関係者との情報交換が少ないことに不安を感じています。

処方が徐放性オピオイド製剤のみで，レスキュー薬は処方されていない場合に，「痛みが出たときの対応について先生から何か説明がありましたか？」と聞くと，何も説明されていないことがあります。そのようなときは「こちらの時刻を決めて飲む痛み止めと違い，すぐに効果が現れる痛み止めもあります」とレスキュー薬の存在を伝えます。そして，「今日処方された痛み止めで痛みのコントロールがつけば問題ありませんが，ベースの痛み止めの効果が切れて痛みを感じるようなことや，突然出てくるような痛みがあるようでしたら，即効性の痛み止めもありますよ」と話します。

そうすると，患者さんや家族から「薬の名前を教えてください」と言われることもありますので，そのときは代表的なレスキュー薬の名前を紙に書くなどして渡します。医薬品の情報提供先の中心が患者さんやご家族である保険薬局では，患者さんやご家族を通して他の医療関係者へ情報の提供・共有が可能となるケースも多くみられます。

## 記録の大切さ

### 1 患者が痛みを伝えるために

痛みの強さ・性質は目で見て確認することができません。患者さん自身にしかわからないことなので，痛みの程度や，どのようなときに痛み

を感じるかといった情報を医師にできるだけ詳細に伝えてもらうことで，早く適正な量のオピオイドが処方されるようになります。

　そのためには，保険薬局の薬剤師が患者さんにオピオイドの種類や特徴について十分に説明しなければなりません。そして，オピオイドを理解して使用してもらうことで，患者さん自身も日常生活のなかで痛みのコントロールがとれているのかそうでないのかを判断することができます。また，痛みが強く感じられる時間やその痛みの程度，さらに，その痛みは特別な動作の際に感じられるのかどうかを，可能であればメモ程度でもよいので記録してもらい，外来診察の際に医師や看護師に伝えるようにアドバイスすることも大切です。患者さんの声に耳を傾け，日常生活の動作のなかで優先したいことは何か把握することで，レスキュー薬を上手に使うことができ，患者さんが日常生活で満足を得ることにつながります。

## 2 記録はどんな形でも OK

　「痛みがとれない」，「便秘が続いて……」などと訴える患者さんにオピオイドの服薬指導を行いながら，不安を感じている保険薬局の薬剤師も少なくありません。2010 年に横浜市内の保険薬局薬剤師を対象にアンケート調査が行われましたが，その際も不安の声が上がりました（**表 2**）。

　患者さんや家族が自宅で過ごすなかで感じた痛みや不安を記録として共有することで，医療機関のスタッフに情報を提供することができます。ただ，記録といっても，それぞれの患者さんや家族に合わせた日記のようなものでもよいし，お薬手帳を利用してもかまいません。次回の受診時に主治医に見せるように伝え，保険薬局でも見せてもらうようにします。

**表 2　指導するうえで不安に思うこと**

- ・病状についてどのような説明を医師から受けているかわからない
- ・ベースの用量や切り替えについて
- ・患者さんが弱っていくのに何もできない
- ・痛みを訴えているがドーズアップがみられない
- ・ベースに対してレスキューの用量が合っていない
- ・オピオイドの保管状況について

（坪川浩実：神奈川県薬剤師がん疼痛緩和研究会会員報告，2010）

教育，指導，医療連携　VIII

　薬剤師は，残薬や保管状況も確認しながら患者さん宅の環境も含めてそのようなやり取りを行うなかで，在宅への訪問が必要と判断した場合は医師にその依頼をすることもできます。また，毎日の記録により，患者さんも生活のなかで痛みのコントロールがうまく取れているのかを確認することが可能となるため，保険薬局の薬剤師や医療機関のスタッフも痛みや副作用の出現をいち早く把握し，自宅でのオピオイドの適正使用につなげることができるのです。

（坪川　浩実）

Q86　オピオイド使用患者に対する保険薬局での服薬指導とフォローアップのポイントは？

## Q87
## 医療用麻薬使用中の患者さんが海外渡航する際の手続きは？

医療用麻薬を持って海外渡航する場合は，あらかじめ厚生労働大臣の携帯許可を受ける必要があります。その窓口は，厚生労働省医薬・生活衛生局監視指導・麻薬対策課で，医師の診断書（病名や薬の名前などが明記されたもの）を添えて申し込みます。ただし，携帯許可が出るまでにはある程度の時間がかかるので，時間的にゆとりをもって申請するとよいでしょう。

### 麻薬の携帯許可を得るために

　麻薬は，厚生労働大臣の許可を受けた麻薬輸入（輸出）業者でなければ，輸入（輸出）することができないと，麻薬及び向精神薬取締法で定められています。ただし，患者さんが痛みの治療の目的で出入国する場合は，事前に地方厚生（支）局長の許可を受ければ，その麻薬を携帯輸入（輸出）することができます。
　許可の申請方法は，下記の通りです。

#### 1 申請に必要な書類
#### ①医師の診断書 1 部
　患者（申請者）の住所，氏名，麻薬の施用を必要とする理由（病名），処方された麻薬の品名，規格，用法・用量などが記載された診断書。様式の規定はありません。

②麻薬携帯輸入許可申請書1部（日本に医療用麻薬を携帯して入国する場合）

③麻薬携帯輸出許可申請書1部（日本から医療用麻薬を携帯して出国する場合）

④返信用封筒1枚

サイズは長3以上で，宛先を明記してください。送料は自己負担です。簡易書留以上の返信手段を推奨します。

②，③については，原則として麻薬を使用している患者さん本人が申請書に記入しますが，事情により医師または患者さんの家族らが代筆しても差し支えありません。ただし，代筆者はその旨を申請書枠外の下部に記載し，署名・捺印する必要があります。

申請書の記載内容には薬剤名（「△△錠10mg」など）に加えて成分名，錠数，総量（合計のmg数）など患者さんやご家族には難しい項目があります。薬剤師が記入方法などについてサポートすることはスムーズな申請を行うのに効果的です。

また，申請書の記入要領および申請用紙については，厚生労働省地方厚生局麻薬取締部「麻薬取締官」ウェブサイト（http://www.ncd.mhlw.go.jp）で確認できます。

## ❷ 提出先

書類の提出先は以下の通りです。

①申請書の住所を管轄する地方厚生（支）局麻薬取締部（**表**）

②入院中の場合は，病院・診療所の所在地を管轄する地方厚生（支）局麻薬取締部（①でも可）

③海外在住の場合は，入国予定の空港などを管轄する地方厚生（支）局麻薬取締部

## ❸ 提出期限

申請書の送付などに要する期間を考慮し，出国日または入国日の2週間前までに余裕をもって提出するほうがよいでしょう。出国日や入国月までに時間的な余裕がない場合は，提出先の地方厚生（支）局麻薬取締

表　地方厚生（支）局麻薬取締部連絡先・管轄

| 地方厚生（支）局<br>麻薬取締部 | 地方厚生（支）局麻薬取締部<br>所在地，電話番号，FAX | 管轄する<br>都道府県 |
|---|---|---|
| 北海道厚生局<br>麻薬取締部 | 〒 060-0808<br>札幌市北区北八条西 2-1-1　札幌第一合同庁舎<br>TEL：011-726-3131　FAX：011-709-8063 | 北海道 |
| 東北厚生局<br>麻薬取締部 | 〒 980-0014<br>仙台市青葉区本町 3-2-23　仙台第二合同庁舎<br>TEL：022-221-3701　FAX：022-221-3713 | 青森，岩手<br>宮城，秋田<br>山形，福島 |
| 関東信越厚生局<br>麻薬取締部 | 〒 102-8309<br>東京都千代田区九段南 1-2-1　九段第三合同庁舎 17 階<br>TEL：03-3512-8691　FAX：03-3512-8689 | 茨城，栃木<br>群馬，埼玉<br>千葉，東京<br>神奈川，山梨<br>長野，新潟 |
| 東海北陸厚生局<br>麻薬取締部 | 〒 460-0001<br>名古屋市中区三の丸 2-5-1　名古屋合同庁舎第 2 号館<br>TEL：052-951-6911　FAX：052-951-6876 | 静岡，愛知<br>三重，岐阜<br>富山，石川 |
| 近畿厚生局<br>麻薬取締部 | 〒 540-0008<br>大阪市中央区大手前 4-1-76　大阪合同庁舎第 4 号館<br>TEL：06-6949-6336　FAX：06-6949-6339 | 福井，滋賀<br>京都，大阪<br>兵庫，奈良<br>和歌山 |
| 中国四国厚生局<br>麻薬取締部 | 〒 730-0012<br>広島市中区上八丁堀 6-30　広島合同庁舎 4 号館<br>TEL：082-227-9011　FAX：082-227-9174 | 鳥取，島根<br>岡山，広島<br>山口 |
| 四国厚生支局<br>麻薬取締部 | 〒 760-0019<br>高松市サンポート 3-33　高松サンポート合同庁舎 4 階<br>TEL：087-811-8910　FAX：087-823-8810 | 徳島，香川<br>愛媛，高知 |
| 九州厚生局<br>麻薬取締部 | 〒 812-0013<br>福岡市博多区博多駅東 2-10-7　福岡第二合同庁舎<br>TEL：092-472-2331　FAX：092-472-2336 | 福岡，佐賀<br>長崎，熊本<br>大分，宮崎<br>鹿児島，沖縄 |

（2019 年 1 月 31 日現在）

部に直接電話で相談してください。

## 4 許可書などの提示

　申請書類に不備がなく，許可された場合は許可書が交付されます。入国（出国）時に税関で，許可書を提示してください。

## 5 注意点

　麻薬の輸入・輸出手続きに関する手引きには，以下のような注意点が

記載されています。

①この麻薬携帯輸入（輸出）許可は，患者さんがご自身の病気の治療の目的で使用するため医療用麻薬を持ち込みしなければならない場合に，患者さんが携帯する輸入（輸出）を認めるものです。この許可を受けても麻薬を郵便や知人などに託して輸入（輸出）することはできません。したがって，同行者ではなく必ず本人が携帯している必要があります。

②麻薬の持ち込みが許されない国もあります。麻薬を持ち込めるかどうかは，事前にその国の大使館や領事館等に照会して確認してください。

③申請に必要な診断書は日本語表記ですが，万が一に備え，渡航前に英語表記のものを患者さんへお渡しください。

④現在のところ，セレギリン塩酸塩（商品名：エフピーなど）の携帯輸出（入）は許可されていません。

### 文献

1) 厚生労働省医薬・生活衛生局監視指導・麻薬対策課：医療用麻薬適正使用ガイダンス－がん疼痛治療における医療用麻薬の使用と管理のガイダンス，平成29年4月
2) 厚生労働省地方厚生局麻薬取締部「麻薬取締官」ウェブサイト．(http://www.ncd.mhlw.go.jp)

（中村 益美）

# Q88

## 医療用麻薬使用中の患者さんによる自動車運転をどのように考えるべきか？

### A

英国では法に基づき許可されていますが，日本では，肯定的な結論が得られていません。一方で，厳しい規制のもとで生じている医療現場の問題についても解決が求められます。

### 英国の事情

英国のガイドライン「Opioids for persistent pain：Good practice」では，「Driving and working while on opioid therapy」（オピオイド投与中の自動車運転と勤務）という項目を設け，"UK laws allow patients who are taking prescribed opioids for pain relief to drive"（英国では，鎮痛目的でオピオイドを使用している患者が自動車を運転するのは合法である）と記載していますが，これはあくまで英国の事情です。

また，『トワイクロス先生のがん緩和ケア処方薬』（医学書院，2013年）[1]では，オピオイドが自動車による交通事故のリスクに与える影響について，「オピオイドを継続反復使用時の定常投与量ではリスクを増大させない」と記載されています[2,3]。しかし一方，コメントとして，「投与を開始した1週間後または増量した1週間後ほどは，認知機能や運転能力を障害する恐れがある。突出痛に対する投与では追加直後に一時的に機能障害が起こる恐れがある」とも記載されています。これもあくまでも英国の規制に基づいて記載されています。

### 表1　道路交通法103条の記載

（免許の取消し，停止等）

第百三条　免許（仮免許を除く。以下第百六条までにおいて同じ。）を受けた者が次の各号のいずれかに該当することとなったときは，その者が当該各号のいずれかに該当することとなった時におけるその者の住所地を管轄する公安委員会は，政令で定める基準に従い，その者の免許を取り消し，又は六月を超えない範囲内で期間を定めて免許の効力を停止することができる。ただし，第五号に該当する者が前条の規定の適用を受ける者であるときは，当該処分は，その者が同条に規定する講習を受けないで同条の期間を経過した後でなければ，することができない。

〈一～二は省略〉

三　アルコール，麻薬，大麻，あへん又は覚せい剤の中毒者であることが判明したとき。

四　第六項の規定による命令に違反したとき。

五　自動車等の運転に関しこの法律若しくはこの法律に基づく命令の規定又はこの法律の規定に基づく処分に違反したとき（次項第一号から第四号までのいずれかに該当する場合を除く。）。

六　重大違反唆し等をしたとき。

七　道路外致死傷をしたとき（次項第五号に該当する場合を除く。）。

八　前各号に掲げるもののほか，免許を受けた者が自動車等を運転することが著しく道路における交通の危険を生じさせるおそれがあるとき。

### 表2　道路交通法66条の記載

（過労運転等の禁止）

第六十六条　何人も，前条第一項に規定する場合のほか，過労，病気，薬物の影響その他の理由により，正常な運転ができないおそれがある状態で車両等を運転してはならない。

## 日本での規制に関する条文

わが国の道路交通法には**表1**の記載があります。また，同法66条には薬物の影響その他の理由により，正常な運転ができないおそれがある状態では，運転してはならないと示されています（**表2**）。

また平成26年6月1日から，「免許の拒否事由等とされている一定の病気等に該当するものを的確に把握するための整備」という条項が新たに規定されました。

「自動車等の運転に支障を及ぼすおそれのある病気等」として免許の拒否または取り消し等の事由とされている一定の病気には下記のものが挙げられています。

①**統合失調症**

②**てんかん**

③**再発性の失神**

443

④無自覚性の低血糖

⑤躁うつ病

⑥重度の眠気の症状を呈する睡眠障害

⑦その他自動車等の安全な運転に必要な認知，予測，判断または操作のいずれかに係る能力を欠くこととなる恐れがある症状を呈する病気

⑧認知症

⑨アルコール，麻薬，大麻，あへん又は覚せい剤の中毒

　個々の条文の解釈は法律の専門家に委ねるとして，本邦においては，オピオイド服用患者の自動車などの運転に関しては，肯定される結論には至っていないと思われます。しかし，がん性疼痛や慢性疼痛の治療目的で医療用麻薬を服用している患者さんは「中毒」には該当しません。「麻薬中毒」は，医師や患者の医療用麻薬による精神依存に対して診断される必要があります。英国のガイドラインでは，オピオイド使用中の患者に運転が許可されていますが，その根拠は法律によって許可されていることです。本邦においては，道路交通法の改正が進み，オピオイド使用患者においても自動車運転を全面否定する記載ではなくなりつつありますが，医療用麻薬に限らず，添付文書に「自動車の運転等危険を伴う機械の操作に従事させないよう注意すること」と明記されている薬剤を内服している場合は，現時点では自動車などの運転は積極的に許可されるものではないと思われます。

　車でなければ通院もできない地域の在住者にはどのように対応するかといった問題や，個人運転能力の見極めを誰がどのように行うかなど，本邦においても早急に法の整備が進められ，法律を後ろ盾にガイドラインが改定されることを望みます。

## 文　献

1) Twycross R, 他 編，武田文和，鈴木勉 監訳：トワイクロス先生のがん緩和ケア処方薬第2版，医学書院，pp735-742, 2017

2) Fishbain D, et al.: Are opioid-dependent/tolerant patients impaired in driving-related skills? A structured evidence-based review. Journal of Pain and Symptom Management, 25（6）：559-577, 2003

3) Fishbain D, et al.: Can patients taking opioids drive safety? A structured evidence-based review? Journal of Pain and Palliative Care Pharmacology, 16（1）：9-28, 2002

（加賀谷 肇）

教育，指導，医療連携 VIII

## Q89
## 緩和ケアでよくみられるポリファーマシーとその対策は？

**A**
緩和ケアでは，症状緩和を目的とした薬剤を多数併用することによりポリファーマシーに陥りやすい状況になります。しかし，本来必要な薬剤が処方されていない状況も適切ではないため，単に薬剤数を減らすのではなく，常に効果と副作用（デメリット）を確認しながら使用薬剤を選択する必要があります。

### 緩和ケアでポリファーマシーが生じる要因

　「ポリファーマシー」とは多剤併用を示す用語です。明確な基準はありませんが，5～6種類以上の併用を目安と考えるのが妥当とされています。単に服用する薬剤数が多いことではなく，それに関連して有害事象のリスク上昇，服薬過誤，服薬アドヒアランス低下などにつながる状態であることが問題だと考えられます。

　一般に，高齢者のほうがポリファーマシーの問題がより多いといわれています。その要因として，①肝機能・腎機能の低下などにより薬物動態の変化が起きやすい，②薬剤が複数の医師から処方されていることが多い，③服薬の理解や嚥下に困難がある場合がある——などがありますが，これは緩和ケアを受ける患者にも当てはまります。ポリファーマシーでの問題を表1に示します。

　ポリファーマシーの原因の一つとして，処方カスケードという概念があります。処方カスケードとは，薬剤の服用で生じた有害事象に対して副作用の可能性を考えずに，新たな薬剤の処方を繰り返すことです。緩和ケ

445

**表1　問題のあるポリファーマシーのケース**

- 有害事象の発現
- 処方カスケードの存在
- 服薬アドヒアランスの低下
- 10 剤以上の服用
  （スーパーポリファーマシーの存在）
- 必要な薬が処方されていない
- 同種同効薬の重複投与
- 薬物相互作用，薬物と疾患の相互作用の発現
- 対症療法での漫然処方
- 嚥下機能低下などで内服困難な場合
- 患者が処方を欲する場合

〔溝神文博：処方適正化に向けた基本的な考え方―処方カスケード対策や対症療法薬を中心に．月刊薬事，60（11）：19-24，2018 より改変〕

アにおいては，ある症状を緩和するために，効果の増強や副作用の軽減の目的で，作用機序の異なる複数の同効薬を組み合わせて使用することや，ある薬剤の副作用対策の薬剤を同時に処方することがよくみられます。

ただし，薬剤数が増えることがすべて悪いというわけではありません。薬剤の併用が有効であったり，副作用対策によって必要な薬剤の忍容性が上昇したりすることもあります。常に処方カスケードに陥っていないか，不必要な薬剤が漫然投与されていないかという視点をもち，個々の薬剤の必要性を見極め，できるだけ薬剤数を減らすようアプローチすることが大切です。

## 緩和ケアでの頻用薬関連のポリファーマシー

緩和ケアにおいて，疼痛緩和は患者の QOL を向上させるためにも大変重要です。疼痛緩和に用いられる NSAIDs やオピオイド鎮痛薬に関連するポリファーマシーを示します。

### 1 NSAIDs

NSAIDs は WHO 除痛ラダーの第 1 段階の鎮痛薬であり，オピオイド鎮痛薬を開始しても原則併用されるため，漫然とした長期投与となりやすい傾向にあります。NSAIDs の副作用である NSAIDs 潰瘍への対策として，プロトンポンプ阻害薬（PPI）や H2 ブロッカー，PG 製剤のミソプロストールなどが併用されるケースがあります。

PPI や H2 ブロッカーの胃酸分泌低下作用により吸収や効果が低下する薬物は多く，例えば，エルロチニブやパゾパニブなどの経口分子標的薬

はPPIとの併用でAUCが40%程度低下すると報告されています。また，添付文書には記載されていませんが，緩和ケアにおいてよく使用されている酸化マグネシウムも，PPIとの併用で効果が減弱するとの報告があります。$H_2$ブロッカーはせん妄，ミソプロストールは下痢の有害事象を惹起することがありますが，副作用として認識されず，患者の症状として対応され，処方カスケードを生じる場合があるため注意が必要です。

### 2 オピオイド鎮痛薬

副作用として眠気，悪心，便秘が起こりやすいため，制吐薬や下剤の併用はよく行われています。制吐薬としてプロクロルペラジン，ハロペリドールなどが長期間処方されていることもありますが，これらの抗ドパミン作用のある薬剤では，錐体外路症状（**表2**）の発現に注意が必要です。アカシジアは不眠や不安，せん妄とパーキンソニズムは抑うつと判断され，さらなる抗精神病薬や睡眠導入薬，抗うつ薬が処方されるといった処方カスケードに陥る場合があります。

表2　薬剤性錐体外路症状

| | 症　状 |
|---|---|
| アカシジア | 下肢のムズムズ感，じっとしていられない，夜間に目立つ，落ち着かない |
| パーキンソニズム | 活動低下　：臥床傾向，動きが遅い<br>仮面様顔貌：笑顔・瞬きが少ない<br>嚥下障害　：むせる，筋委縮による<br>歩行障害　：小刻み歩行 |

## ポリファーマシー対策

緩和ケアでは疼痛，悪心，便秘，せん妄，不眠などの症状に対して，同効薬を組み合わせて使用する場合も多々あります。また，それぞれの薬剤の副作用の予防・対応のため，さらに薬剤が追加されることも珍しくありません。化学療法中だったり複数の疾患を抱えていたりで複数の診療科から薬剤が処方されていると，おのずと使用薬剤数は多くなっていきます。各薬剤の使用目的によって，おおよそ次のように考えてみます。

### ①患者の生存や原疾患の治療に必要な薬剤

治療方針の確認を継続しながら，慎重に継続を検討する必要があります。

### ②症状緩和や患者 QOL の維持・改善に必要な薬剤

それぞれの薬剤の必要性の検討を継続します。複数の同効薬を使用している場合はなおさらです。

### ③薬剤の副作用予防や疾患予防を目的とした薬剤

その副作用が発現したり疾患が発症した場合の重篤度，頻度，予測される発現時期などを考慮する必要があります。患者の全身状態や，推定される予後，食事摂取状況，嚥下機能，薬剤への身体的・心理的依存の有無や程度などを，総合的に考えるバランス感覚が大切になります。

### ④使用目的が不明な薬剤，不要な薬剤

転院や主治医の変更などを含む経過のなかで，使用目的がわからないまま継続されているケースも経験します。この場合は中止を検討します。

## おわりに

薬剤の効果と副作用を常に確認し，臨床上必要な量以上の薬剤あるいは不要な薬剤が処方されていれば，減量・中止を検討します。中止する場合は退薬症状に注意しなければならない場合もあります。また，必要な薬剤が処方されていない場合は，処方を検討します。

ポリファーマシーの問題に対しては，多職種チームでの対応が有効だといわれており，緩和ケアチームのカンファランスなどでも処方の適正化を図ります。また，処方がどんなに適正化されても，患者が正しく服用できなければ，その意義が低下します。患者の服薬アドヒアランスを評価し，服薬環境の適正化も同時に行う必要があります。

### 文献

1) 溝神文博：処方適正化に向けた基本的な考え方―処方カスケード対策や対症療法薬を中心に．月刊薬事，60（11）：19-24，2018
2) 清水敦哉：専門領域別にみた処方適正化のアプローチ 循環器疾患．月刊薬事，60（11）：31-34，2018
3) 岡本拓也：緩和ケアにおけるポリファーマシー．治療，96（12）：1732-1737，2014

（龍 恵美）

教育，指導，医療連携　**VIII**

# Q**90**

# 非がん患者・がんサバイバー患者のオピオイドによる依存をどう考えるべきか？

## A

非がん慢性疼痛患者の場合はオピオイド依存を起こしやすいので，基本的に慢性疼痛治療ガイドライン[1]に従い，オピオイド鎮痛薬は中止を考えながら注意深く使用すべきです。

また，がんサバイバー患者では，がん治療が完了しており，既にがん疼痛は存在していません。そこで医療用麻薬がまだ使用されているのであれば，退薬症候が出ないように漸減法により徐々に中止します。がん疼痛以外の痛みがある場合は医療用麻薬以外の鎮痛薬を用います。

## 非がん患者の慢性疼痛へのオピオイド使用

慢性疼痛治療ガイドライン[1]ではオピオイド鎮痛薬について，強度として麻薬性鎮痛薬，中等度として向精神薬2種のブプレノルフィン，軽度として未規制医薬品のトラマドールが記載され，それぞれ**表**のように説明されています。

## がんサバイバー患者における医療用麻薬のやめ方

医療用麻薬は，WHO方式がん疼痛治療法に基づいて広く用いられ，がん疼痛治療では徐放性製剤などを用いて医療用麻薬の血中濃度を一定

449

**表 慢性疼痛治療ガイドラインでのオピオイド鎮痛薬の説明**

| 薬剤 | 疼痛 | ガイドラインの記載 |
|---|---|---|
| オピオイド鎮痛薬<br>（強度） | 運動器疾患 | 短期的な鎮痛効果，運動機能改善効果は有するが，長期的な効果と安全性については不明 |
| | 神経障害性疼痛 | 各病態で短期的な有効性はあるが，副作用についての忍容性が低く，長期投与での精神依存が懸念されるため，疼痛の専門医が患者を厳選して使用することが望ましい |
| | 頭痛，口腔顔面痛，線維筋痛症 | 有効性と安全性を示すエビデンスはない |
| ブプレノルフィン貼付剤 | 運動器疾患 | 鎮痛効果は高く，QOL の改善を期待できる |
| | 神経障害性疼痛 | 有痛性糖尿病性神経障害などに有効である可能性がある |
| | 頭痛・口腔顔面痛，線維筋痛症 | 効果は確認されていない |
| | その他 | 現時点で，本邦では慢性腰痛症と変形性関節症のみに保険適応がある。高齢者でも呼吸抑制などの重篤な副作用は少なく，忍容性は高く，長期投与の有効性と安全性は確認されているが，悪心・嘔吐は比較的起こりやすい |
| トラマドール | 運動器疼痛 | 鎮痛効果と運動機能改善効果を認める |
| | 神経障害性疼痛 | 有痛性糖尿病性神経障害，帯状疱疹後神経痛などに鎮痛効果と QOL 改善効果が確認されている |
| | 線維筋痛症 | 有用な可能性がある |
| | 頭痛・口腔顔面痛 | 効果は確認されていない。しかし，長期投与に対する有効性と安全性については不明であり，長期投与は避けることが望ましい |

（慢性疼痛治療ガイドライン作成ワーキンググループ 編：慢性疼痛治療ガイドライン，
真興交易医書出版部，2018 を参考に作成）

濃度に保ち，痛みが出ないようにします。すなわち，生体は医療用麻薬に常に曝露されていることで，医療用麻薬の存在した状態に速やかに順応することになります。このような状態を身体依存といい，医療用麻薬の投与を中止すると，自律神経症状を中心とした退薬症候が現れます（51 頁，「Q11．オピオイドの身体依存とは？」参照）。

　したがって，がん治療で寛解したがんサバイバー患者が医療用麻薬をやめる場合は，医療用麻薬の用量を数日〜1 週間ごとに徐々に減少します。この漸減法を用いることで，退薬症候を発現させずに医療用麻薬を中止することができます。

教育，指導，医療連携　**VIII**

## がんサバイバー患者が示す痛みへの対応

　がんサバイバー患者が示す痛みは，がんと関係のない痛みであることを認識しなければなりませんが，なかには，抗悪性腫瘍薬によるがん治療で発症した神経障害性疼痛が残存したり，それ以外の痛みを伴うこともあります。したがって，痛みの評価をしっかり行うことが重要であり，そのうえで鎮痛薬による治療などを行います。

　侵害受容性疼痛に対しては NSAIDs，アセトアミノフェン，さらにはオピオイド鎮痛薬などを用いて治療を行います。一方，神経障害性疼痛の場合には，日本ペインクリニック学会の神経障害性疼痛薬物療法ガイドライン（改訂第 2 版）[2] で薬物療法アルゴリズム〔「Q66. 神経障害性疼痛の治療の進め方は？」の図 3（340 頁）を参照〕が発表されているため，これに従って治療することが望ましいでしょう。

### 文 献

1) 慢性疼痛治療ガイドライン作成ワーキンググループ 編：慢性疼痛ガイドライン，真興交易医書出版部，2018
2) 日本ペインクリニック学会神経障害性疼痛薬物療法ガイドライン改訂版作成ワーキンググループ 編：神経障害性疼痛薬物療法ガイドライン 改訂第 2 版，真興交易医書出版部，2016

（鈴木 勉）

## Q91
## 中高生に対して，がんの痛み治療と医療用麻薬についてどのように伝えるべきか？

基本的な「がんの痛み治療法」がWHOから示されています。この方法では，がん患者それぞれの痛みの程度により非オピオイド鎮痛薬，非麻薬性オピオイド鎮痛薬か麻薬性オピオイド鎮痛薬を鎮痛補助薬とともに用います。正しいがんの痛み治療法では，強いがんの痛みに対して医療用麻薬が使用されるということを説明します。
また「麻薬」という言葉から，薬物乱用防止のスローガンである「ダメ。ゼッタイ。」が連想され，拒薬につながることがあります。中高生に対しては，違法麻薬と医療用麻薬についても，しっかりと伝える必要があります。

### WHO方式がん疼痛治療法について伝える

　基本的ながん疼痛治療の流れを説明し，医療用麻薬の必要性を理解してもらうことが必要です。WHO方式がん疼痛治療法では，がんの痛みは身体的な苦痛だけでなく，心理的な苦痛，社会的な苦痛，さらに霊的（スピリチュアル）な苦痛を全人的苦痛（トータルペイン）として捉え，まず痛みの原因や性状を十分把握します。そして，症状や病態に応じた治療法を選択し，十分な説明を行うことで患者の理解と同意を得ます。
　次に治療目標を設定しますが，第1目標は，痛みに妨げられない夜間の睡眠時間を確保することです。痛みで睡眠が妨げられれば，体力を消

耗し，痛みはさらに増強されます。そこで，鎮痛薬を用いると同時に睡眠環境も整え，第1目標を達成します。そして第2目標は，安静時の痛みを消失することです。鎮痛薬や鎮痛補助薬を用いて第2目標を達成します。最後の第3目標は，体動時の痛みも消失させることです。やはり鎮痛薬や鎮痛補助薬などを用いて，最終目標を達成させます。中高生への説明では，このような治療の進め方を伝え，痛みを取ることの重要性を理解してもらいます

WHO方式がん疼痛治療法では以前，鎮痛薬使用の5原則が挙げられていましたが，2018年の最新版[1]では4原則に変更されました。まず第1に「経口的に」，第2に「時間を決めて規則正しく」，第3に「患者ごとに個別的な量で」，そして第4に「そのうえで細かい配慮を」となっています（従来の「ラダーに沿って効力順に」は第3に含まれることになりました）。このようなWHO方式がん疼痛治療法を用いることにより，わが国ではがん疼痛の87％が治療できたと報告されています。

## 中高生の医療用麻薬に対する意識

内閣府政府広報室より公表された「がん対策に関する世論調査」（2017年1月）では，「もし，がんのために痛みが生じ，医師から医療用麻薬の使用を提案された場合，あなたは医療用麻薬を使用したいと思いますか」との問いに対して，50代を境に若い人ほど，がんの痛みに対してでも医療用麻薬を使いたくないという回答が増えていることが報告されました。

1987年から「ダメ。ゼッタイ。」教育・運動が展開され，麻薬や覚せい剤の乱用防止に大きく貢献しています。しかし，その一方で医療用麻薬のがん疼痛治療への必要性と貢献が全く教育されていません。そのような現実があるために，若い国民のなかには医療用麻薬に対する嫌悪が育っているのではないかと考察しています。したがって，がん教育などにおいて，がん疼痛治療に医療用麻薬が必須であり，大きく貢献していることを伝えていくべきであると思います。

## 違法麻薬と医療用麻薬

　医療用麻薬について，その必要性とともに，違法麻薬との違いも伝えていかなくてはなりません（図）。麻薬とは，麻薬及び向精神薬取締法において「麻薬」として取り締まられている薬物を指し，国際的にも単一麻薬条約で規制されています。それらのなかでも，医薬品の基準に従い国家が審査し，その有効性と安全性が確認され，医薬品として製造，販売が承認されたものが「医療用麻薬」と呼ばれます。このような正しい知識を国民にもってもらう必要があります。

　また，医療用麻薬は，がん疼痛治療に主に使用されているほか，術後痛や慢性疼痛にも一部使用されていること，がん疼痛治療では医療用麻薬のモルヒネ，フェンタニル，オキシコドン，ハイドロモルフォン，タペンタドール，メサドンが必要不可欠な医薬品として使われており，それらの適正使用の推進に努めるべきであることなどを伝えます。

　一方，違法麻薬は医療上の有用性がなく，有害性をもち，しかも依存性が認められ，違法な流通によって乱用されるものです。違法麻薬にはMDMAやマジック・マッシュルーム，幻覚発現薬，危険ドラッグの一部などが含まれます。これらは必要性のない危険な物質なので，「ダメ。

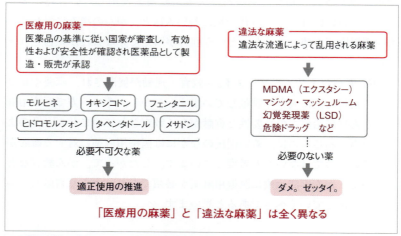

図　「医療用麻薬」と「違法麻薬」は何が違うの？

ゼッタイ。」で厳しく規制し，乱用を防止する必要があります。医療用麻薬とは大きく違うことを正しく理解してもらわなくてはなりません。

## 文 献

1) World Health Organization : WHO Guidelines for the pharmacological and radio-therapeutic management of cancer pain in adults and adolescents, World Health Organization, 2018

（鈴木 勉）

# 付　録

1 各オピオイド製剤の換算比

2 レスキュー薬の投与量早見表

3 各オピオイドの薬物動態パラメータ

4 制吐薬と制吐作用を期待して使われる薬剤一覧

5 便秘治療薬一覧

6 睡眠薬一覧

7 各オピオイドとの相互作用について注意すべき
　主な薬剤

8 痛みのモニター表

付録 1

# 各オピオイド製剤の換算比

## 1 オピオイド等鎮痛力価換算値（経口モルヒネ 60mg）

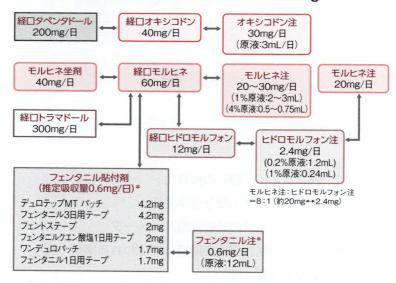

\*：経口モルヒネ：フェンタニルの換算値は100：1を使用
（デュロテップMTパッチ，フェンタニル3日用テープ，ワンデュロパッチの添付文書では150：1，フェントステープの添付文書では100：1が採用されている）

## 2 弱オピオイドの経口モルヒネ 10mg との等鎮痛用量の目安

- 経口トラマドール 50mg
- 経口コデイン 60 〜 100mg
- ブプレノルフィン注，坐 0.1 〜 0.2mg
- 経口ペンタゾシン 50 〜 100mg
- ペンタゾシン注 10 〜 30mg

## 3 フェンタニル貼付剤の規格ごとのフェンタニル推定吸収量

| | | フェンタニル推定吸収量 | | | | | |
|---|---|---|---|---|---|---|---|
| | | 0.15mg/日 | 0.3mg/日 | 0.6mg/日 | 1.2mg/日 | 1.8mg/日 | 2.4mg/日 |
| 3日用製剤 | デュロテップ MT パッチ<br>フェンタニル3日用テープ | — | 2.1mg | 4.2mg | 8.4mg | 12.6mg | 16.8mg |
| 1日用製剤 | フェントステープ<br>フェンタニルクエン酸塩<br>1日用テープ | 0.5mg* | 1mg | 2mg | 4mg | 6mg | 8mg |
| | ワンデュロパッチ<br>フェンタニル1日用テープ | — | 0.84mg | 1.7mg | 3.4mg | 5mg | 6.7mg |

＊：フェントステープのみ

## 4 オピオイド製剤の投与経路変更に伴う換算比

● モルヒネ

| 経口 | 持続静注・持続皮下注 | 経直腸（坐剤） |
|---|---|---|
| 1 | 1/3～1/2 | 2/3 |

● オキシコドン

| 経口 | 持続静注・持続皮下注 |
|---|---|
| 1 | 3/4（0.75） |

● ヒドロモルフォン

| 経口 | 持続静注・持続皮下注 |
|---|---|
| 1 | 1/5 |

● フェンタニル

| 経皮（貼付剤） | 持続静注・持続皮下注 | 経口腔粘膜（舌下・バッカル） |
|---|---|---|
| 1（推定吸収量） | 1 | レスキュー薬 |

## 5 メサドンの初回投与量（切り替え）の目安

| 経口モルヒネ<br>（mg/日） | 60≦～≦160 | 160<～≦390 | 390< |
|---|---|---|---|
| メサドン<br>初回投与量の<br>目安（mg/日） | 15<br>（5mg/回×3回） | 30<br>（10mg/回×3回） | 45<br>（15mg/回×3回） |

メサドンと他のオピオイドの等力価換算値は確立していません。

メサドンの初回投与量の換算は目安であり，換算比はメサドン投与前に使用していたオピオイドの投与量により大幅に異なります。

### 文 献

1) 日本緩和医療学会緩和医療ガイドライン委員会 編：がん疼痛の薬物療法に関するガイドライン 2014 年版，金原出版，2014
2) 木澤義之，他 編：3 ステップ実践緩和ケア，青海社，2013
3) 各医薬品添付文書
4) 日本緩和医療薬学会 編：緩和医療薬学，南江堂，2013
5) 国立がん研究センター中央病院薬剤部 編：オピオイドによるがん疼痛緩和 改訂版，エルゼビア・ジャパン，2012
6) 厚生労働省医薬食品局監視指導・麻薬対策課：医療用麻薬適正使用ガイダンス─がん疼痛治療における医療用麻薬の使用と管理のガイダンス，平成 24 年 3 月

（龍 恵美）

# 付録 2

## レスキュー薬の投与量早見表

| 経口の定期オピオイド（mg/日） | | | | 放出量（mg/日） | レスキュー薬投与量の目安（mg/回） | | | |
|---|---|---|---|---|---|---|---|---|
| モルヒネ | オキシコドン | ヒドロモルフォン | タペンタドール | フェンタニル貼付剤 | モルヒネ内服液・錠 | モルヒネ坐剤 | オキシコドン散・錠 | ヒドロモルフォン錠 |
|  |  | 2 |  |  |  |  | 2.5 |  |
|  | 10 |  | 50 | 0.15* | — |  | 2.5 |  |
| 20 |  | 4 |  |  | 5 |  | 2.5 | 1 |
| 30 | 20 | 6 | 100 | 0.3 | 5 | 5 | 2.5～5 | 1 |
| 40 |  | 8 |  |  | 5 | 5 | 5 | 1～2 |
|  | 30 |  | 150 |  | 5 | 5 | 5 | 1～2 |
|  |  | 10 |  |  | 5～10 | 5 | 5 | 2 |
| 60 | 40 | 12 | 200 | 0.6 | 10 | 5～10 | 5～10 | 2 |
| 90 | 60 | 18 | 300 | 0.9 | 15 | 10 | 10 | 3 |
| 120 | 80 | 24 | 400 | 1.2 | 20 | 10 | 10～15 | 4 |
| 150 | 100 | 30 | 500 | 1.5 | 25 | 10～20 | 15 | 5 |
| 180 | 120 | 36 | 600 | 1.8 | 30 | 20 | 20 | 6 |
| 240 | 160 | 48 |  | 2.4 | 40 | 20～30 | 20～30 | 8 |
| 360 | 240 | 72 |  | 3.6 | 60 | 40 | 40 | 12 |

＊：フェントステープのみ

**【レスキュー薬の１回投与量の目安】**

| 内服 | 定期オピオイド量の 10〜20％あるいは 1/6 相当を目安に，効果・副作用を確認しながら患者の状態に応じて調節。投与間隔は１時間を目安に使用可能。 |
|---|---|
| 坐剤 | 定期オピオイド量の 10〜20％あるいは 1/6 相当を目安に，効果・副作用を確認しながら患者の状態に応じて調節。半分にして使用することも可能。投与間隔は２時間を目安に使用可能。 |
| 注射 | 持続点滴の１時間量を急速静注（皮下注）する。投与間隔は 15〜30 分を目安に使用可能。 |

### フェンタニル口腔粘膜吸収剤（イーフェンバッカル錠，アブストラル舌下錠）

持続痛がコントロールされている状態での突出痛に対して使用。
- **定期投与オピオイドの１日量が経口モルヒネ換算 30 mg 以上 60 mg 未満**
  - ➡イーフェンバッカル錠 50 µg/回
- **定期投与オピオイドの１日量が経口モルヒネ換算 60 mg 以上**
  - ➡イーフェンバッカル錠 50 µg あるいは 100 µg/回，アブストラル舌下錠 100 µg/回を目安に開始し，突出痛に対してタイトレーションを行う。

### 文献

1) 日本緩和医療学会緩和医療ガイドライン委員会 編：がん疼痛の薬物療法に関するガイドライン 2014 年版，金原出版，2014
2) 木澤義之，他 編：3 ステップ実践緩和ケア，青海社，2013
3) 各医薬品添付文書
4) 日本緩和医療薬学会 編：緩和医療薬学，南江堂，2013
5) 国立がん研究センター中央病院薬剤部 編：オピオイドによるがん疼痛緩和 改訂版，エルゼビア・ジャパン，2012
6) 厚生労働省医薬食品局監視指導・麻薬対策課：医療用麻薬適正使用ガイダンス—がん疼痛治療における医療用麻薬の使用と管理のガイダンス，平成 24 年 3 月

（龍 恵美）

# 付録 3

# 各オピオイドの薬物動態パラメータ

| | モルヒネ | フェンタニル | オキシコドン | メサドン | ヒドロモルフォン |
|---|---|---|---|---|---|
| バイオアベイラビリティ | バッカル錠：50%<br>徐放錠：20～40%<br>ネブライザー：5% | 経皮吸収：92%<br>口腔内崩壊錠：50% | 即放錠：60～87%<br>徐放錠：50～87% | 経口：85%<br>点鼻：85% | 即放錠：24% |
| 蛋白結合率 | 20～36% | 80～86% | 45% | 71～88% | 8～27% |
| 分布容積（Vd） | 1～6 L/kg | 6 L/kg<br>または<br>3.2～4 L/kg | 2.6 L/kg | 3.6 L/kg | 2.9L/kg |
| クリアランス（CL） | 1.2～1.8 L/hr/kg | 46 L/hr | 48 L/hr | 6.5 L/hr | 1.96L/min |
| 未変化体尿中排泄率 | 2～12% | 10% | 19% | 21% | 7% |

（DRUGDEX Healthcare Series を参考に作成）

（国分 秀也）

# 付録 4
## 制吐薬と制吐作用を期待して使われる薬剤一覧

　悪心・嘔吐の治療は鎮痛に劣らず進行がん患者の QOL 向上のために重要です。悪心・嘔吐が起きるメカニズムの概念を図に，また，悪心・嘔吐の症状軽減に使用される薬剤一覧を表にまとめました。

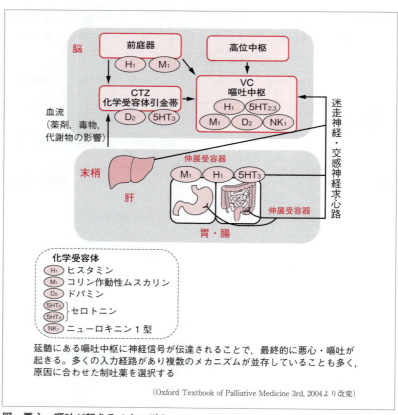

図　悪心・嘔吐が起きるメカニズム

付録

## 表 制吐作用を期待して使われる薬剤一覧

| 一般名 | 先発品名 | 剤　形 | 用法・用量 | 制吐作用の機序 |
|---|---|---|---|---|
| プロクロルペラジン<br>prochlorperazine | ノバミン | 錠<br>注 | 5〜20mg/日<br>1回5mg 持続 | $D_2$, $H_1$, $M_1$ 受容<br>体拮抗 |
| オランザピン<br>olanzapine | ジプレキサ | 錠・細粒 | 5〜10mg 1日1回 | $5HT_2$, $3D_2$, $H_1$,<br>$M_1$ 受容体拮抗 |
| ハロペリドール<br>haloperidol | セレネース | 錠・細粒・液<br>注5mg | 1回0.75mg 1日1〜2回<br>1回2.5mg/持続 | $D_2$ 受容体拮抗 |
| クロルプロマジン<br>chlorpromazine | コントミン | 錠・顆粒<br>注 | 15〜37.5mg/日<br>1回10〜50mg 持続 | |
| ペルフェナジン<br>perphenazine | PZC | 錠・散 | 6〜24mg/日 | |
| ドンペリドン<br>domperidone | ナウゼリン | 錠・細粒・DS<br>坐剤 | 1日10〜30mg 分2〜3<br>1回60mg 1日2回 | |
| メトクロプラミド<br>metoclopramide | プリンペラン | 錠・細粒・シロップ<br>注 | 1日10〜30mg 分2〜3<br>食前<br>1回10mg 1日1〜2回 | $D_2$, $5HT_3$ 受容体<br>拮抗 |
| ラモセトロン<br>ramosetron | ナゼア | OD錠<br>注 | 1日1回1錠<br>1日1回0.3mg | $5HT_3$ 受容体拮抗 |
| アザセトロン<br>azasetron | ― | 錠<br>注 | 1日1回10mg | |
| インジセトロン<br>indisetron | ― | 錠 | 1日1回8mg | |
| オンダンセトロン<br>ondansetron | ― | 錠・シロップ<br>注 | 1日1回4mg | |
| グラニセトロン<br>granisetron | カイトリル | 錠・細粒<br>注 | 1日1回2mg<br>1日1回40μg/kg | |
| トロピセトロン<br>tropisetron | ナボバン | カプセル | 1日1回5mg | |
| アプレピタント<br>aprepitant | イメンド | 錠 | がん化学療法の各コース<br>3日間 | $NK_1$ 受容体拮抗 |
| ヒドロキシジン<br>hydroxyzine | アタラックスP | カプセル・散<br>注 | 1日25〜150mg<br>1回25〜50mg | $H_1$ 受容体拮抗 |
| ジメンヒドリナート<br>dimenhydrinate | ドラマミン | 錠 | 150〜200mg/日 | |
| ジフェンヒドラミン<br>diphenhydramine | トラベルミン | 錠<br>注 | 1錠・1mL/回 | |
| レボメプロマジン<br>levomepromazine | ヒルナミン | 錠・顆粒・散<br>注 | 1日25〜200mg分服<br>1回25mg | $D_2$, $5HT_2$ 受容体<br>拮抗 |
| ジアゼパム<br>diazepam | ホリゾン | 錠・散・シロップ<br>注 | 1回2〜5mg 1日2〜4回<br>1回10mg | 高位中枢よりの<br>VC 刺激を抑制 |
| ロラゼパム<br>lorazepam | ワイパックス | 錠 | 1.0〜3.0mg/日 | |
| デキサメタゾン<br>dexamethasone | デカドロン | 錠・エリキシル<br>注 | 1日0.5〜8mg 分1〜4<br>【点静】<br>1回2〜10mg 1日1〜2回<br>【静・筋注】<br>1回2〜8mg 3〜6h毎 | 腫瘍周囲の炎症<br>を改善<br>①腸管や実質臓器<br>にある伸展受容<br>体の刺激を抑制<br>②脳浮腫改善で脳<br>圧低下しCTZ刺<br>激抑制 |

（次頁に続く）

| 一般名 | 先発品名 | 剤　形 | 用法・用量 | 制吐作用の機序 |
|---|---|---|---|---|
| グリセリン<br>glycerin | グリセオール | 注 | 1回200～500mL<br>1日2～3回 | 脳浮腫改善による<br>CTZ刺激抑制 |
| ナパジシル酸アクラトニウム<br>napadisilate aclatonium | アボビス | カプセル | 1回25～50mg 1日3回 | イレウスによる伸<br>展受容器から刺<br>激を抑制 |
| オクトレオチド<br>octreotide | サンドスタチン | 注 | 300～600 µg/日 | |
| 臭化ブチルスコポラミン<br>butylscopolamine bromide | ブスコパン | 注 | 1回10～20mg静，皮，筋 | |
| スコポラミン<br>scopolamine | ハイスコ | 注 | 1回0.25～0.5mg | |
| プレドニゾロン<br>prednisolone | プレドニン | 注 | 40mg/日 | |
| デキサメタゾン<br>dexamethasone | デカドロン | 注 3.3 mg／mL | 4～20mg/日 | |
| ナルデメジン<br>naldemedine | スインプロイク | 錠 | 1錠/日 | 便秘を改善するこ<br>とで腸管にある伸<br>展受容器からの<br>刺激を抑制 |
| リナクロチド<br>linaclotide | リンゼス | 錠 | 1錠/日 | |
| センノシド<br>sennoside | プルゼニド | 錠 | 1～4錠 分1～2 | |
| ピコスルファートナトリウム<br>sodium picosulfate | ラキソベロン | 液/錠 | 5～30滴 分2～3 | |
| ダイオウ | 大黄 | 末 | 0.3～0.5 g/回 | |
| パンテチン<br>pantethine | パントシン | 散 | 1.5～3 g/日 | |
| 酸化マグネシウム<br>magnesium oxide | カマ | 末 | 1～3 g 分2～3 | |
| ラクツロース<br>lactulose | モニラック | 液 | 10～60 mL 分2～3 | |
| クエン酸マグネシウム<br>magnesium citrate | マグコロール | P末 | 50 g | |
| モサプリド<br>mosapride | ガスモチン | 錠 | 3～6錠 分2～4 | |
| ミソプロストール<br>misoprostol | サイトテック | 錠 | 4錠 分4 | |
| ビサコジル<br>bisacodyl | テレミンソフト | 坐剤 | 1～2個/日 | |
| 発泡性下剤 | 新レシカルボン | 坐剤 | 1～2個/回 | |
| グリセリン<br>glycerin | グリセリン浣腸 | 浣腸 | 30～150 mL/回 | |
| | 大建中湯 | 散 | 7.5～15 g/日 | 胃や腸管が収縮<br>することによる伸<br>展受容器からの<br>刺激信号を抑制 |
| オキセサゼイン<br>oxethazaine | ストロカイン | 錠・顆粒 | 1日15～45mg 分3～4 | |
| 臭化ブチルスコポラミン<br>butylscopolamine bromide | ブスコパン | 錠 10 mg<br>注 | 1回10～20mg1日3～5回<br>1回10～20mg静，皮，筋 | |
| 臭化ブトロピウム<br>butropium bromide | コリオパン | 錠・カプセル・顆粒 | 1日30mg 分3 | |

## 文 献

1) 厚生労働省・日本医師会：がん緩和ケアに関するマニュアル 改訂第2版 平成17年，日本ホスピス・緩和研究振興財団
2) 的場元弘：がん疼痛治療のレシピ，春秋社，2004
3) 志真泰夫，鈴木将玄，他：癌による症状への対策．コンセンサス癌治療，pp202-205，へるす出版，2004
4) 水野聡朗：化学療法による悪心・嘔吐の管理．医学のあゆみ，215（5）：469-473，2005
5) 細川豊史：目でみるモルヒネの薬理作用（4）催吐作用．日医雑誌，121（7）：MM10-12, 1999
6) 龍原徹：ポケット医薬品集，南山堂，2006
7) 日本緩和医療学会緩和医療ガイドライン作成委員会 編：がん疼痛の薬物療法に関するガイドライン2010年版，金原出版，2010
8) 日本緩和医療学会緩和医療ガイドライン作成委員会 編：がん患者の消化器症状の緩和に関するガイドライン，金原出版，2011
9) 日本緩和医療薬学会 編：緩和医療薬学，南江堂，2013

（久田 純生）

# 付録 5

## 便秘治療薬一覧

| 分類 | | | 一般名 | 主な製品名 | |
|---|---|---|---|---|---|
| 機械的下剤 | 浸透圧性下剤 | 塩類下剤 | 酸化マグネシウム | 重カマ，マグミット錠 | |
| | | | クエン酸マグネシウム | マグコロール P | |
| | | | 硫酸マグネシウム | ― | |
| | | 糖類下剤 | ラクツロース | ラクツロースシロップ | |
| | | | | ラグノス NF ゼリー | |
| | | | | モニラックシロップ | |
| | | | | カロリールゼリー | |
| | | | D-ソルビトール | ― | |
| | 膨張性下剤 | | カルボキシメチルセルロースナトリウム | バルコーゼ顆粒 | |
| | 浸潤性下剤 | | ジオクチルソジウムスルホサクシネート・カサンスラノール配合剤 | ビーマス S 錠 | |
| | 小腸刺激性下剤 | | ヒマシ油 | ― | |
| 大腸刺激性下剤 | アントラキノン系誘導体 | | センナ | プルゼニド錠 | |
| | | | | アローゼン | |
| | | | ダイオウ | ― | |
| | ジフェニール系誘導体 | | ピコスルファートナトリウム | ラキソベロン液 | |
| | | | | ラキソベロン錠 | |
| 腸液分泌促進薬 | | | ルビプロストン | アミティーザカプセル | |
| 末梢性 μ 受容体拮抗薬 | | | ナルデメジン | スインプロイク錠 | |
| グアニル酸シクラーゼ C 受容体アゴニスト | | | リナクロチド | リンゼス錠 | |
| 胆汁酸トランスポーター阻害薬 | | | エロビキシバット | グーフィス錠 | |
| ポリエチレングリコール製剤 | | | マクロゴール 4000 | モビコール配合内用剤 | |
| 消化管運動調整薬 | | | イトプリド塩酸塩 | ガナトン錠 | |
| | | | モサプリドクエン酸塩 | ガスモチン錠 | |

付録

5 便秘治療薬一覧

| 作用発現時間 | 常用量 | 注意 |
|---|---|---|
| 8～10 時間 | 2～3 g/日 分 2～3 | 腎障害時（Mg の排泄遅延）<br>高マグネシウム血症に注意（酸化マグネシウム）<br>下痢症（悪化） |
| 8～10 時間 | 27～34 g/日 | 急性腹症 禁忌<br>腎障害時（Mg の排泄遅延）禁忌<br>中毒性巨大結腸症（穿孔）禁忌<br>腸閉塞（悪化→腸管穿孔）禁忌 |
| 8～10 時間 | 5～15 g/回 | 腎障害時（Mg の排泄遅延）<br>高マグネシウム血症に注意（酸化マグネシウム）<br>心疾患（Mg の心機能抑制） |
| 2～3 時間 | 30～60 mL/日 分 2～3 | ガラクトース血症 禁忌 |
| 5～24 時間 | 48g/日 分 2 | |
| 2～7 日 | 19.5～39 g/日 分 2～3 | |
| 1～3 日 | 48.1～96.2 g/日 分 2～3 | |
| 0.5～3 時間 | 20 mL/回 | |
| 12～24 時間 | 1.5～6 g/日 分 3 | 尿の色調変化（黄褐色または赤色）（ビーマス S）<br>急性腹症 禁忌 |
| 1～3 日 | 5～6 錠/日 分 2～3 | 硬結便（悪化）禁忌<br>痙攣性便秘 禁忌（ビーマス S） |
| 2～6 時間 | 15～30 mL/回 | 急性腹症 禁忌<br>硬結便（悪化）禁忌<br>痙攣性便秘 禁忌 |
| 8～10 時間 | 1～4 錠/回 | 尿の色調変化（黄褐色または赤色）（アローゼン）<br>急性腹症 禁忌 |
| 8～10 時間 | 0.5～1 g/回 | 電解質変動（低カリウム血症）禁忌<br>硬結便（悪化）禁忌 |
| 8～10 時間 | 0.7～1.4 g/回 | |
| 7～12 時間 | 10～15 滴/日 分 1 | 15 滴＝1mL（内用液）<br>1 錠＝5 摘（錠剤） |
| 7～12 時間 | 2～3 錠/日 分 1 | 急性腹症 禁忌<br>腸閉塞（悪化→腸管穿孔）（内用液）禁忌 |
| 12～24 時間 | 2 カプセル（48 μg）/日 分 2 | 腸閉塞（悪化）禁忌<br>妊婦または妊娠している可能性のある婦人 禁忌 |
| 4～5 時間 | 0.2mg/日 | オピオイド誘発性便秘症に適応あり<br>腸閉塞（悪化→腸管穿孔）禁忌 |
| 3～6 時間 | 0.5mg/日 | 機械的消化管閉塞 禁忌 |
| 2～10 時間 | 10mg/日，最大 15mg/日 | 食前投与<br>腸閉塞（悪化）禁忌 |
| 1～2 日 | 2～6 包/日 分 1～3 | 2 日以上の間隔を空けて増量 |
| 0.5～1 時間 | 150 mg/日 | 抗コリン作用のある薬剤との併用で作用減弱 |
| 0.5～1 時間 | 15 mg/日 | |

469

| 分類 | | 一般名 | 主な製品名 | |
|---|---|---|---|---|
| 自律神経作用薬 | 副交感神経刺激薬 | ネオスチグミン | ワゴスチグミン散 | |
| | | 塩化ベタネコール | ベサコリン散 | |
| | 副交感神経遮断薬 | メペンゾラート臭化物 | トランコロン錠 | |
| プロスタグランジン | | ジノプロスト | プロスタルモン・F注 | |
| | | ミソプロストール | サイトテック錠 | |
| 消化管内ガス駆除薬 | | ジメチコン | ガスコン散・錠 | |
| ビタミンB剤 | | パンテノール | パントール注 | |
| その他 | 漢方薬 | カンキョウ, サンショウ, ニンジン | 大建中湯 | |
| | | シャクヤク, カンゾウ, ケイヒ, ダイオウ, タイソウ, ショウキョウ | 桂枝加芍薬大黄湯 | |
| | | ダイオウ, カンゾウ | 大黄甘草湯 | |
| | | マシニン, キョウニン, ダイオウ, コウボク, キジツ, シャクヤク | 麻子仁丸 | |
| | 坐剤 | 炭酸水素ナトリウム | 新レシカルボン坐剤 | |
| | | ビサコジル | テレミンソフト坐薬 | |
| | 浣腸 | グリセリン | 50%グリセリン浣腸 | |
| | | 薬用石鹸 | 1%石鹸浣腸 | |

| 一般用医薬品の製品名 | | 主な含有成分 | | | | |
|---|---|---|---|---|---|---|
| | | センナ | センノシド | ビコスルファートナトリウム | ビサコジル | アロエ |
| 第2類 | タケダ漢方便秘薬 | | | | | |
| | スルーラックS | | ● | | ● | |
| | コーラックⅡ | | | | ● | |
| | ビオフェルミン便秘薬 | | | ● | | |
| | 新ウィズワン | | ● | | | |
| | サトラックス | ● | | | | |
| | 新サラリン | | ● | | | ● |
| | ウエストンサラ | ● | | | | |
| 第3類 | ナチュラート | | | | | ● |
| | ミルマグ | | | | | |

| 作用発現時間 | 常用量 | 注意 |
|---|---|---|
| 10～20 分 | 5～90 mg/日 分 1～3 | 甲状腺機能亢進症 [禁忌] |
| 10～20 分 | 30～50 mL/日 分 3～4 | 気管支喘息（悪化）[禁忌]<br>消化管・膀胱頸部閉塞（悪化）[禁忌]<br>消化性潰瘍（悪化）[禁忌]<br>心疾患（冠動脈閉塞，徐脈）（悪化）[禁忌]<br>てんかん（悪化）[禁忌]<br>パーキンソニズム（悪化）[禁忌] |
| 1～2 時間 | 45 mg/日 分 3 | 緑内障（悪化）[禁忌]<br>前立腺肥大症（悪化）[禁忌]<br>重篤な心疾患（悪化）[禁忌]<br>麻痺性イレウス（悪化）[禁忌] |
| 15～20 分 | 0.3～0.5 µg/kg/分 | 硬結便に対する適応なし<br>気管支喘息 [禁忌]（プロスタルモン・F） |
|  | 800 µg 分 4 | 妊婦または妊娠している可能性のある婦人 [禁忌] |
| 胃内到達後 | 120～240 mg 分 3 |  |
|  | 持続静注<br>1,000～1,500 mg/日 | 血友病 [禁忌] |
|  | 7.5～15g/分 2～3 | 腹が冷えて痛み，腹部膨満感のあるものに適応あり<br>便秘に対する適応なし |
|  | 7.5g/分 2～3 | 常習便秘，宿便，しぶり腹に適応あり |
| 8～12 時間 | 7.5g/分 2～3 | 便秘症に適応あり |
| 8～12 時間 | 7.5g/分 2～3 | 便秘症に適応あり |
| 20 分～2 時間 | 1 個/回 | 急性腹症の疑い（悪化）[禁忌]<br>肛門裂創，潰瘍性痔核 [禁忌] |
| 5～60 分 | 1 個/回 1 日 1～2 回 | 痙攣性便秘（悪化）[禁忌] |
| ただちに | 10～150 mL/回 | 高齢者<br>下部消化管術直後 [禁忌] |
|  | 300～500 mL/日 | 急性腹症 [禁忌] |

（加賀谷肇，阿部恵江：緩和ケアにおける便秘の理解とケア，インターサイエンス社，p16，2006 より改変）

| 主な含有成分 | |
|---|---|
| ダイオウ | その他 |
| ● | カンゾウ |
|  |  |
|  | ジオクチルソジウムスルホサクシネート |
|  | ビフィズス菌，ラクトミン（乳酸菌） |
|  | プランタゴ・オバタ種皮末，カスカラサグラダ乾燥エキス |
|  | プランタゴ・オバタ種子 |
|  |  |
| ● | ケンゴシ末，シャクヤク乾燥エキス，カンゾウ乾燥エキス，有胞子性乳酸菌 |
|  | 酪酸菌末，納豆菌末，ピリドキシン塩酸塩，パントテン酸カルシウム |
|  | 水酸化マグネシウム |

（加賀谷 肇，石原 正志）

# 付録 6

## 睡眠薬一覧

| | 一般名 | 主な商品名 | 剤形 | 規格 | |
|---|---|---|---|---|---|
| 非ベンゾジアゼピン系 超短時間型 | ゾルピデム酒石酸塩 | マイスリー | 錠 | 5, 10mg | |
| | ゾピクロン | アモバン | 錠 | 7.5, 10mg | |
| | エスゾピクロン | ルネスタ | 錠 | 1, 2, 3mg | |
| ベンゾジアゼピン系 超短時間型 | トリアゾラム | ハルシオン | 錠 | 0.125mg, 0.25mg | |
| 短時間型 | ブロチゾラム | レンドルミン | 錠, D錠 | 0.25mg | |
| | ロルメタゼパム | ロラメット, エバミール | 錠 | 1mg | |
| | リルマザホン塩酸塩水和物 | リスミー | 錠 | 1, 2mg | |
| 中間型 | フルニトラゼパム | サイレース | 錠 | 1, 2mg | |
| | | | 静注用 | 2mg/mL | |
| | ニトラゼパム | ベンザリン, ネルボン | 錠, 細粒, 散 | 2, 5, 10mg, 1% | |
| | エスタゾラム | ユーロジン | 錠, 散 | 1, 2mg, 1% | |
| 長時間型 | クアゼパム | ドラール | 錠 | 15, 20mg | |
| | フルラゼパム | ダルメート | カプセル | 15mg | |
| | ハロキサゾラム | ソメリン | 錠 | 5, 10mg, 1% | |
| バルビツール酸系 短時間型 | ペントバルビタールカルシウム | ラボナ | 錠 | 50mg | |
| | セコバルビタールナトリウム | アイオナール・ナトリウム | 注射用 | 200mg | |
| 中間型 | アモバルビタール | イソミタール | 原末 | | |
| 長時間型 | フェノバルビタール | フェノバルビタール | 原末 | | |
| メラトニン受容体作動薬 | ラメルテオン | ロゼレム | 錠 | 8mg | |
| オレキシン受容体拮抗薬 中～長時間型 | スボレキサント | ベルソムラ | 錠 | 10, 15, 20mg | |
| その他 短時間型 | トリクロホスナトリウム | トリクロリール | シロップ | 10% | |
| 中間型 | 抱水クロラール | エスクレ | 坐剤, 注腸用キット | 250, 500mg 500mg/個 | |
| | ブロムワレリル尿素 | ブロバリン | 原末 | | |

| 用量（高齢者） | 半減期（h） | 特　徴 |
|---|---|---|
| 1回5〜10mg（1回5mgから） | 1.78〜2.30 | $\omega_1$ 選択性のため筋弛緩作用が弱い |
| 1回7.5〜10mg | 3.66〜3.94 | 筋弛緩作用弱い。口中の苦み |
| 1回2mg（1回1mg） | 4.83〜5.16 | ゾピクロンの鏡像異性体。筋弛緩作用や依存性が弱い |
| 1回0.25〜0.5mg（0.125〜0.25mg） | 2.9 | 入眠作用と抗不安作用の両方をもつ |
| 1回0.25mg | 約7 | 入眠障害，中途覚醒に効果がある |
| 1回1〜2mg | 約10 | CYPで代謝されないため肝疾患でも使用しやすい |
| 1回1〜2mg | 10.5±2.6 | 筋弛緩作用が弱く，高齢者に向く |
| 1回0.5〜2mg（1回0.5〜1mg） | 6.8±0.6 | |
| 麻酔導入：0.02〜0.03mg/kg<br>局所麻酔時の鎮静：0.01〜0.03mg/kg | | 強力な催眠・鎮静作用。第2種向精神薬 |
| 1回5〜10mg | 27.1±6.1 | 催眠作用，筋弛緩作用，抗痙攣作用あり |
| 1回1〜4mg | 約24 | 睡眠誘起作用は速やかで，途中覚醒の持続時間が短く，その回数も少ない |
| 1回20mg | 36.60±7.26 | $\omega_1$ 受容体に作用。筋弛緩作用の発現が少ない。食後服用を避ける |
| 1回10〜30mg | 23.6 | 中枢抑制作用はニトラゼパムより弱い。レム睡眠作用が弱い |
| 1回5〜10mg | 42〜123 | 睡眠増強作用はニトラゼパム，エスタゾラムと同程度でフルラゼパムより強い |
| 1回50〜100mg | 15〜48 | 連用により薬物依存傾向 |
| 100〜200mg（5％溶液として1回2〜4mL）筋，静注 | | 連用により薬物依存傾向 |
| 1日0.1〜0.3mg | 24.8 | 連用により薬物依存傾向 |
| 1回30〜200mg | 131.1±34.0 | 連用により薬物依存傾向 |
| 1回8mg | 0.94±0.18（未変化体） | 鎮静作用・抗不安作用はないが，自然な眠りを誘発。副作用は少なく，せん妄を改善するとの報告あり |
| 1回20mg（1回15mg） | 10 | 覚醒を促進するオレキシンの受容体への結合を阻害。動物実験では，摂食行動，報酬系，情動および自律神経系の制御など，さまざまな機能への関与も示唆されている |
| 1回1〜2g：10〜20mL<br>小児：標準20〜80mg/kg，総量2gまで | 8.2 | 不眠症や，心電図検査および脳波検査などにおける睡眠に使用。肝で代謝後トリクロロエタノールとなり作用を発揮 |
| 小児：30〜50mg/kg，総量1.5gまで | 作用持続時間4〜8 | 投与直後は抱水クロラール，その後はトリクロロエタノールによる催眠作用。理学検査時における鎮静・催眠に使用 |
| 1日1回0.5〜0.8g | 作用持続時間3〜4 | 作用の発現が速く，持続時間の短い睡眠作用を示す。鎮静作用もある |

（髙橋　浩子）

## 付録 7

# 各オピオイドとの相互作用について
# 注意すべき主な薬剤

| オピオイド | 併用薬 | 予測される反応 | 予測される結果 |
|---|---|---|---|
| 各オピオイド共通 | 中枢神経抑制薬 | 中枢神経抑制作用の増強 | 傾眠，呼吸抑制，せん妄 |
| | 抗コリン作用を有する薬剤 | 抗コリン作用の増強 | 口渇，イレウス，便秘，尿閉 |
| | ブプレノルフィン（高用量先行投与） | μオピオイド受容体の部分作動作用 | オピオイドの効果減弱 |
| オキシコドン フェンタニル メサドン | CYP3A4 阻害作用を有する薬剤 | オピオイド代謝の阻害 | オピオイド血中濃度上昇による作用増強 |
| | CYP3A4 誘導作用を有する薬剤 | オピオイド代謝の促進 | オピオイド血中濃度低下による作用減弱 |
| フェンタニル トラマドール タペンタドール メサドン | SSRI，SNRI，MAO 阻害薬 | 中枢セロトニン濃度の上昇 | セロトニン症候群 |
| モルヒネ オキシコドン ヒドロモルフォン トラマドール | ワルファリン | PT-INR の延長（機序不明） | 出血傾向 |
| モルヒネ | ジドブジン | グルクロン酸抱合の競合的阻害 | ジドブジンの血中濃度上昇による副作用増強 |
| タペンタドール | プロベネシド | グルクロン酸抱合の阻害 | タペンタドールの血中濃度上昇による作用増強 |
| メサドン | QT 延長を起こすことがある薬剤 低カリウム血症を起こす薬剤 | 不整脈の誘発 | QT 延長，torsade de pointes |
| | 尿アルカリ化を起こす薬剤 | メサドンの尿中排泄率の低下 | メサドンの作用増強 |

（各医薬品添付文書を参考に作成）

（龍 恵美）

付録 **8**

# 痛みのモニター表

## 評価のための指標

　がんによる痛みの評価では，痛みの原因（がんそのものによる痛み，がん治療による痛み，がん・がん治療と無関係な痛み）や程度に加え，痛みの種類（内臓痛，体性痛，神経障害性疼痛など），発生パターン（持続痛，突出痛），経過，性状，増悪・軽快因子のほか，基本鎮痛薬の治療効果，レスキュー薬の治療効果ならびに使用薬剤の副作用状況を評価・検討する必要があります。

　しかし，最も先に行うべきは，痛みが日常生活にどの程度支障を来しているかを確認することです。その痛みが患者にとって許容できるものなのか，即時対応が求められるものなのかによって，治療方針は大きく異なります。また，患者の表情，声，話し方，体の動き，様子，行動など，痛み以外に観察できる症状の変化も，痛みの評価にとって重要な指標となります。

　また，継続的評価において現治療の効果判定を逐次行うことで，不適切な薬物療法が継続されたりポリファーマシーが発生することを回避できます。特に，レスキュー薬の効果判定と副作用評価は，オピオイド自体の増量・スイッチングなどの指標になるばかりでなく，がん治療薬の副作用回避にもつながります。

## 評価シートの実例

　痛みのモニター表は，痛みの評価項目を網羅しており，包括的評価を行う際に利用されるツールです。がん疼痛の薬物療法に関するガイドラインには，STAS-J（STAS 日本語版）[1] や評価シートやなどのモニター表が例示されており，チームによる痛みの評価を一定の指標のもとで進

475

められるため，その有用性は高いといえます。STAS-J を 477〜479 頁に，標準的な評価シートを 480 頁に示します。

STAS-J は英国で開発された評価尺度です。痛みのコントロールや患者の不安などを指標とし，9 項目を 0〜4 の 5 段階で評価します。

一方，評価シートは，多職種によるチーム医療で評価を行う際に非常に有用です。記入欄にはボディーチャートやデルマトームが付され，評価時点での血液検査所見や画像所見のほか，部位別の NRS 評価を記載したり，評価指標がわかりやすく配置するなど，各施設でさまざまな工夫がなされています。これらの工夫に併せ，処方内容をはじめとする現行治療の情報を記載することで，網羅的な評価を全人的視点から行えるようにシートを作成し，早期に適切な治療に結び付けることが肝要です。

## 文 献

1) Miyashita M, et al.: Reliability and validity of Japanese version STAS (STAS-J). Palliat Support Care, 2 (4)：379-385, 2004
2) 日本緩和医療学会緩和医療ガイドライン委員会 編：がん疼痛の薬物療法に関するガイドライン 2014 年版，金原出版，p36，2014

（伊東 俊雅）

# ＳＴＡＳ日本語版

記載者氏名：＿＿＿＿＿＿＿　記入日時：　年　月　日　記入開始時刻：　時　分

★当てはまる番号に○をつけてください。

## 1. 痛みのコントロール：痛みが患者に及ぼす影響

0 = なし
1 = 時折の、または断続的な単一の痛みで、患者が今以上の治療を必要としない痛みである。
2 = 中程度の痛み。時に調子の悪い日もある。痛みのため、病状からみると可能なはずの日常生活動作に支障をきたす。
3 = しばしばひどい痛みがある。痛みによって日常生活動作や物事への集中力に著しく支障をきたす。
4 = 持続的な耐えられない激しい痛み。他のことを考えることができない。

## 2. 症状が患者に及ぼす影響：痛み以外の症状が患者に及ぼす影響

症状名
(　　　　　　　　　　　　　　　　　)

0 = なし
1 = 時折の、または断続的な単一または複数の症状があるが、日常生活を普通に送っており、患者が今以上の治療を必要としない症状である。
2 = 中等度の症状。時に調子の悪い日もある。病状からみると、可能なはずの日常生活動作に支障をきたすことがある。
3 = たびたび強い症状がある。症状によって日常生活動作や物事への集中力に著しく支障をきたす。
4 = 持続的な耐えられない激しい症状。他のことを考えることができない。

## 3. 患者の不安：不安が患者に及ぼす影響

0 = なし
1 = 変化を気にしている。身体面や行動面に不安の兆候は見られない。集中力に影響はない。
2 = 今後の変化や問題に対して張り詰めた気持ちで過ごしている。時々、身体面や行動面に不安の徴候が見られる。
3 = しばしば不安に襲われる。身体面や行動面にその徴候が見られる。物事への集中力に著しく支障をきたす。
4 = 持続的に不安や心配に強くとらわれている。他のことを考えることができない。

## 4. 家族の不安：不安が家族に及ぼす影響

家族は患者に最も近い介護者とします。その方々は、両親であるのか、親戚、配偶者、友人であるのかコメント欄に明記して下さい。
注：家族は時間の経過により変化する可能性があります。変化があった場合、コメント欄に記入して下さい。

コメント (　　　　　　　　　　　　　　　)

0 = なし
1 = 変化を気にしている。身体面や行動面に不安の徴候は見られない。集中力に影響はない。
2 = 今後の変化や問題に対して張り詰めた気持ちで過ごしている。時々、身体面や行動面に不安の徴候が見られる。
3 = しばしば不安に襲われる。身体面や行動面にその徴候が見られる。物事への集中力に著しく支障をきたす。
4 = 持続的に不安や心配に強くとらわれている。他のことを考えることができない。

5．患者の病状認識：患者自身の予後に対する
理解

0＝ 予後について十分に認識している。
1＝ 予後を2倍まで長く、または短く見積もっ
　　ている。例えば、2－3ヶ月であろう予後
　　を6ヶ月と考えている。
2＝ 回復すること、または長生きすることに自
　　信が持てない。例えば「この病気で死ぬ人
　　もいるので、私も 近々そうなるかもしれな
　　い」と思っている。
3＝ 非現実的に思っている。例えば、予後が
　　3ヶ月しかない時に、1年後には普通の生
　　活や仕事に復帰できると期待している。
4＝ 完全に回復すると期待している。

6．家族の病状認識：家族の予後に対する理解

0＝ 予後について十分に理解している。
1＝ 予後を2倍まで長く、または短く見積もっ
　　ている。例えば、2－3ヶ月であろう予後
　　を6ヶ月と考えている。
2＝ 回復すること、または長生きすることに自
　　信が持てない。例えば「この病気で死ぬ人
　　もいるので、本人も近々そうなるかも知れ
　　ない」と思っている。
3＝ 非現実的に思っている。例えば、予後が
　　3ヶ月しかない時に、1年後には普通の生
　　活や仕事に復帰できると期待している。
4＝ 患者が完全に回復することを期待している。

7．患者と家族とのコミュニケーション：患者と
家族とのコミュニケーションの深さと率直さ

0＝ 率直かつ誠実なコミュニケーションが、言
　　語的・非言語的になされている。
1＝ 時々、または家族の誰かと率直なコミュニ
　　ケーションがなされている。
2＝ 状況を認識してはいるが、その事について
　　話し合いがなされていない。患者も家族も
　　現状に満足していない。あるいは、パート
　　ナーとは話し合っても、他の家族とは話し
　　合っていない。
3＝ 状況認識が一致せずコミュニケーションが
　　うまくいかないため、気を使いながら会話
　　が行われている
4＝ うわべだけのコミュニケーションがなされ
　　ている。

8．職種間のコミュニケーション：患者と家族の
困難な問題についての、スタッフ間での情報交
換の早さ、正確さ、充実度
関わっている人（職種）を明記してください
（　　　　　　　　　　　　　　　　　　　）

0＝ 詳細かつ正確な情報が関係スタッフ全員に
　　その日のうちに伝えられる。
1＝ 主要スタッフ間では正確な情報伝達が行わ
　　れる。その他のスタッフ間では、不正確な
　　情報伝達や遅れが生じることがある。
2＝ 管理上の小さな変更は、伝達されない。重
　　要な変更は、主要スタッフ間でも1日以上
　　遅れて伝達される。
3＝ 重要な変更が数日から1週間遅れで伝達さ
　　れる。
　　例）退院時の病棟から在宅担当医への申し
　　　　送りなど。
4＝ 情報伝達がさらに遅れるか、全くない。他
　　のどのようなスタッフがいつ訪ねているの
　　かわからない。

9．患者・家族に対する医療スタッフのコミュニ
ケーション：患者や家族が求めた時に医療スタッ
フが提供する情報の充実度

0＝ すべての情報が提供されている。患者や家
　　族は気兼ねなく尋ねることができる。
1＝ 情報は提供されているが、充分理解されて
　　はいない。
2＝ 要求に応じて事実は伝えられるが、患者や
　　家族はそれより多くの情報を望んでいる可
　　能性がある。
3＝ 言い逃れをしたり、実際の状況や質問を避
　　けたりする。
4＝ 質問への回答を避けたり、訪問を断る。正
　　確な情報が与えられず、患者や家族を悩ま
　　せる

【特記事項】


☆評価できない項目は、理由に応じて以下の番
　号を書いてください。
7：入院直後や家族はいるが面会に来ないなど、
　情報が少ないため評価できない場合
8：家族がいないため、家族に関する項目を評価
　できない場合
9：認知状態の低下や深い鎮静により評価でき
　ない場合

2005年4月改訂

〔Miyashita M, et al: Reliability and validity of Japanese version STAS（STAS-J）. Palliat Support Care,
2（4）: 379-385, 2004 より引用〕

**付録**

**⑧ 痛みのモニター表**

# STAS-J 症状版

**症状が患者に及ぼす影響**

0＝ なし

1＝ 時折、断続的。患者は今以上の治療を必要としない。（現在の治療に満足している、介入不要）

2＝ 中等度。時に悪い日もあり、日常生活動作に支障をきたすことがある。（薬の調節や何らかの処置が必要だがひどい症状ではない）

3＝ しばしばひどい症状があり、日常生活動作や集中力に著しく支障をきたす。（重度、しばしば）

4＝ ひどい症状が持続的にある。（重度、持続的）

＊ 評価不能

| 疼痛 | 0 | 1 | 2 | 3 | 4 | ＊ |
|---|---|---|---|---|---|---|
| しびれ | 0 | 1 | 2 | 3 | 4 | ＊ |
| 全身倦怠感 | 0 | 1 | 2 | 3 | 4 | ＊ |
| 呼吸困難 | 0 | 1 | 2 | 3 | 4 | ＊ |
| せき | 0 | 1 | 2 | 3 | 4 | ＊ |
| たん | 0 | 1 | 2 | 3 | 4 | ＊ |
| 嘔気 | 0 | 1 | 2 | 3 | 4 | ＊ |
| 嘔吐 | 0 | 1 | 2 | 3 | 4 | ＊ |
| 腹満 | 0 | 1 | 2 | 3 | 4 | ＊ |
| 口渇 | 0 | 1 | 2 | 3 | 4 | ＊ |
| 食欲不振 | 0 | 1 | 2 | 3 | 4 | ＊ |
| 便秘 | 0 | 1 | 2 | 3 | 4 | ＊ |
| 下痢 | 0 | 1 | 2 | 3 | 4 | ＊ |
| 尿閉 | 0 | 1 | 2 | 3 | 4 | ＊ |
| 失禁 | 0 | 1 | 2 | 3 | 4 | ＊ |
| 発熱 | 0 | 1 | 2 | 3 | 4 | ＊ |
| ねむけ | 0 | 1 | 2 | 3 | 4 | ＊ |
| 不眠 | 0 | 1 | 2 | 3 | 4 | ＊ |
| 抑うつ | 0 | 1 | 2 | 3 | 4 | ＊ |
| せん妄 | 0 | 1 | 2 | 3 | 4 | ＊ |
| 不安 | 0 | 1 | 2 | 3 | 4 | ＊ |
| 浮腫 | 0 | 1 | 2 | 3 | 4 | ＊ |
| その他（　　） | 0 | 1 | 2 | 3 | 4 | ＊ |

〔Miyashita M, et al.: Reliability and validity of Japanese version STAS (STAS-J). Palliat Support Care, 2（4）：379-385, 2004 より引用〕

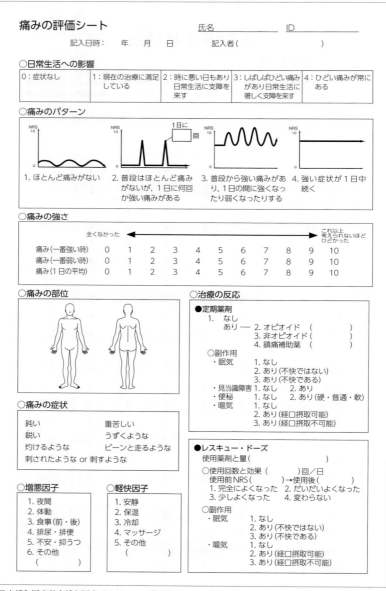

〔日本緩和医療学会緩和医療ガイドライン委員会 編：がん疼痛の薬物療法に関するガイドライン2014年版，金原出版，p36，2014 より引用〕

Q＆Aでわかる

## がん疼痛緩和ケア 第2版

定価　本体3,400円（税別）

---

2014年 9 月20日　初版発行
2019年 6 月 1 日　第 2 版発行
2023年 2 月20日　第 2 版第 2 刷発行

---

監　修　　的場 元弘　加賀谷 肇

発行人　　武田 信

企　画　　がんの痛みと症状緩和に関する多施設共同臨床研究会
編　集　　（SCORE-G）

発行所　　株式会社 じ ほ う

　　　　　101-8421　東京都千代田区神田猿楽町1-5-15（猿楽町SSビル）
　　　　　振替　00190-0-900481
　　　　　＜大阪支局＞
　　　　　541-0044　大阪市中央区伏見町2-1-1（三井住友銀行高麗橋ビル）
　　　　　お問い合わせ　https://www.jiho.co.jp/contact/

---

©2019　　　　　　　　　　　組版　（株）サンビジネス　　印刷　（株）暁印刷
Printed in Japan

本書の複写にかかる複製，上映，譲渡，公衆送信（送信可能化を含む）の各権利は
株式会社じほうが管理の委託を受けています。

JCOPY ＜出版者著作権管理機構 委託出版物＞
本書の無断複製は著作権法上での例外を除き禁じられています。
複製される場合は，そのつど事前に，出版者著作権管理機構（電話 03-5244-5088,
FAX 03-5244-5089，e-mail：info@jcopy.or.jp）の許諾を得てください。

万一落丁，乱丁の場合は，お取替えいたします。
ISBN 978-4-8407-5188-9

# 抗がん薬の解説や薬物療法のポイントなどを大刷新＆アップデート！

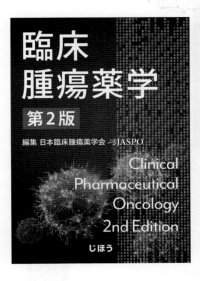

抗がん薬やレジメン，副作用対策，緩和ケアなど，がん薬物療法に関わる"すべて"を1冊に！

## 臨床腫瘍薬学 第2版

日本臨床腫瘍薬学会／編

定価11,000円（本体10,000円+税10%）
B5判／976頁／2022年9月刊
ISBN：978-4-8407-5455-2

日本臨床腫瘍薬学会がおくる、がん薬物療法の"集大成"。がん薬物療法の基礎はもとより、臨床で使用する抗がん薬・レジメンの解説、さらには支持療法や緩和ケアなど、がんに関わる薬剤師が押さえておくべき知識を網羅した待望の改訂版です。第2版では抗がん薬や各がん種に対する薬物療法などを大幅に刷新＆アップデートしました。

株式会社 じほう　https://www.jiho.co.jp/

対応の流れと治療のポイントがわかる

# フローチャート
# 抗がん薬副作用

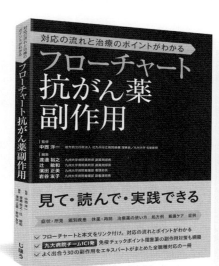

- 見て・読んで・わかる
  抗がん薬の副作用対策
- フローチャートと本文をリンク付け
  対応の流れとポイントがわかる！
- 九大病院チームICI発 免疫チェック
  ポイント阻害薬の副作用対策も網羅
- よく出合う副作用をエキスパートが
  まとめた全職種対応の一冊

中西 洋一／監
渡邊 裕之、辻 敏和、
濱田 正美、岩谷 友子／編

定価4,290円（本体3,900円＋税10%）
B5判／304頁／2020年3月刊
ISBN：978-4-8407-5273-2

---

併用療法の進歩や免疫チェックポイント阻害薬（ICI）の登場により、抗がん薬の副作用は多様化しており、すべてを熟知することは容易ではありません。そこで本書は、副作用を疑ったときの判断基準や対処法をフローチャートで視覚的に示すとともに、現場で使える具体的な知識を解説。ICIについては、進んだ副作用管理を実践している九州大学病院の対策を盛り込んでいます。日々がん診療にあたる専門医、専門薬剤師、専門看護師による、キホンを知るにも実践で活かすにも役立つ1冊です！

株式会社 じほう https://www.jiho.co.jp/